W0186079

Le Bien-Être par les plantes

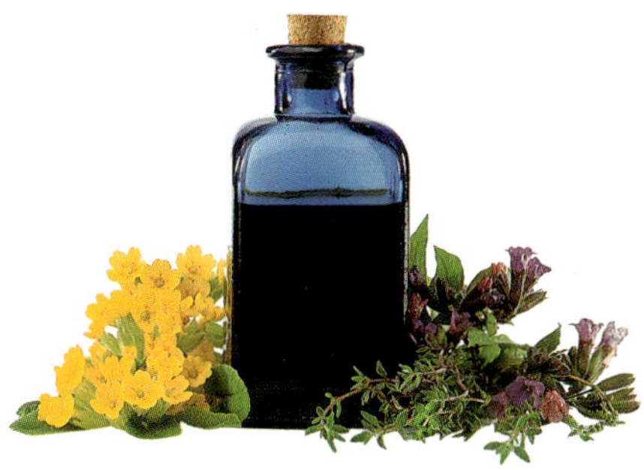

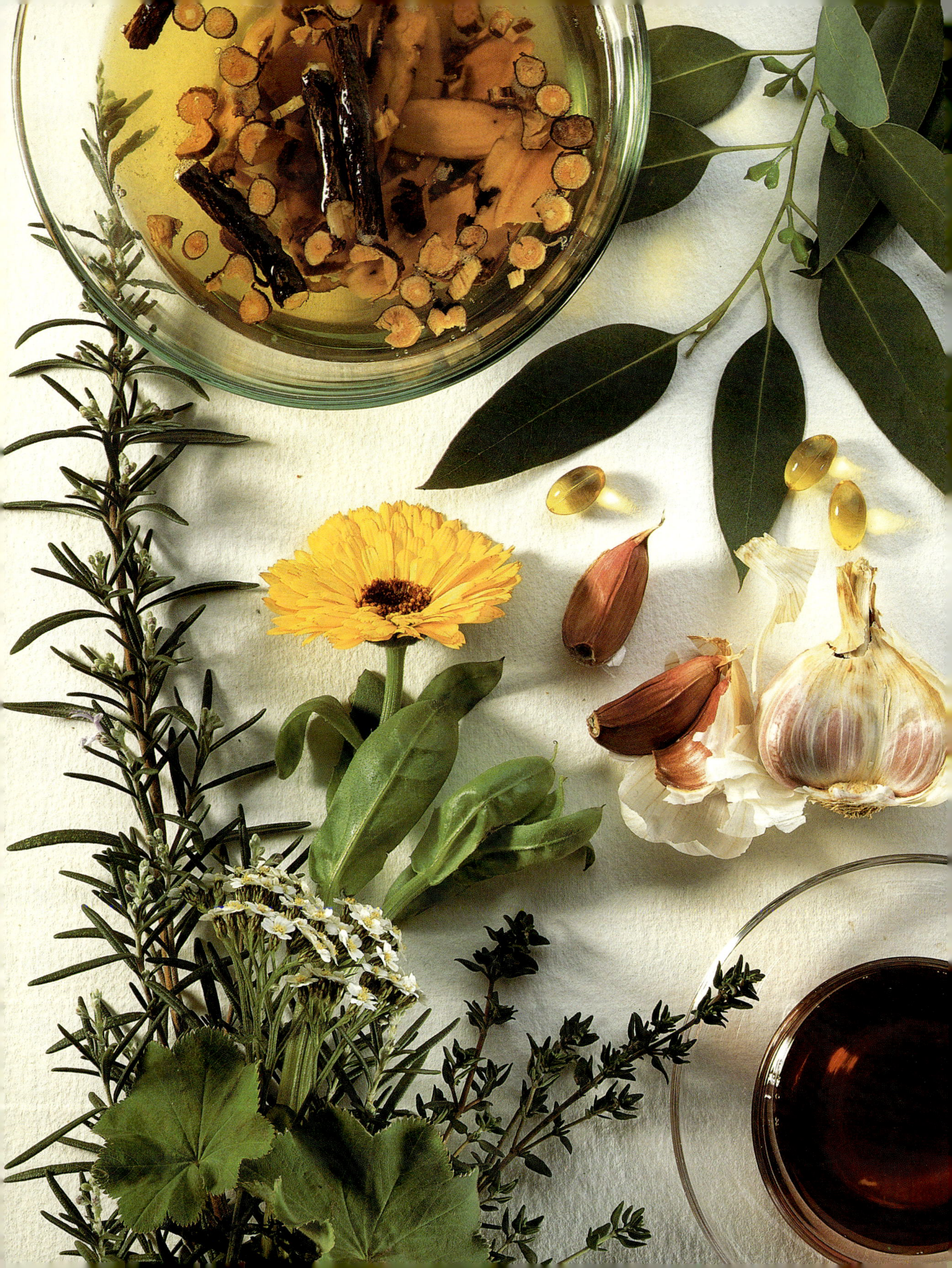

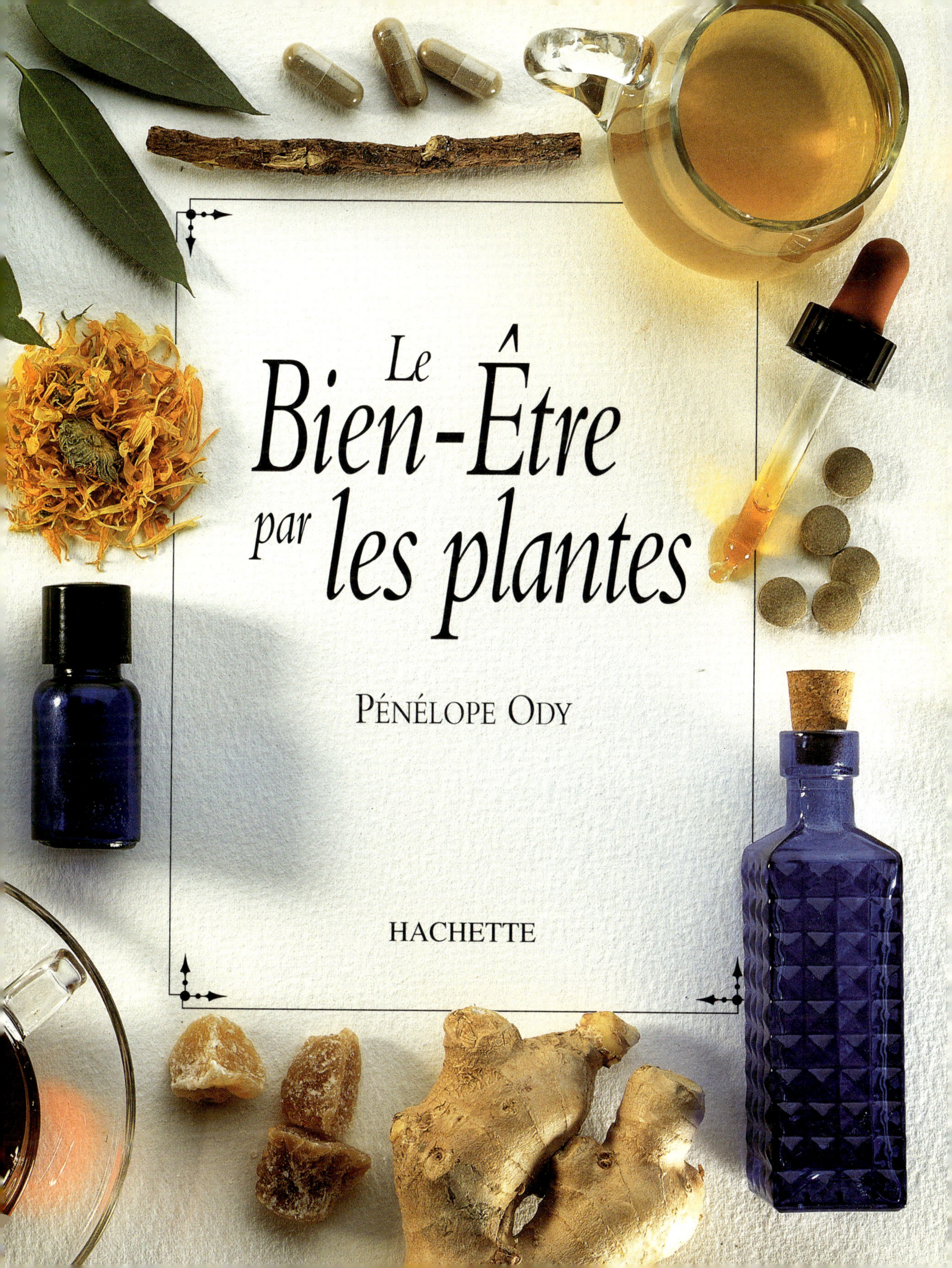

Le Bien-Être par les plantes

Pénélope Ody

HACHETTE

Traduction : **Olivier Le Goff**

Suivi éditorial : **Sylvie Gauthier**

Consultant : **Marie-France Muller, Dr en naturopathie**

Conception et réalisation de la couverture : **Graph'M**

Adaptation PAO : **Jouve**

À la mémoire de mon père,
S.M. Ody
1915-1994
avec toute ma reconnaissance et toute mon affection

AVERTISSEMENT

Les recommandations et informations regroupées dans ce livre s'appliquent à la plupart des situations. Les conseils fournis sont généraux et en aucun cas personnalisés. Toute substance végétale, que son utilisation soit culinaire ou médicinale, en usage interne ou externe, peut provoquer une réaction allergique chez certains sujets. La responsabilité de l'auteur ou de l'éditeur ne saurait être engagée au cas où l'application de remèdes médicinaux entraînerait des troubles dommageables. En cas d'affection sérieuse ou durable, ne pratiquez ni autodiagnostic ni automédication, mais prenez conseil auprès d'un professionnel. Si vous suivez déjà un traitement médical, ne commencez une cure médicinale qu'après autorisation de votre médecin. Si les symptômes persistent, n'hésitez pas à consulter un spécialiste. N'utilisez les huiles essentielles en usage interne que sous contrôle d'un professionnel. Ne dépassez pas les doses prescrites sans l'avis préalable d'un praticien. De nombreuses plantes sont contre-indiquées en cas de grossesse ou dans des contextes particuliers. Pour chacune, reportez-vous aux précautions d'emploi de la partie *De A à Z, le répertoire des herbes*, pages 30 à 47, et à celles de la partie *Autres plantes médicinales*, pages 138 à 140. Lisez également les *Recommandations* page 83, et la liste des plantes médicinales proscrites en cas de grossesse, page 126.

© 1995, Dorling Kindersley Limited
© 1996, HACHETTE LIVRE (Hachette Pratique)
pour l'édition française

23.6121.01
Dépôt légal : 1262-02-96
ISBN : 2.01.2361218
N° d'édition : 34530

Imprimé et relié en Italie par
New Interlitho, Milan

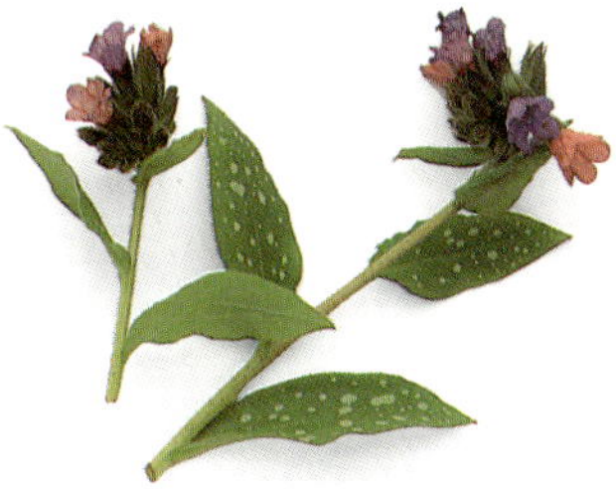

Sommaire

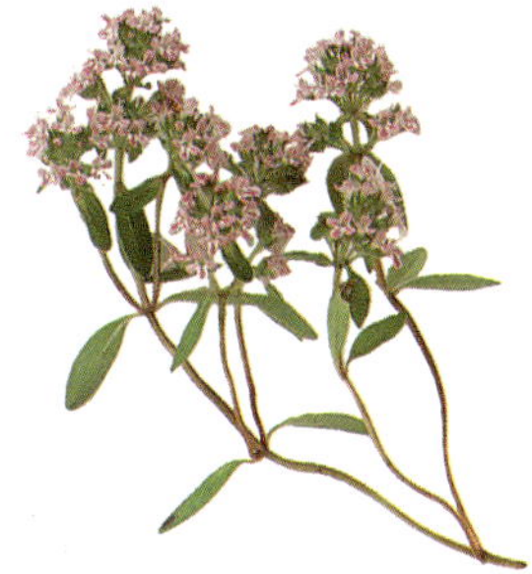

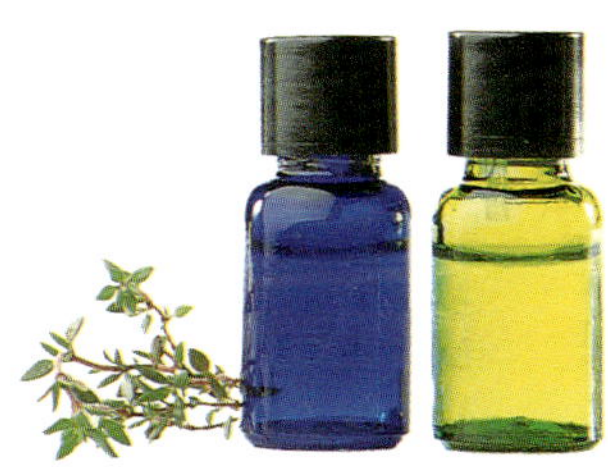

INTRODUCTION

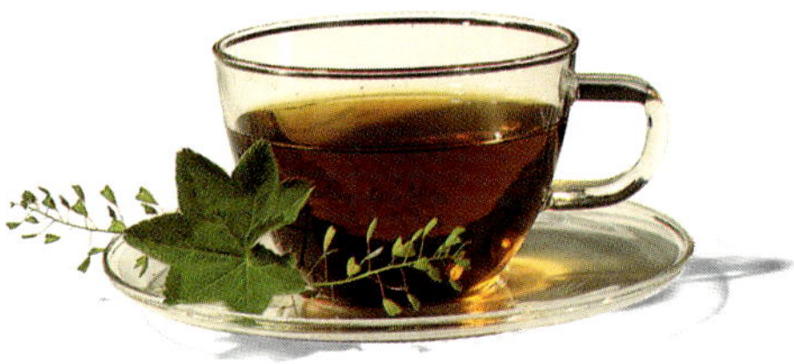

MALGRÉ LES PROGRÈS de la médecine, la majeure partie de l'humanité continue de se soigner par les plantes. Dans certaines régions, ces remèdes sont prescrits par un sorcier ou un chaman. En Chine et en Inde, le savoir-faire est une tradition séculaire. Jusque dans les années 30 en Occident, la plupart des préparations médicamenteuses vendues en pharmacie provenaient de plantes médicinales ; celles-ci restent encore très utilisées dans certaines parties d'Europe.

Depuis des siècles, les maladies les plus graves étaient soignées par un homme de l'art, tandis que les affections plus bénignes se traitaient au sein de la famille. La recette des potions se transmettait de génération en génération, chaque maîtresse de maison ayant ses secrets de fabrication. Ainsi par exemple, ma grand-mère préconisait le cœur d'un oignon pour traiter les maux d'oreille et une vieille chaussette gauche autour du cou pour les maux de gorge ! Certaines de ces prescriptions familiales reposaient en fait sur des propriétés qui, depuis, ont scientifiquement fait leurs preuves ; d'autres relevaient de la foi qui sauve. Quoi qu'il en soit, ce n'est qu'en dernier recours qu'on allait consulter le médecin en acceptant alors le sacrifice de solutions plus sophistiquées et plus coûteuses. La vie a bien changé depuis, et nous attendons de la médecine le remède miracle. Au moindre problème bénin nous nous précipitons chez un spécialiste et en revenons avec des médicaments trop puissants qui provoquent toutes sortes d'effets secondaires. Les affections, traitées de manière superficielle et symptomatique, tendent à se manifester à nouveau dès l'arrêt du traitement. Bien sûr, les antibiotiques agissent efficacement sur les infections ; mais si celles-ci sont dues à une grande fatigue ou à un affaiblissement de l'organisme, de plus fortes doses ne

régleront pas véritablement le problème. Aujourd'hui, notre relation à la santé est telle qu'elle exclut notre responsabilité même. Pourtant c'est à la négligence, à une mauvaise hygiène de vie, au manque d'exercice ou encore à l'hyperactivité que nous devons la plupart de nos affections courantes. Et si les médicaments modernes permettent une guérison apparemment rapide, ils ne peuvent cependant être une solution aux problèmes que nous ne cessons de générer.
La phytothérapie ne se contente pas d'éliminer les symptômes. Elle adopte comme principe fondamental qu'il faut donner à l'organisme les moyens de se soigner seul. Point de magie ici, mais la recherche d'un équilibre qui doit permettre de vivre mieux. Préparer et utiliser les remèdes phytothérapiques n'est guère difficile. Il suffit, entre autres, que chacun retrouve le savoir-faire de ses aïeux, la bonne vieille sagesse populaire abandonnée au profit de médicaments de synthèse qui ne résisteront pas tous à l'épreuve du temps.
Ce livre propose des médications simples, qui permettent de traiter un certain nombre d'affections courantes. Il ne se prétend en rien exhaustif ; plus modestement, il veut présenter des suggestions qui, l'expérience venant, pourront être déclinées en fonction de telle ou telle personne. La première démarche à faire est d'admettre que chacun est maître de sa santé. Cette prise de conscience alliée à la recherche d'un équilibre intérieur devrait éliminer un certain nombre de maux mineurs qui, à défaut, risqueraient de dégénérer en problèmes plus importants.

Penelope Ody

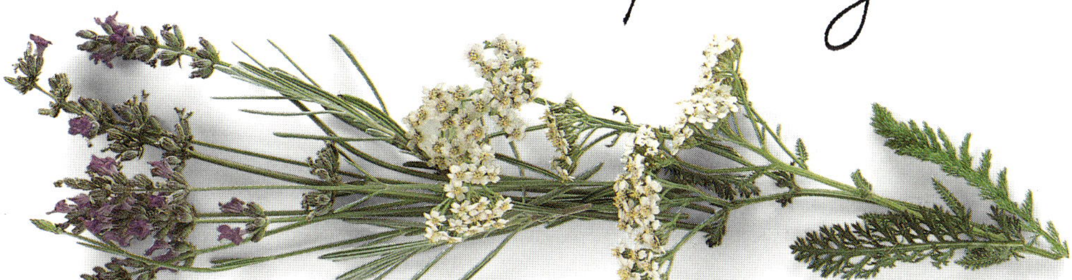

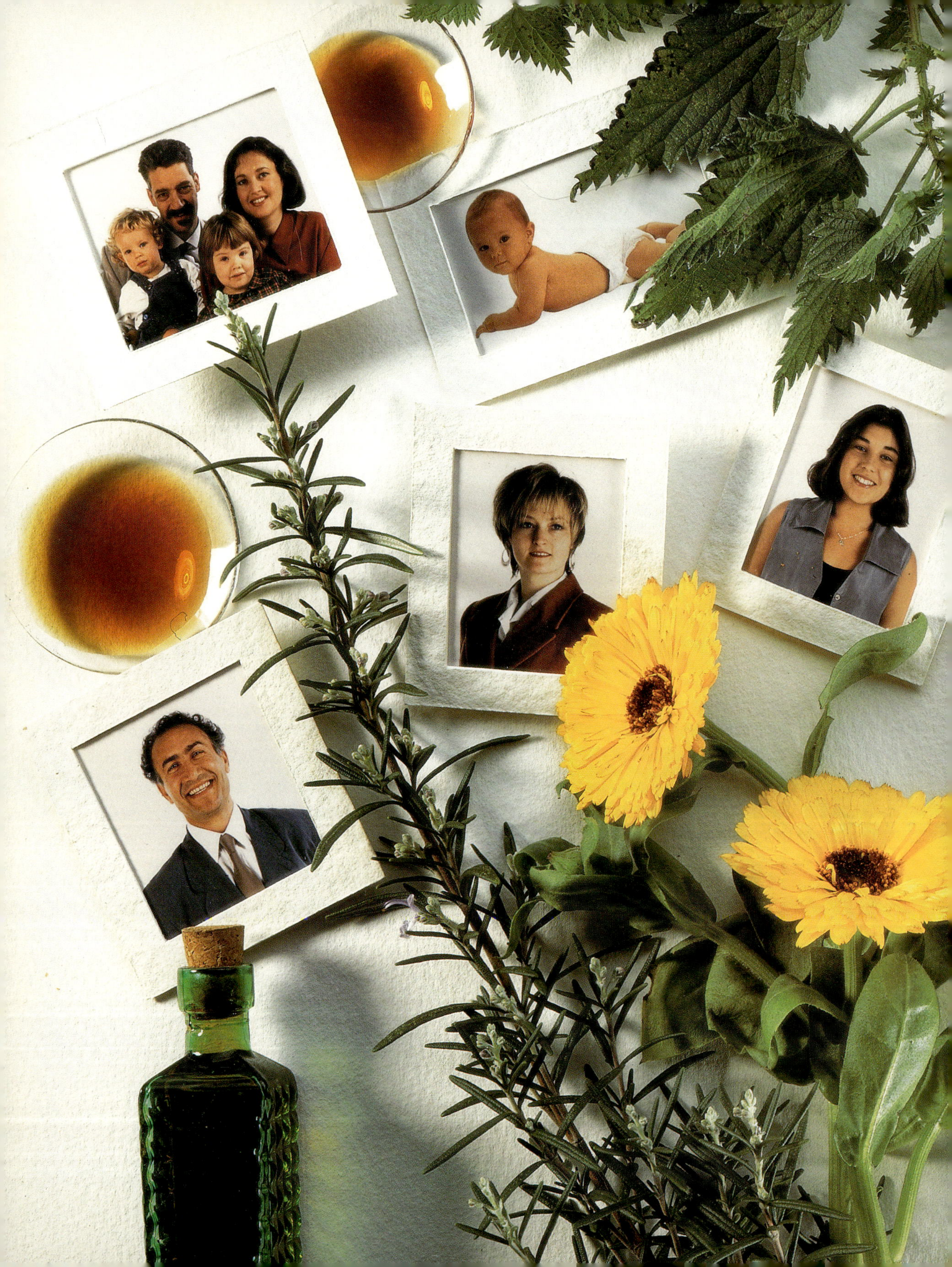

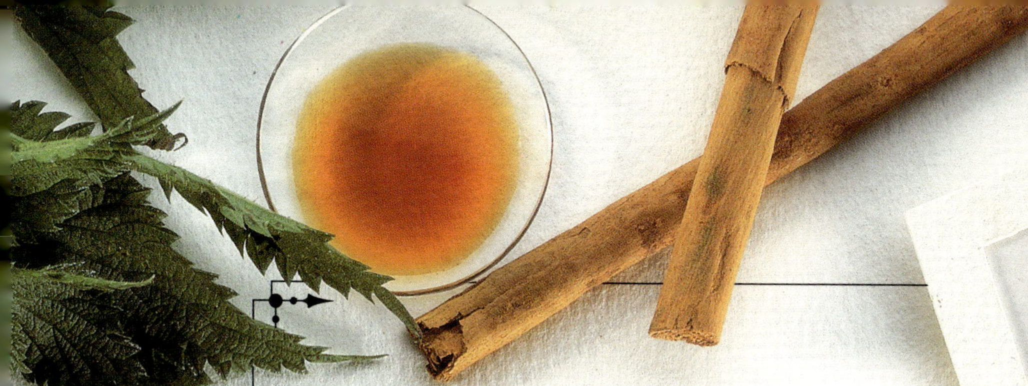

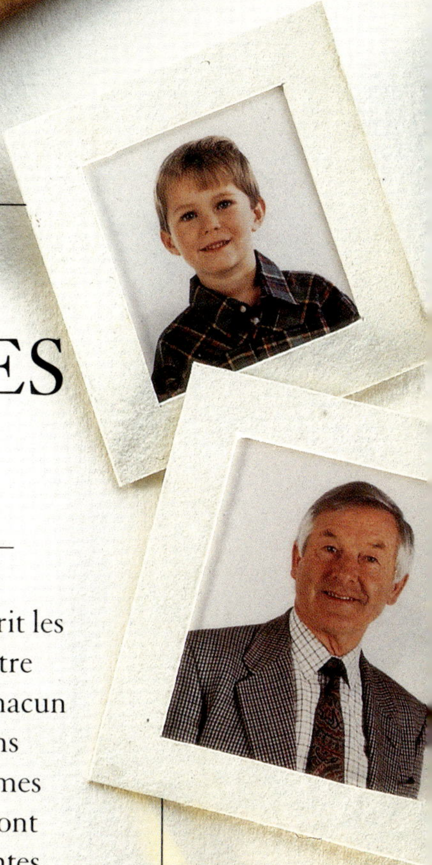

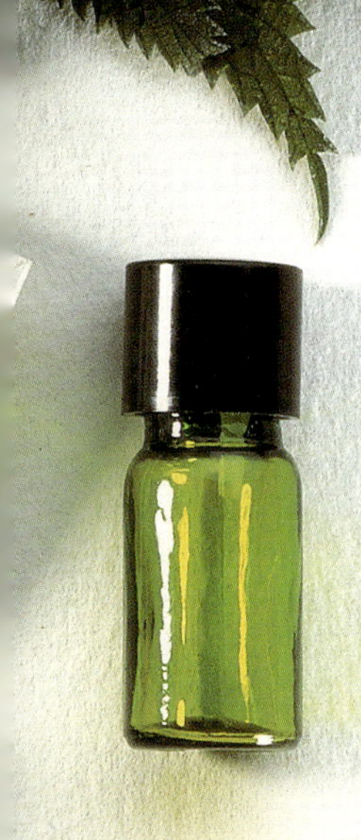

LES SEPT ÂGES DE LA VIE

AU XVIe SIÈCLE, Shakespeare avait décrit les sept âges qui jalonnaient la vie d'un être humain. Dans le temps, on assignait à chacun des forces et des faiblesses, des besoins énergétiques spécifiques et des problèmes particuliers. Aujourd'hui, les limites sont beaucoup plus floues entre ces différentes époques de la vie, et le «retraité actif» peut être aussi bien quinquagénaire que septuagénaire. Malgré tout, il est possible de répertorier pour chacune de ces grandes phases l'hygiène de vie, les remèdes et les tonifiants les mieux adaptés. Ces derniers peuvent se prendre isolés ou associés à un traitement plus complet.

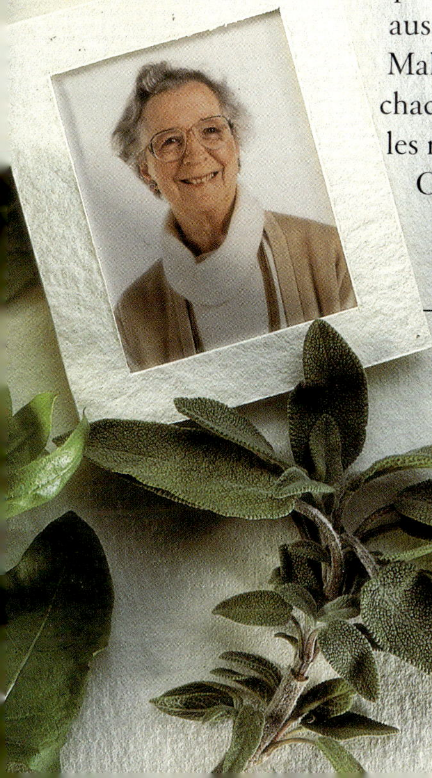

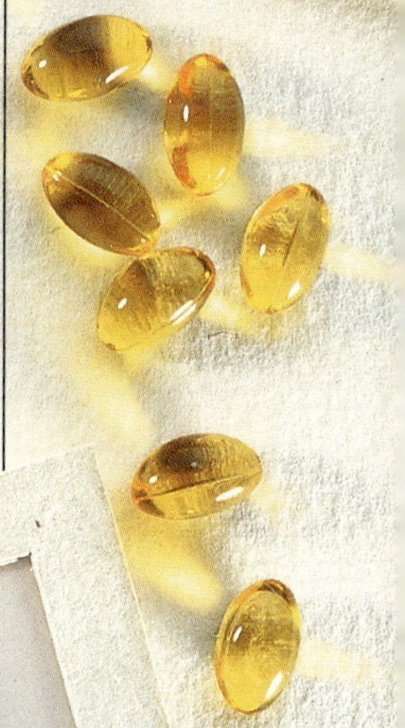

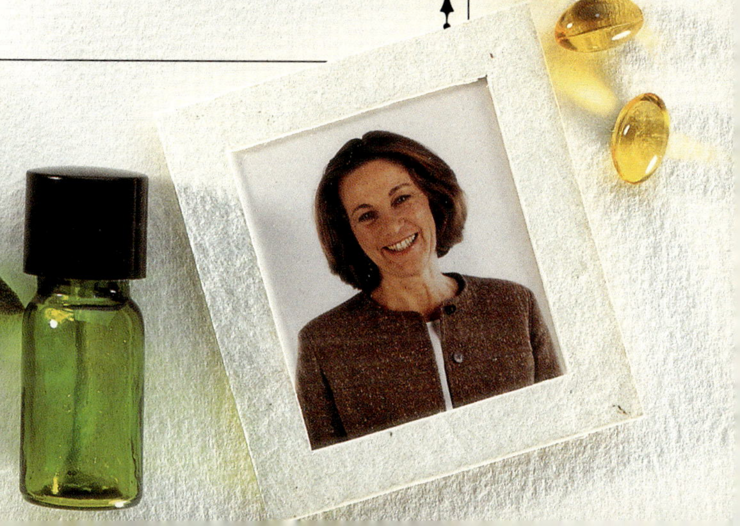

BÉBÉS & JEUNES ENFANTS

LE PREMIER ÂGE DE LA VIE

C'EST AU COURS des deux premières années de sa vie que l'être humain apprend et grandit le plus. Les jeunes enfants ont nettement plus d'énergie que la plupart des adultes, et ils font preuve d'une vitalité et d'exigences qui mettent à l'épreuve les personnes qui s'en occupent. À cet âge, les maladies peuvent se manifester de façon très impressionnante. En effet, l'enfant a un métabolisme beaucoup plus élevé que celui d'un adulte, son pouls et sa respiration ont un rythme nettement plus soutenu. Les plantes constituent alors un bon moyen de soigner les bébés et les jeunes enfants.

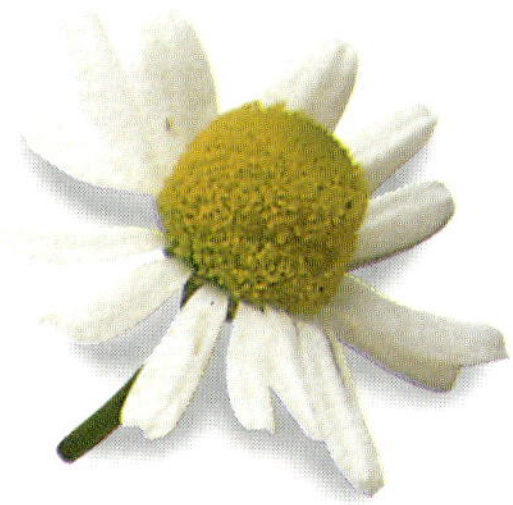

Fleur de camomille

Traitements préventifs

Précautions : Consultez un professionnel si les symptômes persistent plus de 2 ou 3 jours. Reportez-vous à la page 83 pour connaître les doses correctes. Pour réaliser les préparations, consultez les pages 62 à 79.

PLANTES

CAMOMILLE Sédative. Versez le soir quelques gouttes d'huile dans un bain ou donnez 25 ml d'infusion légère (10 g de plantes séchées, 500 ml d'eau).

ONAGRE Son huile contient des acides gras essentiels dont la carence favorise l'hyperactivité. Mettez-en chaque jour de 10 à 20 gouttes sur la langue (seulement à partir de 3 mois).

HYSOPE Permet d'évacuer le mucus. Administrez 2 ou 3 fois par semaine 1/2 tasse (75 ml) de tisane (10 g de plantes séchées, 500 ml d'eau). N'administrez pas en dessous de 3 mois. Respectez les précautions ci-dessus.

VITAMINES & MINÉRAUX

VITAMINE C Elle doit être absorbée sous sa forme naturelle (fruits et légumes frais). Si l'enfant les refuse, essayez les boissons à la vitamine C.

FER Une carence provoque des difficultés d'apprentissage. Donnez des aliments riches en fer (pain complet, légumes verts, légumineuses, viandes, œufs).

ZINC ET MANGANÈSE Une carence entraîne des insomnies et une hyperactivité. Donnez chaque jour un complément contenant 10 mg de zinc et de 0,5 à 1 g de manganèse. N'administrez pas en dessous de 3 mois. Respectez les précautions ci-dessus.

DES PLANTES POUR BÉBÉS ET JEUNES ENFANTS

PLANTES AMÈRES
En poudre, vous pourrez en saupoudrer sur une tartine agrémentée d'aliments que l'enfant aime.

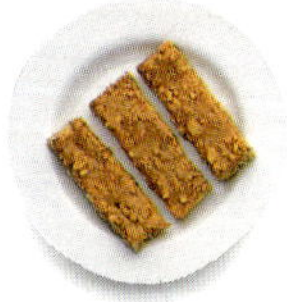

Plantes sur du beurre d'arachide

GRAINES
Les céréales du petit déjeuner dissimulent le psyllium et autres graines. Mélangez le tout juste avant d'ajouter le lait.

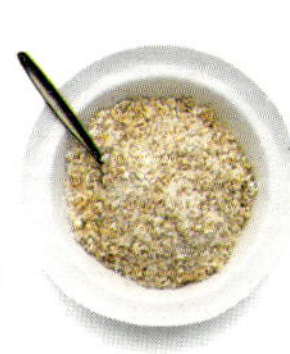

Graines avec des céréales

TEINTURES
Diluez la dose dans un peu d'eau chaude, amusez l'enfant en lui déposant les gouttes sur la langue à l'aide de la pipette.

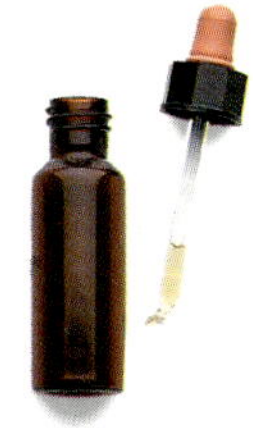

Teinture et pipette

INFUSIONS
Le jus de cassis ou d'airelle est idéal pour dissimuler le goût des infusions et des teintures. En cas de constipation, ajoutez un peu de miel pasteurisé.

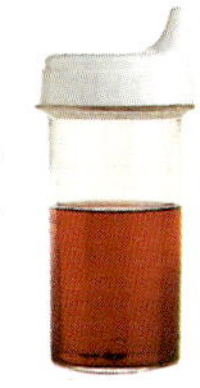

Infusion dans un jus de cassis

Problèmes spécifiques

ALIMENTATION NOUVELLE, expériences nouvelles… Le jeune enfant s'éveille à d'innombrables sensations : il n'est donc pas étonnant qu'il soit confronté aussi à quelques problèmes de santé. Lorsqu'il naît, le bébé possède un bon système immunitaire, renforcé par les anticorps du lait maternel. Mais il a du mal à lutter contre les infections engendrées par la pollution chimique et les bactéries. Les remèdes proposés peuvent s'administrer seuls ou combinés. Voyez page 10 les précautions d'emploi.

POUSSÉES DENTAIRES

Un passage obligé mais combien désagréable dans la vie d'un bébé.

Remèdes

- *La camomille ou la mélisse sont sédatives. Administrez 3 à 6 fois par jour 1/2 tasse d'infusion (10 g de plantes séchées, 500 ml d'eau).*
- *Faites une pâte à base d'orme rouge (1 cuil. à café) et d'un peu d'eau, frottez-en les gencives tout doucement.*

INSOMNIE

Les enfants qui dorment mal s'excitent autant qu'ils énervent les autres. Vérifiez que l'enfant est installé confortablement, qu'il n'a ni chaud, ni froid, ni faim, ni soif, ni peur. Et faites-lui plein de câlins.

Remèdes

- *Ajoutez à l'eau d'un bain du soir 500 ml d'une infusion de camomille ou 2 ou 3 gouttes d'huile essentielle : cela favorisera le sommeil de l'enfant.*
- *Le pavot de Californie est un remède anodin pour un enfant. Administrez le soir jusqu'à 1/2 tasse d'une infusion légère (10 g de plantes séchées, 500 ml d'eau).*

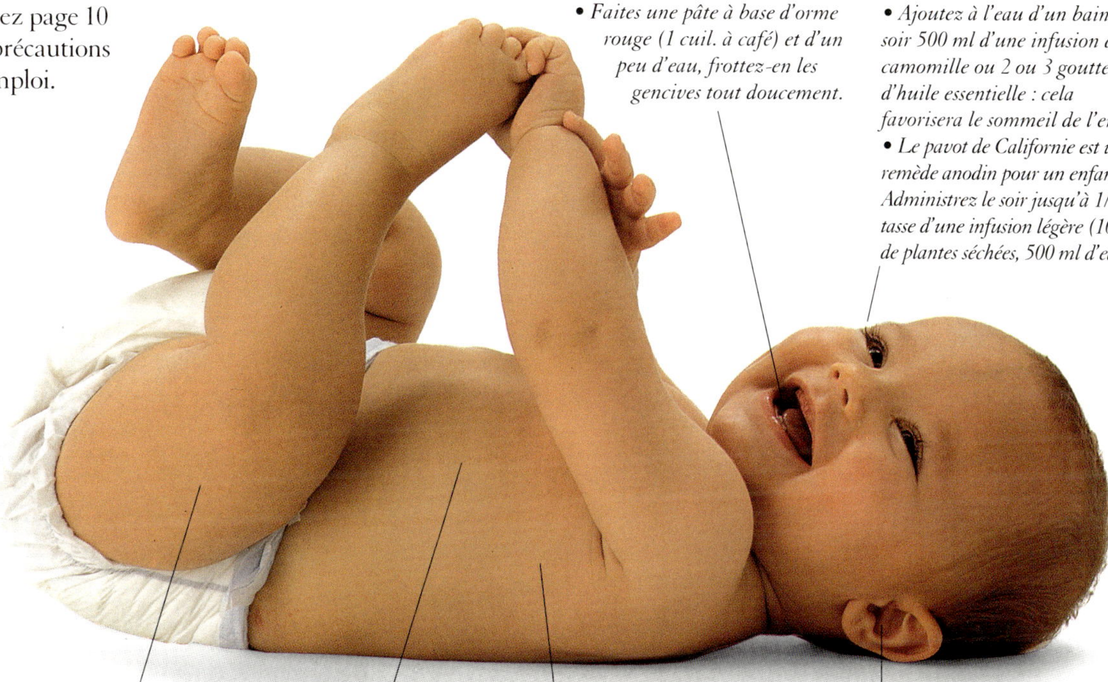

HYPERACTIVITÉ

Surveillez l'alimentation du jeune enfant qui montre une activité débordante par rapport à ceux du même âge.

Remèdes

- *Évitez les additifs synthétiques et le sucre.*
- *Administrez chaque jour jusqu'à 1/2 tasse d'infusion de brunelle et d'aigremoine (10 g de plantes séchées, 500 ml d'eau) avec un peu de miel pasteurisé.*

COLIQUES

Le dysfonctionnement intestinal peut être causé par des repas ingérés trop vite.

Remèdes

- *Faites du repas un moment de détente. Si vous allaitez, prenez 3 fois par jour une infusion légère d'aneth, d'anis, de fenouil ou de cataire.*
- *Administrez 3 ou 4 fois par jour 3 granules de Chamomilla 5 CH diluées dans un peu d'eau.*

ÉRUPTIONS ET ECZÉMA

Les éruptions sont plus impressionnantes que graves. L'eczéma peut provenir d'une allergie alimentaire.

Remèdes

- *Plongez les fesses de l'enfant dans une tisane de pensée sauvage, puis appliquez de la pommade au souci.*
- *Calmez les démangeaisons avec une lotion (50 ml de jus d'ortie, 50 ml d'hamamélis distillé, 5 gouttes d'huile essentielle de romarin).*

MAUX D'OREILLE

Ils commencent souvent au sevrage (à cause d'une allergie au lait) et peuvent se reproduire.

Remèdes

- *Remplacez le lait de vache par du lait de soja.*
- *Mettez dans l'oreille un peu d'huile de bouillon-blanc, recouvrez avec un tampon de coton (en cas de tympan percé, n'introduisez rien dans le conduit auditif).*

ENFANTS

LE DEUXIÈME ÂGE DE LA VIE

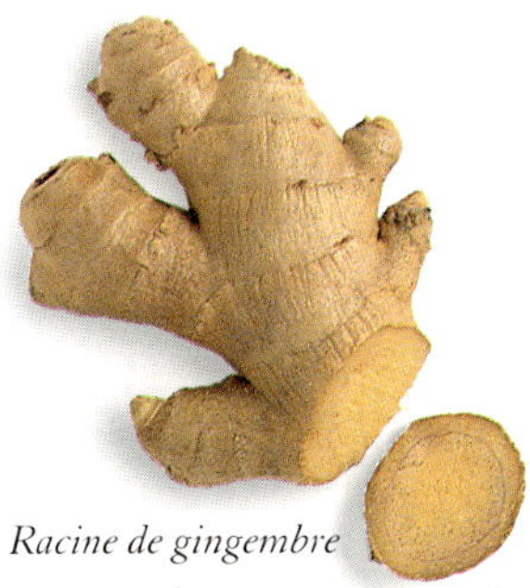
Racine de gingembre

DÉBORDANTS D'ÉNERGIE et de vitalité, les enfants aiment rire et s'amuser. Ils sont à l'âge de l'insouciance, des découvertes, des jeux et de l'apprentissage. Cela ne les empêche pas de connaître des moments de tension provoqués, par exemple, par le divorce de leurs parents, des mauvais traitements ou des examens scolaires. D'une manière générale, un enfant jouit d'une très bonne santé et les problèmes de santé qu'il peut avoir sont le plus souvent bénins, tout au moins dans les pays développés. Si les plantes sont idéales pour soigner les enfants, il est en revanche beaucoup plus difficile d'amener ces derniers à prendre des préparations dont le goût est parfois désagréable (page 10).

Traitements préventifs

Précautions : Consultez un professionnel si les symptômes persistent plus de 2 ou 3 jours, et pour les cures excédant 2 ou 3 semaines. Reportez-vous à la page 83 pour connaître les doses correctes. Pour réaliser les préparations, consultez les pages 62 à 79.

PLANTES

GINGEMBRE De goût agréable, il est indiqué pour le mal des voyages. C'est un remède qui réchauffe en cas de rhumes et de refroidissements ; c'est enfin un sédatif des troubles digestifs. Il se présente en poudre, sous forme de biscuits ou confit.

RÉGLISSE Elle aide à combattre la constipation et est un bon reconstituant ; de plus, son goût plaît aux enfants. Administrez 10 gouttes d'extrait jusqu'à 3 fois par jour.

SÉSAME Ses graines sont riches en calcium et autres minéraux. Mettez-en dans les salades ou dans les céréales du petit déjeuner.

VITAMINES & MINÉRAUX

MAGNÉSIUM Sa carence provoque crampes, manque d'appétit, insomnies et troubles du comportement. Administrez chaque jour un complément (jusqu'à 800 mg).

ZINC Les enfants en manquent souvent, ce qui peut entraîner chez eux divers troubles (dyslexie, douleurs aux jambes...). Administrez chaque jour un complément (jusqu'à 50 mg).

VITAMINE B Sa carence provoque fatigue et difficultés d'apprentissage. Donnez chaque jour un complément de vitamines B^1 (de 10 à 20 mg) et B^6 (1 ou 2 mg).

LES PRODUITS TONIFIANTS

GINSENG D'AMÉRIQUE *Ce tonique doux convient aux enfants fatigués par un trimestre scolaire. Administrez chaque jour 10 gouttes de teinture dans un peu d'eau chaude.*

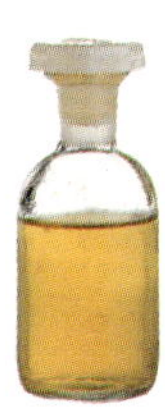
Teinture

SHU DI HUANG *Les Chinois le donnent aux enfants afin de renforcer les os et les tissus en pleine croissance. Administrez chaque jour 10 gouttes de teinture dans un peu d'eau chaude.*

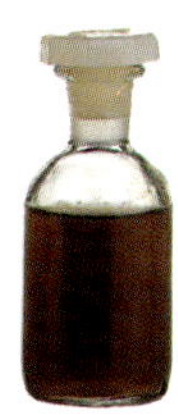
Teinture

GOTU KOLA *Cette plante convient à l'hyperactivité. Administrez chaque jour 1 tasse d'infusion (15 g de plantes séchées, 500 ml d'eau).*

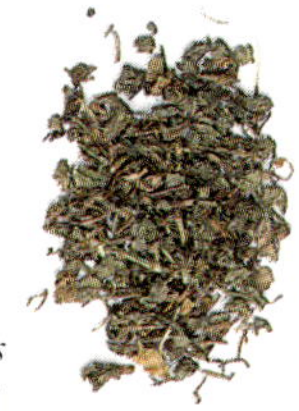
Plante séchée

HUILE DE SÉSAME *Un massage à l'huile de sésame tiédie soulage les poussées émotionnelles. Mélangez 10 ml à 4 gouttes d'essence de lavande, massez doucement les épaules et l'abdomen.*

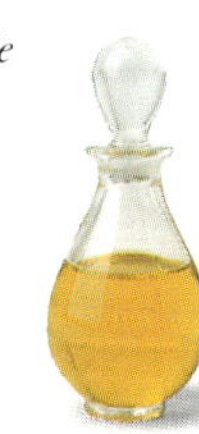
Huile

Problèmes spécifiques

L'ÉCOLE N'EST PAS seulement l'endroit où l'enfant apprend le plus, mais celui aussi où il contracte infections et parasites : varicelle, rhumes, poux... Veillez à son état de santé général en accordant notamment une attention particulière à son alimentation et à sa ration d'air pur. Vous l'aiderez à conserver de bonnes défenses immunitaires en évitant de recourir trop systématiquement aux antibiotiques.

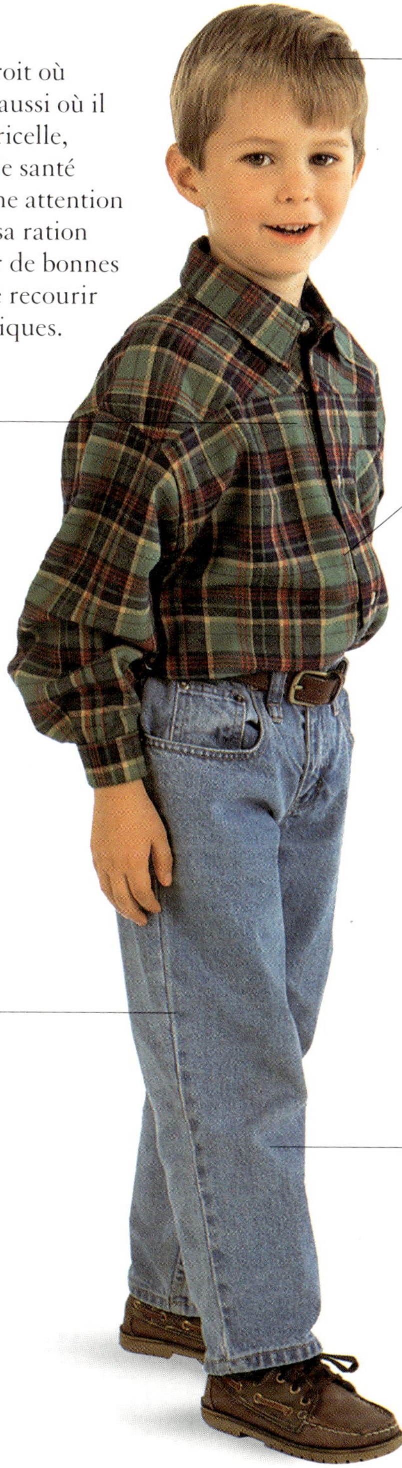

Rhumes et infections

L'enfant qui sort de classe pour s'installer des heures durant devant une console de jeux est le candidat idéal aux bronchites et autres infections. Son système immunitaire, généralement efficace, s'affaiblit par les rhumes et l'usage répété d'antibiotiques.

Remèdes

- *En cas de refroidissements et bronchites, donnez 1 tasse d'infusion de cataire (20 g de feuilles séchées, 500 ml d'eau) parfumée de miel ou d'essence de menthe.*
- *Pour renforcer le système immunitaire et lutter contre les infections, administrez 1 fois par jour de 10 à 20 gouttes de teinture d'échinacea dans un jus de fruit.*

Énurésie

Elle peut provenir d'une anxiété, d'une infection ou d'antécédents familiaux. Si le «pipi au lit» résulte d'un sentiment d'insécurité dû au changement d'école ou de résidence, redoublez d'affection.

Remèdes

- *Environ 20 mn avant le coucher, administrez de 5 à 10 gouttes de teinture de sumac doux ou de millepertuis dans de l'eau chaude.*
- *Pour les infections urinaires, donnez 1 h 30 avant le coucher 1 tasse d'infusion (5 g de buchu, 5 g de barbes de maïs, 200 ml d'eau) adoucie par du jus de cassis.*

Poux

Ils fréquentent beaucoup les écoles. Recherchez leurs lentes, surtout au niveau de la nuque.

Remèdes

- *Chaque semaine, passez dans les cheveux un peigne très fin enduit d'huile de leptospermum.*
- *Mélangez 250 ml de shampooing ordinaire à 5 ml d'huile de thym et 5 ml d'huile de leptospermum. Utilisez 2 ou 3 fois par semaine.*

Problèmes digestifs, diarrhées

Ils sont souvent provoqués par l'excitation, l'indigestion, une tension ou les antibiotiques. Les crises de foie — nausées, vomissements — de l'enfance sont souvent les prémices de migraines à l'âge adulte et peuvent tenir à des intolérances alimentaires.

Remèdes

- *Pour les diarrhées, donnez beaucoup à boire – jus de cassis...*
- *Pour les nausées et diarrhées chroniques, donnez 1 tasse de décoction de racine de gingembre (20 g, 600 ml d'eau).*
- *Pour apaiser l'estomac, mélangez 2 cuillerées à thé d'orme rouge en poudre dans de l'eau chaude, ajoutez du yaourt pour que le tout «passe mieux».*
- *En cas de surexcitation, stress ou intolérance alimentaire, administrez 1 tasse d'infusion (10 g de feuilles d'aigremoine, 10 g de feuilles de mélisse, 500 ml d'eau).*

Coupures et écorchures

Tous ces petits bobos sont le lot de l'enfance. Nettoyez bien les plaies et faites en sorte que l'enfant n'arrache pas ses croûtes.

Remèdes

- *Passez de la teinture de souci diluée (5 ml pour 500 ml d'eau bouillie) du centre de la plaie à la périphérie, puis protégez la plaie.*
- *Appliquez de la pommade au calendula ou au millepertuis.*

ADOLESCENTS

LE TROISIÈME ÂGE DE LA VIE

L'ADOLESCENCE EST une période de changements rapides tant sur le plan physique que mental. Cela ne va pas parfois sans s'accompagner d'un comportement révolté qui peut perturber le rythme familial… Se frotter à l'âge adulte implique aussi de nouvelles sensations et expériences : changement de coupe de cheveux, tabac, alcool, relations sexuelles et parfois drogues… Les abus existent ; fort heureusement, la plupart des jeunes sortent de cette passe sans trop de dégâts, en ayant juste pris un peu de maturité. Les plantes médicinales permettront de gommer les sautes d'humeur (élixirs floraux de Bach) et fourniront des traitements dépuratifs (pissenlit) à un âge où il est fondamental de plaire et de se plaire.

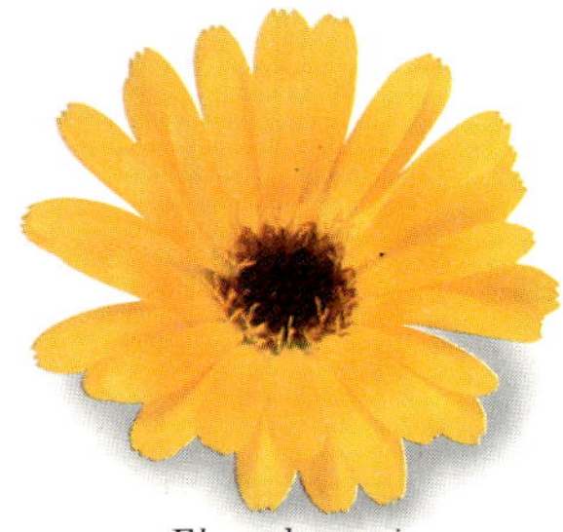

Fleur de souci

Traitements préventifs

Un bon régime alimentaire est nécessaire et suffit souvent ; si tel n'est pas le cas, prenez les compléments évoqués ci-dessous. Reportez-vous à la page 83 pour connaître les doses correctes. Pour réaliser les préparations, consultez les pages 62 à 79.

PLANTES

SOUCI C'est un antifongique et un antiseptique. Prévenez l'apparition de boutons en appliquant régulièrement une pommade au calendula sur le visage.

ALFALFA Il est riche en vitamines et en minéraux, souvent absents de l'alimentation des adolescents. Consommez les graines germées dans des salades…

PISSENLIT Tonifiant du foie et dépuratif ; recommandé aux personnes exposées aux produits chimiques synthétiques, notamment ceux qui se trouvent dans les aliments ou dans l'atmosphère. Prenez les racines en décoction ou en succédané de café.

VITAMINES & MINÉRAUX

CALCIUM L'alimentation fournie doit en garantir un apport suffisant. En période de croissance, augmentez la quantité d'aliments riches en calcium — laitages, légumes verts, noix, légumineuses, graines — ou prenez un complément (jusqu'à 250 mg par jour).

ZINC Important sur le plan hormonal. Consommez des viandes, noix, jaunes d'œufs, légumineuses, ou prenez un complément (jusqu'à 50 mg par jour).

VITAMINE B^2 Les besoins augmentent en période de croissance. Consommez laitages, céréales et viandes, ou prenez un complément (de 5 à 20 mg par jour).

LES PRODUITS TONIFIANTS

ROMARIN
Il est réputé pour améliorer la mémoire. Pour augmenter vos capacités de concentration, prenez-en chaque jour une infusion.

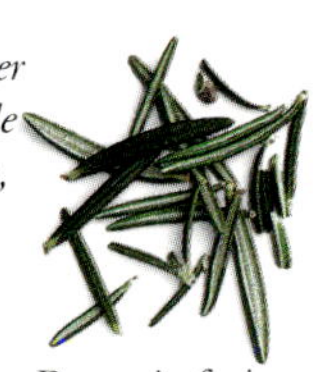

Romarin frais

CANNELLE
Un cordial à l'action très bénéfique en période de modifications hormonales et de puberté. Saupoudrez-en sur un toast beurré.

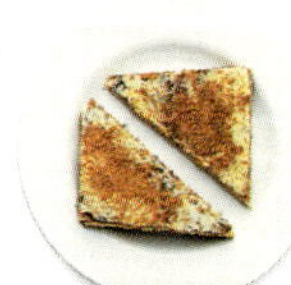

Toasts à la cannelle

ORTIE
Elle apporte les nutriments qui manquent dans une alimentation déséquilibrée. Prenez 3 gélules de 200 mg ou 10 ml de jus d'ortie par jour.

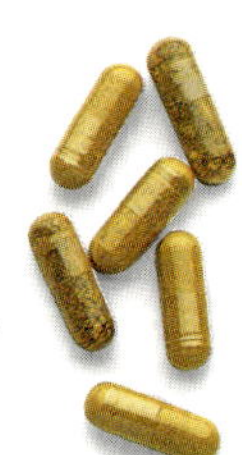

Gélules

BAI ZHI
Il régule l'appétit. Prenez chaque jour 20 gouttes de teinture. En cas d'anorexie, mélangez à quantités égales avec Chen Pi, *et prenez 2 gélules de 200 mg, 3 fois par jour.*

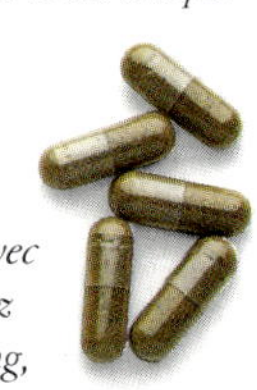

Gélules

Problèmes spécifiques

SI LA PLUPART des adolescents gardent un bon état de santé, une partie d'entre eux semble rechercher les problèmes : alimentation déséquilibrée, alcool, nuits blanches… Ils augmentent ainsi les risques d'infection et de mononucléose. D'autres encore, obsédés par leur poids, peuvent se laisser aller à faire régime sur régime et devenir anorexiques.

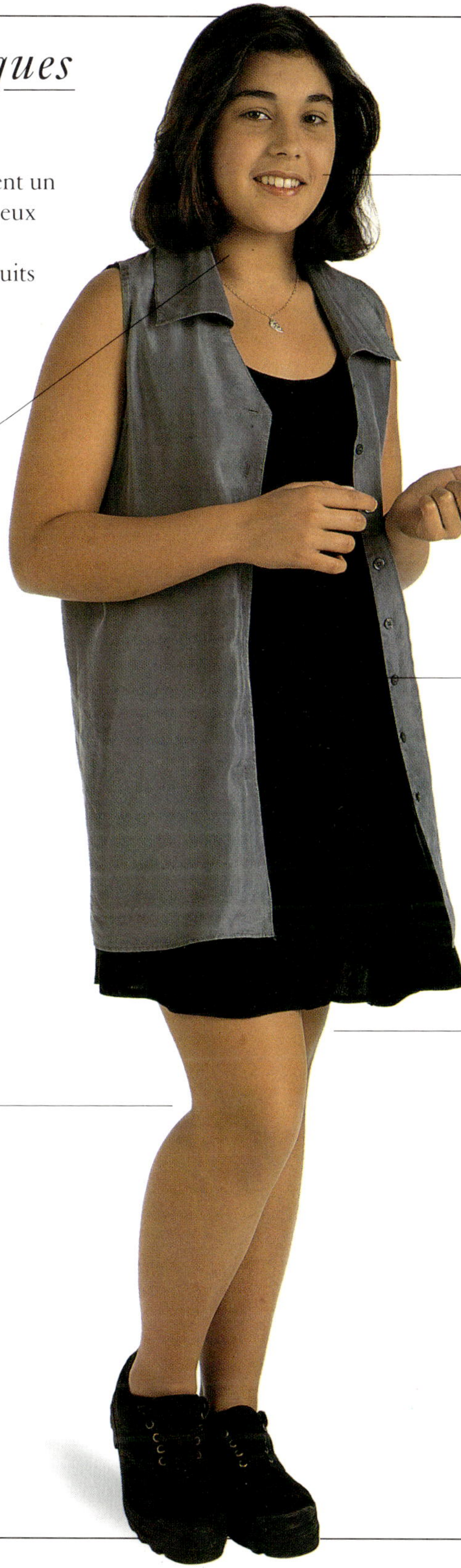

MONONUCLÉOSE
Elle affecte le plus souvent les adolescents et les jeunes adultes et se manifeste par des maux de gorge, des douleurs musculaires et une grande apathie. Les ganglions peuvent rester gonflés et douloureux jusqu'à 4 mois.

Remèdes
- *En phase aiguë, prenez 3 ou 4 fois par jour de la teinture d'échinacea et de gaillet (de 5 à 10 ml de chaque).*
- *En convalescence, mélangez à parts égales des teintures de ginseng de Sibérie, d'avoine et de verveine (de 5 à 10 ml, 4 fois par jour) ; ajoutez quelques gouttes de teinture d'absinthe pour stimuler l'appétit.*

HUMEUR CHANGEANTE
Les difficultés à sortir de l'enfance font de l'adolescence une période où l'état d'esprit varie rapidement, l'euphorie succédant à l'irritabilité, aux larmes...

Remèdes
- *Les élixirs floraux de Bach sont utiles ; la verveine aide à combattre les sentiments d'injustice, le houx les états de colère et de haine. Prenez fréquemment 2 gouttes de chaque diluées dans 20 ml d'eau.*
- *Pour vous détendre, prenez le soir un bain enrichi de 2 ou 3 gouttes d'essences de santal et de lavande.*

ACNÉ
Elle peut gâcher l'existence de certains. Elle est due à une alimentation déséquilibrée ; chez les filles, elle est liée à des irrégularités menstruelles, et connaît des poussées avant les règles.

Remèdes
- *Frottez le soir les boutons avec 1 gousse d'ail ou lavez la peau avec l'eau de cuisson d'un chou. C'est efficace, à défaut d'être plaisant.*
- *Appliquez avec un coton, 2 ou 3 fois par jour, une lotion composée de 30 ml de teinture de souci, 30 ml d'hamamélis distillé, 30 ml d'eau de rose, 5 ml d'huile de leptospermum.*

TROUBLES DE LA MENSTRUATION
Les deux ou trois premières années de la puberté sont celles des règles irrégulières ou douloureuses.

Remèdes
- *Prenez chaque jour une infusion de millepertuis, qui favorise la relaxation et soulage les douleurs.*
- *En cas de crampes, prenez 20 ml de teinture d'écorce de viburnum, renouvelez au besoin 4 h plus tard.*

ALIMENTATION FANTAISISTE
Avec leurs régimes, leur aversion pour la viande ou leurs modes alimentaires, les adolescents se nourrissent souvent de façon déséquilibrée. En cas de trouble, consultez absolument un médecin.

Remèdes
- *Pour les végétariens, graines et légumineuses à chaque repas ; pour les végétaliens, 50 µg de vitamine B^{12}.*
- *Avant les repas, stimulez l'appétit avec de 2 à 5 gouttes de teinture d'une plante amère (épine-vinette…) dans un peu d'eau chaude.*
- *Si le problème alimentaire se double de tension, prenez une infusion de plante relaxante (camomille…).*

JEUNES ACTIFS

LE QUATRIÈME ÂGE DE LA VIE

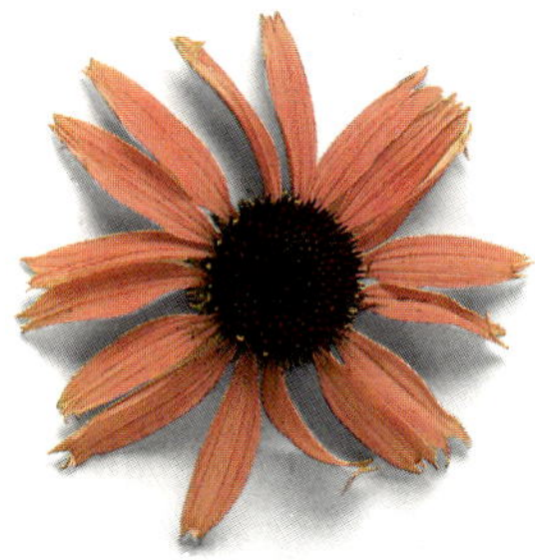

Fleur d'échinacea

ENTRE 20 ET 40 ANS, on est très actif et on a tendance à considérer que la forme physique est forcément bonne. Les petits tracas de santé sont vite surmontés et on néglige bien souvent les alertes plus sérieuses. Il est vrai qu'avoir un mode de vie sain n'est guère aisé car on peut être amené à sauter des repas, à se détendre trop peu, à fumer et à boire plus que de raison. Mais ne pas porter une attention suffisante à sa santé risque d'induire des problèmes à long terme : les foulures et entorses mal soignées font le lit de l'arthrite, une gastrite chronique peut dégénérer en ulcère... Certaines plantes, toniques légers, apaisent le stress et apportent le regain d'énergie qui permettra de surmonter les pointes d'activité.

Traitements préventifs

Une alimentation saine est essentielle ; en cas de stress, les éléments ci-dessous sont indiqués. Voyez page 126 les plantes déconseillées pendant la grossesse. Reportez-vous à la page 83 pour connaître les doses correctes. Pour réaliser les préparations, consultez les pages 62 à 79.

PLANTES

ÉCHINACEA Stimulant du système immunitaire. En cas de stress ou dès les premiers signes de rhume ou de grippe, prenez 3 gélules de 200 mg, 3 fois par jour.

CHARDON-MARIE Sa graine est un bon reconstituant du foie, surtout en cas de forte consommation d'alcool. Prenez 5 ml de teinture avant de partir en soirée et le lendemain au réveil.

GAILLET Il purifie le système lymphatique. Prenez de 5 à 10 ml de teinture ou passez le contenu d'un seau dans une centrifugeuse de façon à obtenir un liquide vert et épais. Prenez-en 3 fois par jour.

VITAMINES & MINÉRAUX

VITAMINES B Manquent souvent en cas de régime alimentaire déséquilibré, de forte consommation d'alcool, de prise prolongée de médicaments (pilules contraceptives...). Faites une cure : de 400 à 800 mg par jour de complexe de vitamines B.

VITAMINE C Conseillée en cas d'infections. Mangez des fruits ou prenez-en de 500 à 1 000 mg chaque jour (jusqu'à 3 g pour les gros fumeurs).

ZINC Sa carence peut être due à un manque de protéines, un régime. Prenez jusqu'à 50 mg par jour ou mangez pain complet et légumineuses.

LES PRODUITS TONIFIANTS

ASTRAGALE
Sa racine est un tonique très utilisé en Chine par les jeunes adultes. Prenez chaque jour de 1 à 2 gélules de 200 mg ou 1 verre à porto de vin tonique.

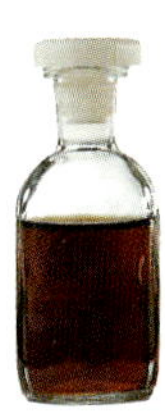

Vin tonique

HE SHOU WU
Les Chinois attribuent à cette plante la vertu d'augmenter la fécondité. Prenez chaque jour 1 verre à porto de vin tonique.

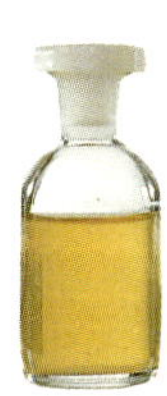

Vin tonique

SCHIZANDRA
Son fruit est aphrodisiaque pour les hommes et les femmes. En cas de stress, prenez chaque jour 2 gélules de 200 mg ou 1 verre à porto de vin tonique.

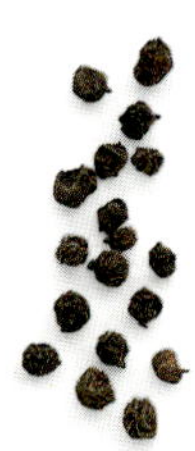

Fruits séchés

GINSENG DE SIBÉRIE
Il est tout indiqué pour augmenter l'énergie et lutter contre le stress. Prenez 3 fois par jour des gélules ou des comprimés de 200 mg.

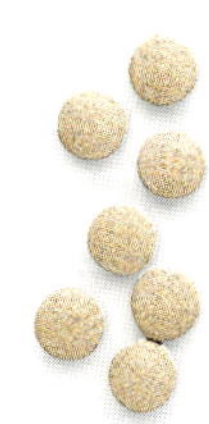

Comprimés

Problèmes spécifiques

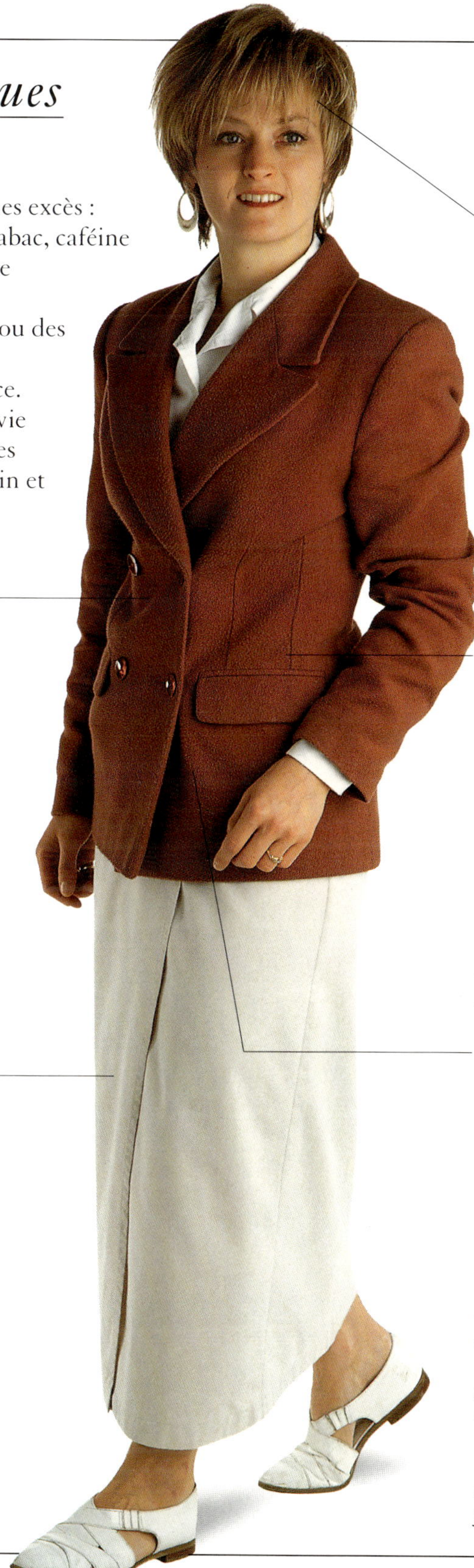

À VIVRE INTENSÉMENT, on accroît les excès : alcool, alimentation désordonnée, tabac, caféine ont des effets qu'amplifie le manque d'exercice et de détente. De légers désagréments tels que des gastrites ou des céphalées dues à la tension peuvent survenir et s'aggraver par négligence. Considérez que cette période de la vie est un investissement pour les années futures : adoptez un mode de vie sain et mangez équilibré !

GASTRITE

Elle provoque vomissements et diarrhées qui peuvent durer 1 ou 2 jours, et résulte souvent d'une forte consommation d'alcool ou d'aliments contaminés, notamment s'ils ont été mal réchauffés au four à micro-ondes.

Remèdes

- *1 tasse de thé de Ceylan froid sans lait ni sucre réduit l'inflammation et atténue les symptômes.*
- *Toutes les 3 ou 4 heures, prenez de 2 à 3 gélules d'orme rouge ou 1 cuillerée à café de poudre d'orme rouge dans 1 tasse d'eau chaude, tant que les symptômes persistent.*

ENTORSES ET FOULURES

Certains sports (squash, tennis, jogging...) peuvent provoquer des lésions des articulations qui, peu ou mal soignées, favoriseront une arthrite ultérieure.

Remèdes

- *Maintenez une cheville foulée avec une bande tubulaire élastique.*
- *Appliquez sur la foulure, 2 fois par jour, un mélange d'essences de romarin, de thym, de sauge et de lavande (5 gouttes de chaque dans 10 ml d'huile d'amande douce).*
- *Passez de la pommade à l'arnica sur les ecchymoses et foulures ; après un traumatisme, prenez 3 granules d'arnica 5 CH toutes les 4 heures.*

MAUX DE TÊTE

Liés aux tensions, ils ont des causes diverses : journées de travail trop lourdes, délais à respecter, stress de la vie professionnelle, mais aussi caféine. Apprendre à se détendre devient alors primordial.

Remèdes

- *Massez cou et tempes avec un mélange d'essence de lavande (5 gouttes) et d'huile d'amande (5 ml).*
- *Pour favoriser la relaxation, buvez 1 tasse de tisane à la camomille et à la bétoine (proscrivez la bétoine en cas de grossesse).*

COLITE ULCÉREUSE

Fréquente chez les jeunes adultes dynamiques, elle se caractérise par des diarrhées abondantes et répétées et un état dépressif. Elle est souvent liée au stress et peut s'aggraver pendant la grossesse.

Remèdes

- *3 à 6 fois par jour, buvez une infusion de camomille et d'aigremoine.*
- *Prenez, 3 fois par jour, de 2 à 3 gélules d'orme rouge ou mâchez un petit morceau de réglisse 1 ou 2 fois par jour.*

SYNDROME PRÉMENSTRUEL

Il affecte particulièrement les femmes jeunes sans enfant, et est aggravé par un abus de café ou de chocolat, ainsi que par une vie sexuelle irrégulière et insatisfaisante. Évitez ou réduisez les excitants.

Remèdes

- *Buvez chaque jour 1 tasse de décoction de* Dang Gui *(angélique chinoise).*
- *Le matin, buvez de 10 à 20 gouttes de teinture d'agnus castus diluées dans un peu d'eau.*
- *Prenez 500 mg d'huile d'onagre.*
- *Prenez de 2 à 10 mg par jour de vitamine B^6, de préférence sous la forme de complexe de vitamines B.*

PARENTS

LE QUATRIÈME ÂGE DE LA VIE

POUR DES RAISONS financières ou par convenance personnelle, les jeunes parents mènent souvent de front un travail à temps plein et une vie familiale prenante. Il est révolu le temps où les grands-parents habitaient à proximité et pouvaient s'occuper des enfants ! Maintenant, ils vivent parfois une retraite très occupée à des centaines de kilomètres de distance. Pour la plupart des couples, la naissance des enfants se traduit par un déclin de leur vie sociale qui s'explique par un manque de temps et d'argent. L'insatisfaction grandissante peut s'accompagner aussi de l'abandon d'un certain nombre d'activités propres à chacun des parents. Il est alors très important que ceux-ci se ménagent des moments à deux et se détendent. Les plantes peuvent y contribuer efficacement, améliorant ainsi les relations familiales.

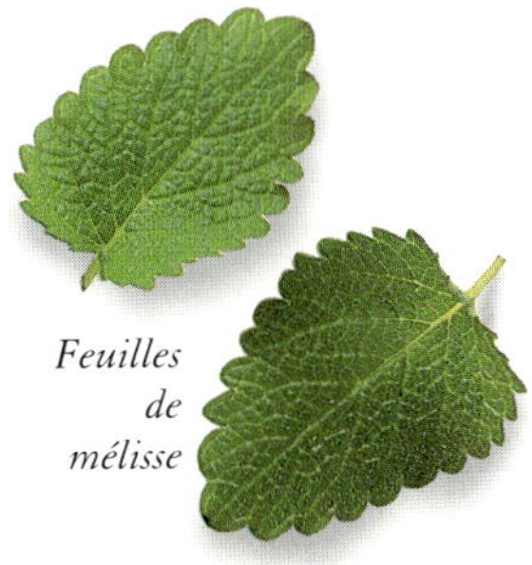

Feuilles de mélisse

Traitements préventifs

Normalement, les compléments sont superflus, mais quelques-uns peuvent être utiles. Voyez page 126 les plantes déconseillées pendant la grossesse. Reportez-vous à la page 83 pour connaître les doses correctes. Pour réaliser les préparations, consultez les pages 62 à 79.

PLANTES

MÉLISSE Digestive, c'est aussi un bon antidépresseur, utile notamment après l'accouchement. Buvez-en chaque jour 1 tasse d'infusion.

TILLEUL Ses feuilles ont la vertu de combattre le stress et de diminuer le risque d'artériosclérose (durcissement des artères). Prenez 2 ou 3 fois par jour 1 tasse d'infusion avec un peu de menthe poivrée.

ONAGRE Son huile contient des acides gras efficaces en cas de règles irrégulières. Prenez-en de 250 à 500 mg chaque jour, pendant plusieurs mois.

VITAMINES & MINÉRAUX

VITAMINE E Elle diminue le taux de cholestérol, surtout chez les sujets jeunes. Prenez de 300 à 600 UI par jour.

MAGNÉSIUM Il est parfois insuffisant chez les femmes sujettes au syndrome prémenstruel, surtout si elles s'alimentent mal. Prenez-en de 400 à 800 mg par jour.

FER Sa carence est notable chez les végétariens et les femmes non ménopausées. Mangez du pain complet, des légumineuses, du jaune d'œuf, du persil, du cresson, des crustacés, du foie et des rognons. Ou prenez-en jusqu'à 40 mg par jour.

LES PRODUITS TONIFIANTS

DANG GUI
Stimulant de la fertilité, il est aussi efficace en cas d'anémie. Prenez-le en comprimés en respectant les doses prescrites. Déconseillé pendant la grossesse.

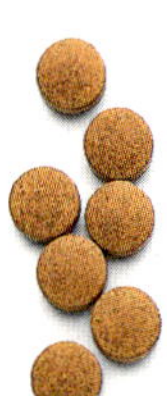

Comprimés

MARJOLAINE
Pour le stress, versez l'huile essentielle dans l'eau du bain (2 ou 3 gouttes) ou utilisez-la pour un massage (5 gouttes pour 5 ml d'huile d'amande douce). Déconseillé pendant la grossesse.

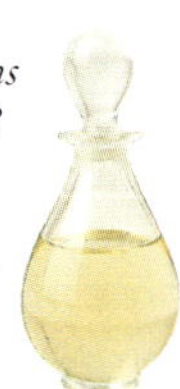

Huile

GELÉE ROYALE
Tonique, elle favoriserait la fécondité de la femme. Elle est riche en acides aminés et en vitamines. Prenez 1 ou 2 gélules de 250 mg ou 1 ampoule de 10 ml par jour.

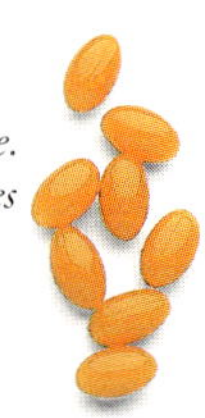

Gélules

GAN CAO
Excellent tonique et désintoxicant. Mâchez quelques morceaux de racine ou prenez 1 verre à porto de vin tonique par jour. Déconseillé en cas d'hypertension.

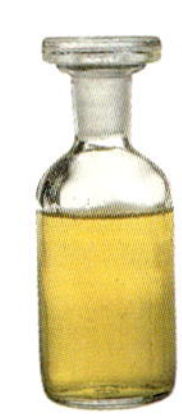

Vin tonique

Problèmes spécifiques

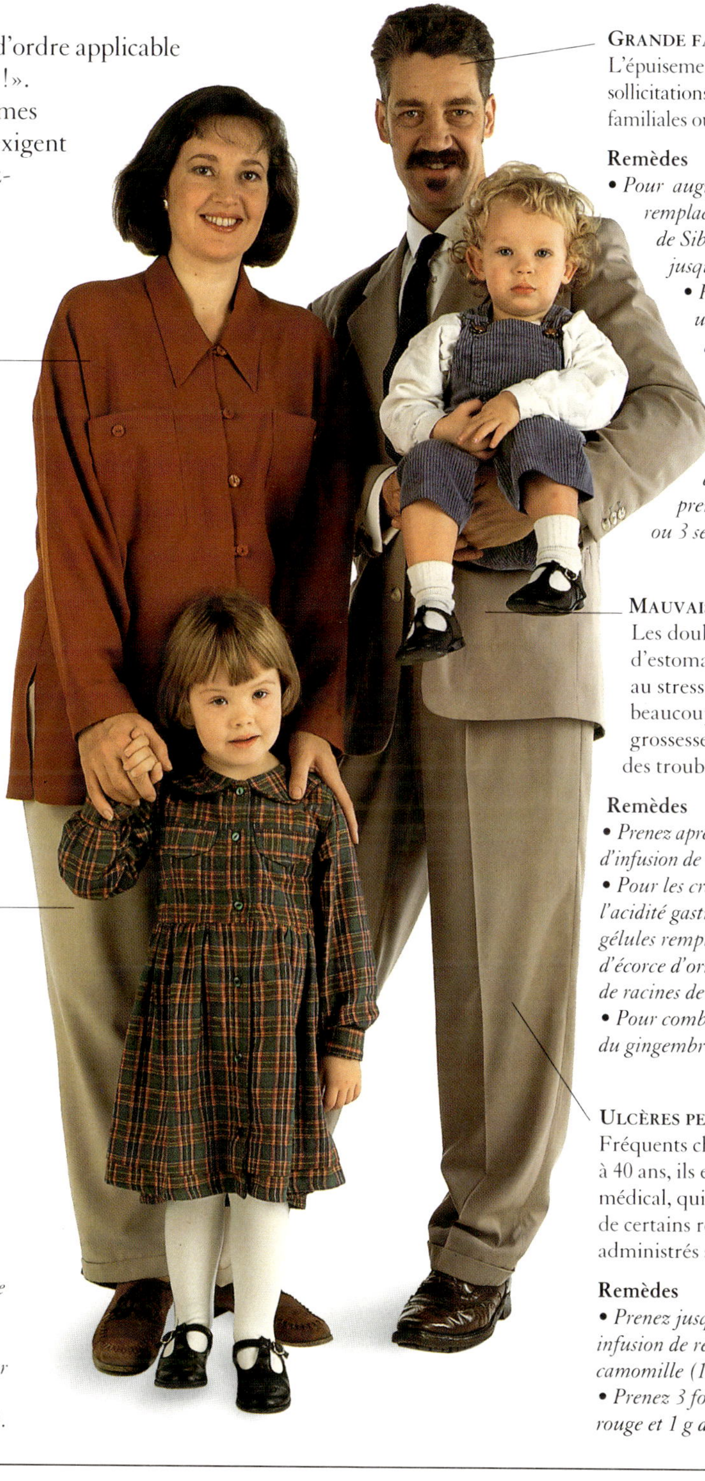

COMMENÇONS PAR un mot d'ordre applicable à chacun : «Pas de panique !». Vous êtes à l'âge des problèmes financiers, des enfants qui exigent votre attention... Détendez-vous tous les deux, évitez le stress qui peut favoriser à long terme l'apparition de problèmes physiques.

IRRITABILITÉ
Les enfants peuvent devenir prenants au point d'entamer la patience du plus doux des parents. Faites la part des choses et sachez vous accorder du temps pour vous-même.

Remèdes
- *Remplacez café et thé par une infusion de bétoine (déconseillé pendant la grossesse).*
- *Ajoutez à l'eau d'un bain 2 ou 3 gouttes d'essence de lavande pour évacuer la fatigue nerveuse.*
- *Essayez les élixirs floraux de Bach : le hêtre (impatience), le marronnier rouge (anxiété injustifiée) ou l'orme (incapacité à surmonter les problèmes).*

INAPPÉTENCE SEXUELLE
La fatigue a souvent des incidences sur la vie sexuelle du couple, qui doit apprendre à se ménager des instants privilégiés.

Remèdes
- *Faites brûler 2 ou 3 gouttes d'huile essentielle de jasmin ou de santal dans un diffuseur connecté à une lampe électrique.*
- *Prenez 1 fois par semaine 1 tasse de décoction de schizandra (25 g de fruits séchés, 500 ml d'eau).*
- *Certaines plantes stimulent la sexualité : le damiana pour l'homme (1 ml de teinture à prendre 2 ou 3 fois par jour dans un peu d'eau chaude), les baies d'agnus castus pour la femme (10 gouttes de teinture, 3 fois par jour, dans de l'eau chaude).*

GRANDE FATIGUE
L'épuisement peut provenir des sollicitations professionnelles ou familiales ou encore d'une grossesse.

Remèdes
- *Pour augmenter votre vitalité, remplacez le café par le ginseng de Sibérie (2 gélules de 200 mg jusqu'à 3 fois par jour).*
- *Prenez 3 fois par jour une tisane composée à quantités égales de verveine, de romarin et de gotu kola (lors de la grossesse, ne dépassez par cette dose de verveine et n'en prenez pas plus de 2 ou 3 semaines d'affilée).*

MAUVAISE DIGESTION
Les douleurs et brûlures d'estomac peuvent être dues au stress ou à des repas pris beaucoup trop vite. La grossesse entraîne également des troubles de la digestion.

Remèdes
- *Prenez après les repas 1 tasse d'infusion de camomille ou de fenouil.*
- *Pour les crampes d'estomac et l'acidité gastrique, prenez 1 ou 2 gélules remplies, à quantités égales, d'écorce d'orme rouge en poudre et de racines de guimauve.*
- *Pour combattre les gaz, mâchez du gingembre confit.*

ULCÈRES PEPTIQUES
Fréquents chez les personnes de 30 à 40 ans, ils exigent un traitement médical, qui peut s'accompagner de certains remèdes maison administrés sous contrôle.

Remèdes
- *Prenez jusqu'à 4 fois par jour une infusion de reine-des-prés et de camomille (15 g de chaque).*
- *Prenez 3 fois par jour 1 g d'orme rouge et 1 g de San Qi en gélules.*

Hommes mûrs

LE CINQUIÈME ÂGE DE LA VIE

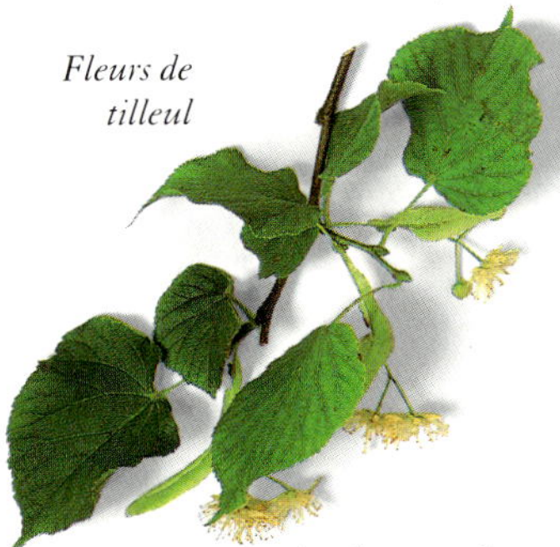

Fleurs de tilleul

LA MATURITÉ n'est pas toujours bien vécue par les hommes, et peut se traduire par une crise d'ordre psychologique. Certains ont durablement la nostalgie de leur jeunesse, ce qui peut les amener à divorcer ou à rencontrer une partenaire plus jeune. D'autres tombent dans un état dépressif et ressassent leurs frustrations ou leurs ambitions insatisfaites. Pour la plupart cependant, ces années sont vécues de façon positive : les centres d'intérêt sont larges et nombreux, les projets aboutissent, la vie matérielle est plus confortable et le contexte familial plus serein (les enfants ayant pris leur indépendance). Mais des problèmes de santé, liés notamment au manque d'exercice et à une alimentation excessive, peuvent survenir.

Traitements préventifs

Il est très important d'adopter un mode de vie équilibré. Vous pouvez prévenir certaines affections par l'emploi des substances ci-dessous. Reportez-vous à la page 83 pour connaître les doses correctes. Pour réaliser les préparations, consultez les pages 62 à 79.

Plantes

TILLEUL Ses fleurs sont idéales en cas de stress excessif. Elles favorisent la relaxation et aident à limiter le risque d'artériosclérose. Buvez régulièrement une infusion, parfumée au besoin de menthe.

AVOINE Excellent antidépresseur, elle peut aussi abaisser le taux de cholestérol. Prenez-en des flocons au petit déjeuner ou 5 ml de teinture par jour.

AIL Il diminue le taux de cholestérol ; antibactérien, il aide à combattre l'infection. Utilisez-le en cuisine ou prenez-en 2 ou 3 gélules par jour.

Vitamines & minéraux

BÊTA-CAROTÈNE Il permet de prévenir un certain nombre de cancers. Prenez-en 10 000 IU par jour ou mangez des carottes en abondance. Attention, un excès de vitamine A peut être toxique.

VITAMINE E Elle est utile pour les problèmes coronariens et les troubles de la circulation. Prenez 400 IU par jour. Attention, si vous êtes sous traitement anticoagulant, consultez au préalable un médecin.

SÉLÉNIUM Il prévient certains cancers et diminue les risques cardio-vasculaires. Prenez 100 µg par jour.

Les produits tonifiants

DAMIANA
Ce tonique stimulant et roboratif passe pour être aphrodisiaque. Prenez 1 ou 2 tasses d'infusion par jour.

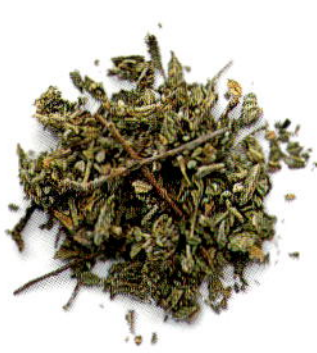

Plante séchée

GINSENG DE CORÉE
Le ginseng de Corée, ou de Chine, est un tonique Yang. Prenez chaque jour 1 ou 2 comprimés de 250 mg. Évitez l'utilisation prolongée en cas d'hypertension.

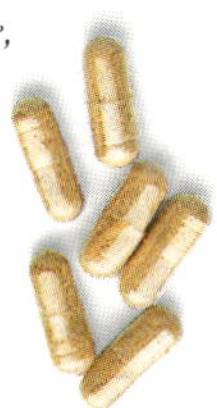

Gélules

GOU QI ZI
Ses baies, censées assurer la longévité, sont un bon tonique du foie et des reins. Mâchez-en 2 ou 3 ou prenez 1 gélule de plante en poudre (200 mg) par jour.

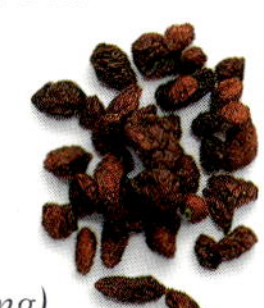

Baies

BENJOIN
Un sédatif efficace, notamment en cas de problèmes urinaires ou respiratoires. Ajoutez-en 5 gouttes à l'eau d'un bain ou utilisez-le dans une huile de massage.

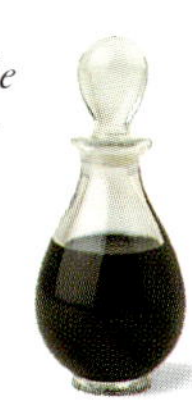

Huile

Problèmes spécifiques

LES REPAS D'AFFAIRES et le manque d'exercice commencent à se ressentir… Certaines maladies graves font leur apparition, comme les crises cardiaques, les cancers du poumon, les problèmes digestifs. La pratique régulière d'un exercice ainsi qu'une alimentation saine devraient écarter en partie ces maux.

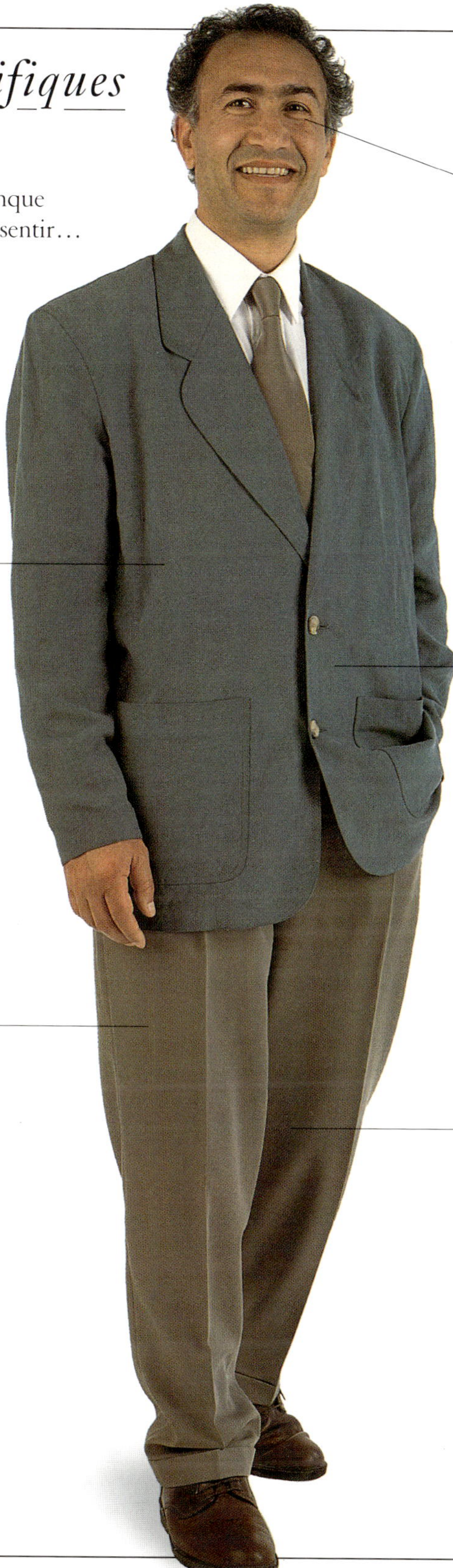

TENSION ARTÉRIELLE ÉLEVÉE

Le stress et l'excès de poids augmentent le risque d'hypertension et de crise cardiaque. Un avis médical est indispensable ; dans tous les cas, arrêtez le tabac, faites de l'exercice et détendez-vous.

Remèdes

- *Buvez une infusion de fleurs d'aubépine séchées, de fleurs de tilleul, de* Ju Hua *et d'achillée (à quantités égales).*
- *Prenez 3 fois par jour des teintures de viorne obier et de baies d'aubépine (2,5 ml de chaque).*

RHUMATISMES

Les rhumatismes commencent à se manifester, correspondant parfois à une évolution de troubles arthritiques. Un traitement précoce permet de prévenir de futurs problèmes.

Remèdes

- *Massez doucement les parties douloureuses avec un mélange d'huiles essentielles : romarin (2 ml), lavande (1 ml), thym (2 ml), et d'huile d'amande douce (50 ml).*
- *Prenez, 3 fois par jour, 2 gélules de 200 mg de griffe-du-diable.*
- *Buvez, 3 fois par jour, 5 ml de teinture composée d'un mélange de reine-des-prés, graines de céleri, cimicaire, racine d'angélique, ményanthe (20 ml de chaque).*

FATIGUE OCULAIRE

La presbytie amène la plupart des gens à porter des lunettes pour voir de près. Procédez régulièrement à des contrôles pour vous assurer que vos verres sont bien adaptés.

Remèdes

- *Versez 5 ml de teinture de brunelle dans de l'eau tiède et baignez les yeux fatigués ou irrités.*
- *Allongez-vous, des sachets de camomille froids appliqués sur les yeux, et restez ainsi 10 mn.*
- *Buvez 1 tasse d'infusion de* Ju Hua *chaque jour.*

PROBLÈMES DE PROSTATE

L'augmentation du volume de la prostate provoque des troubles de la miction. Consultez votre médecin traitant pour éliminer le risque de cancer prostatique.

Remèdes

- *Prenez 3 fois par jour 5 ml de teinture de verge d'or (solidago) dans un peu d'eau chaude ainsi que du pollen et des graines de courge.*
- *Buvez, 2 ou 3 fois par jour, une infusion de damiana et d'ortie blanche (à quantités égales).*

TROUBLES CIRCULATOIRES

Ils sont souvent liés au tabagisme et peuvent se manifester par des douleurs crampoïdes dans les jambes. Les extrémités des membres peuvent être froides, ce qui favorise les engelures.

Remèdes

- *Renoncez au tabac à tout prix.*
- *Prenez 3 fois par jour des teintures de plantes qui stimulent la circulation, comme l'écorce de frêne ou la cannelle (2 ml dans un peu d'eau chaude).*
- *Buvez, 2 ou 3 fois par jour, une infusion de tilleul et d'aubépine (à quantités égales).*

FEMMES MÛRES

LE CINQUIÈME ÂGE DE LA VIE

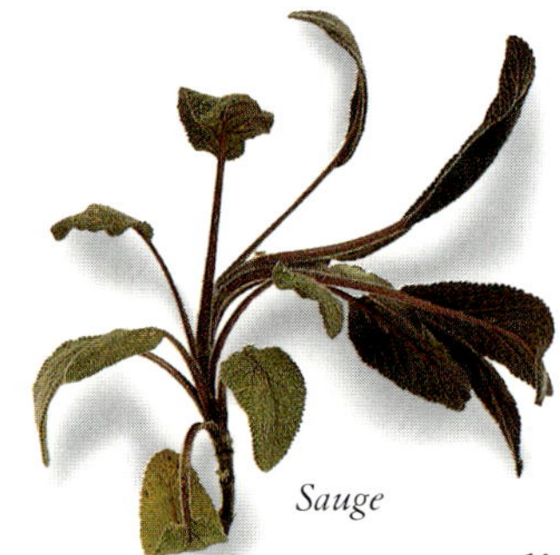

Sauge

COCO CHANEL disait que les femmes naissaient à 18, 35 ou 55 ans. Pour certaines, l'âge mûr débute précocement, par l'adoption de comportements qui les vieillissent. D'autres au contraire conservent une exubérance juvénile. Les Chinois rythmaient la vie d'une femme par périodes de sept ans. La ménopause, à 49 ans, marquait la fin de la fécondité et donc de l'utilité de la femme. On a aujourd'hui une vision nettement moins négative, et les femmes quinquagénaires sont très souvent belles. Ce moment est parfois vécu, avec le départ des enfants, comme un traumatisme, pouvant entraîner un état dépressif ; mais c'est surtout l'occasion d'avoir du temps à soi et d'en profiter pour se découvrir et exploiter de nouveaux centres d'intérêt.

Traitements préventifs

Équilibrez votre alimentation, prenez les compléments ci-dessous. Reportez-vous à la page 83 pour connaître les doses correctes. Pour réaliser les préparations, consultez les pages 62 à 79.

PLANTES

SAUGE Elle a la réputation de favoriser la longévité. Son action œstrogène-like est particulièrement indiquée lors de la ménopause. Buvez, 1 ou 2 fois par jour, 1 tasse d'infusion.

MILLEPERTUIS Reconstituant et antidépresseur, il est idéal pour la nervosité et les traumatismes liés à la ménopause. Prenez 1 tasse d'infusion chaque jour.

VERVEINE C'est un sédatif et un tonique hépatique. On lui attribue aussi des vertus pour le moral. Buvez-en 1 ou 2 tasses d'infusion par jour.

VITAMINES & MINÉRAUX

CALCIUM Il diminue le risque d'ostéoporose. Mangez des légumes verts, des légumineuses, des noix, ou prenez 1 g par jour en complément.

MAGNÉSIUM Important pour le métabolisme du calcium. Les légumes verts en contiennent, mais vous pouvez en prendre de 400 à 800 mg par jour en complément.

VITAMINE E Antioxydante, elle peut aider à réduire les désagréments de la ménopause. Prenez-en 400 UI par jour. Attention, elle est déconseillée, sauf avis médical contraire, aux personnes sous anticoagulants.

LES PRODUITS TONIFIANTS

DANG SHEN
Les Chinois y voient un bon tonique Yin et une source d'énergie plus douce que le ginseng. Prenez 1 verre à porto de vin tonique par jour ou 2 gélules de 200 mg.

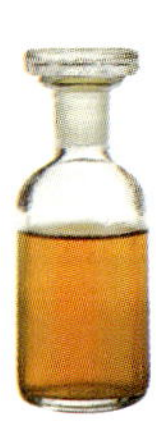

Vin tonique

NU ZHEN ZI
Tonique du foie et des reins, il est utilisé aussi contre l'apparition des cheveux blancs. Prenez 1 verre à porto de vin tonique par jour ou 2 × 1 gélule de 200 mg.

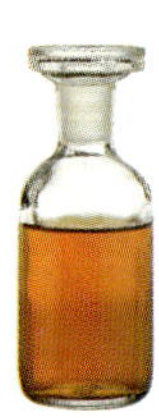

Vin tonique

AGNUS CASTUS
Ses baies sont régulatrices des hormones femelles. Prenez 1 comprimé de 200 g ou 2,5 ml de teinture dilués dans de l'eau chaude 2 fois par jour.

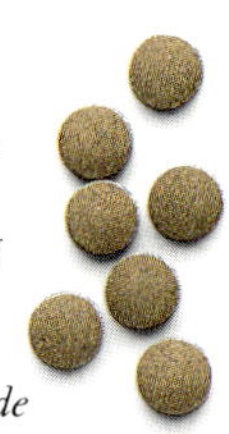

Comprimés

CYPRÈS
Son huile essentielle, sédative, est utile en période de ménopause. Utilisez-la dans une huile de massage ou ajoutez-en 5 gouttes à l'eau d'un bain.

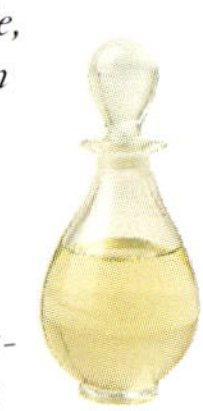

Huile

Problèmes spécifiques

SI CERTAINES FEMMES souffrent de troubles physiques ou émotionnels (état dépressif, perte de désir...) liés à la ménopause, d'autres éprouvent au contraire un sentiment de confiance en soi et d'indépendance. Garder une attitude positive est important de même que faire de l'exercice pour limiter les risques d'ostéoporose.

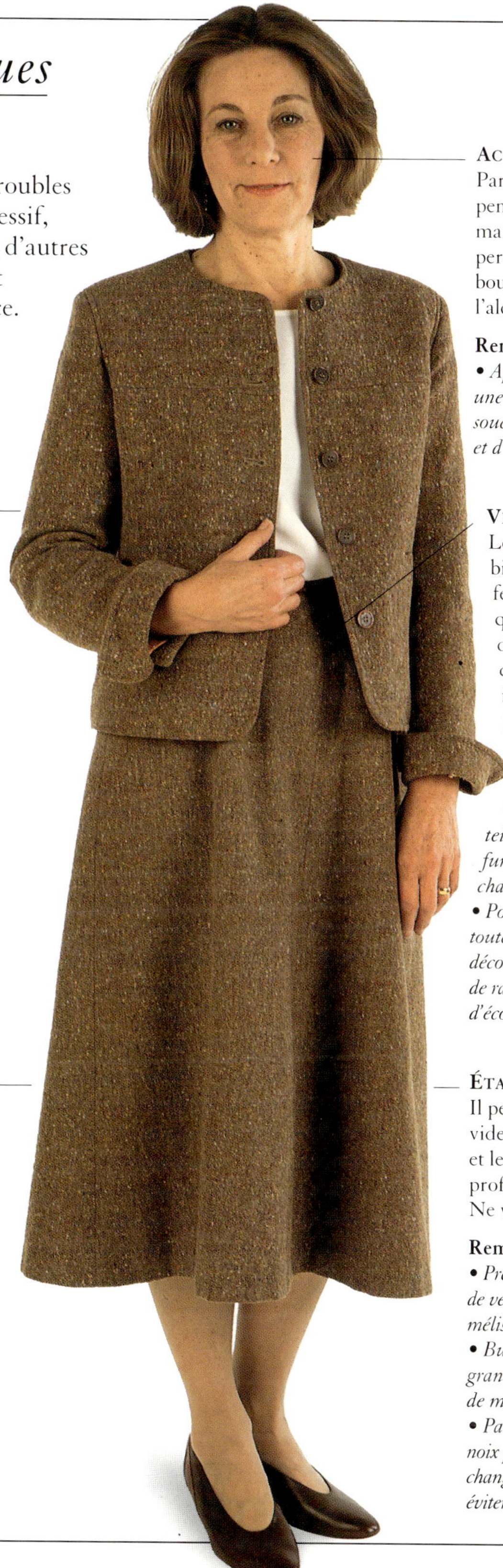

TROUBLES DE LA MÉNOPAUSE
Bouffées de chaleur, sudation nocturne, règles irrégulières ou abondantes, sautes d'humeur et irritabilité, voici quelques symptômes bien connus. La médecine chinoise associe la ménopause à une baisse de l'énergie des reins et la traite avec des plantes toniques et reconstituantes.

Remèdes
La transpiration nocturne peut être réduite grâce à des infusions de sauge et d'armoise (mélange à quantités égales). Buvez-en chaque soir 1 grande tasse.
• *Les baies de l'agnus castus peuvent agir comme régulateur hormonal. Prenez chaque matin 2,5 ml de teinture dans un peu d'eau chaude.*
• *Le* He Shou Wu *est un bon cordial : buvez 1 verre de vin tonique par jour.*

SÉCHERESSE
La sécheresse oculaire et vaginale est courante à cette période.

Remèdes
• *Pour les yeux, prenez une infusion de verveine, de bétoine et de fleurs de* Ju Hua *(à quantités égales).*
• *En cas de sécheresse vaginale, recourez à la vitamine E ou à la pommade au souci : appliquez-en matin et soir et avant tout rapport sexuel.*
• *Ajoutez à l'eau d'un bain de 10 à 20 gouttes d'essence de camomille ou 500 ml d'infusion de la plante, qui peut aussi être utilisée en douche vaginale.*

ACNÉ ROSACÉE
Particulièrement courante pendant la ménopause, elle se manifeste par une rougeur persistante du visage et des boutons. Elle est favorisée par l'alcool, le café, le thé.

Remèdes
• *Appliquez, 2 ou 3 fois par jour, une lotion à base de teinture de souci (50 ml), d'eau de rose (50 ml) et d'essence de rose (2 gouttes).*

VÉSICULE BILIAIRE
Les affections de la vésicule biliaire, fréquentes chez les femmes un peu fortes à la quarantaine, se manifestent par des douleurs coliques. Une consultation médicale est indispensable, mais les plantes peuvent agir dans les cas mineurs.

Remèdes
• *Prenez 3 fois par jour des teintures d'écorce de chionanthe, fumeterre et verveine (2 ml de chaque) dans de l'eau chaude.*
• *Pour soulager les symptômes, buvez toutes les 2 ou 3 heures 1 tasse de décoction de racine de pissenlit (15 g), de racine d'igname sauvage (10 g) et d'écorce d'épine-vinette (5 g).*

ÉTAT DÉPRESSIF
Il peut naître du sentiment de vide créé par le départ des enfants et les fortes contraintes professionnelles du compagnon. Ne vous dévalorisez surtout pas.

Remèdes
• *Prenez, 3 fois par jour, une teinture de verveine (2 ml), d'avoine (2 ml), de mélisse (1 ml) dans de l'eau chaude.*
• *Buvez, 3 ou 4 fois par jour, 1 grande tasse d'infusion de bétoine et de millepertuis (à quantités égales).*
• *Parmi les élixirs de Bach, essayez la noix pour mieux supporter les changements, le chèvrefeuille pour éviter de trop vous pencher sur le passé.*

RETRAITÉS ACTIFS

LE SIXIÈME ÂGE DE LA VIE

AUJOURD'HUI, la retraite est le point de départ d'une nouvelle vie… Mais elle inaugure aussi un certain nombre de comportements parfois peu aisés à accepter. Il y a bien sûr les intoxiqués du travail qui vivent souvent avec difficultés ce changement de rythme. Outre une baisse de revenus, la retraite implique, en effet, de renoncer à un certain statut social. Ce nouveau contexte peut engendrer des états dépressifs et une perte de confiance en soi. Il est alors essentiel d'adopter une vision positive de la vie. Par ailleurs, il est important de pratiquer un exercice régulier tant pour les hommes que pour les femmes : il a été établi que les problèmes de prostate ou d'ostéoporose étaient souvent liés à une trop grande sédentarité.

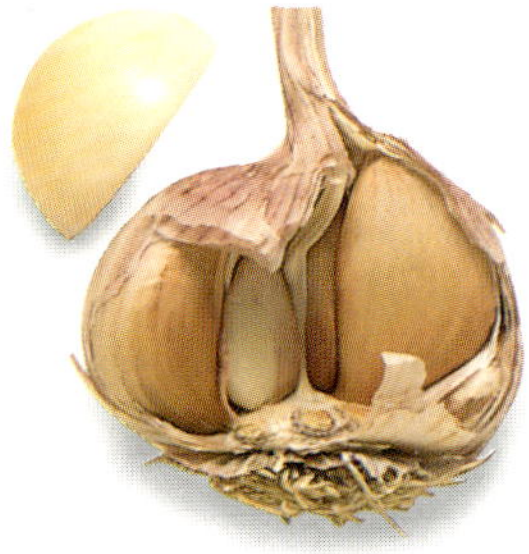

Gousse d'ail

Traitements préventifs

Une alimentation équilibrée constitue le meilleur investissement pour l'avenir ; prenez en plus les compléments ci-dessous. Reportez-vous à la page 83 pour connaître les doses correctes. Pour réaliser les préparations, consultez les pages 62 à 79.

PLANTES

AIL Il est très efficace pour conserver une bonne santé. Utilisez-le généreusement dans la cuisine ou prenez-en 2 ou 3 gélules d'extrait huileux par jour.

CANNELLE Elle réduit le taux de sucre sanguin et fortifie le système circulatoire. Saupoudrez-en sur une tartine beurrée.

MILLEPERTUIS C'est un cardiotonique et un sédatif léger. Il possède des vertus reconstituantes sur le système génital féminin. Prenez régulièrement 1 tasse d'infusion.

VITAMINES & MINÉRAUX

VITAMINE C Elle est précieuse pour chacun, mais tout particulièrement pour les rhumatisants, qui pourront en prendre des doses élevées (jusqu'à 4 g par jour) : elle débarrasse en effet l'organisme de l'acide urique, et s'avère donc utile pour la goutte.

SÉLÉNIUM Antioxydant, il prévient la détérioration des cellules. Il permet également d'entretenir l'état du cœur et des muscles. Prenez de 100 à 200 µg par jour.

VITAMINE B^1 (thiamine) Sa carence est liée à des problèmes cardiaques. Prenez-en 50 mg par jour.

LES PRODUITS TONIFIANTS

LING ZHI
Les taoïstes le considèrent comme un tonique favorisant la longévité ; il est idéal en période de changement. Prenez 2 gélules de 200 mg par jour ou 10 ml de teinture.

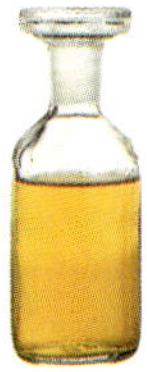

Teinture

GINSENG DE CORÉE
C'est un bon tonique pour des personnes d'un certain âge. Prenez 1 ou 2 gélules ou comprimés de 250 mg par jour ou 10 ml de teinture. Évitez une utilisation prolongée en cas d'hypertension.

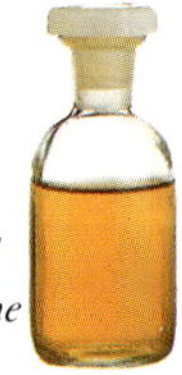

Teinture

BASILIC
En Inde, le basilic est considéré comme un puissant stimulant de l'esprit, favorisant la compassion, la clarté de pensée. Prenez 5 ml de jus par jour.

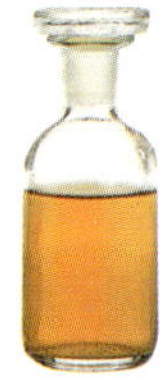

Jus

DANG SHEN
Tonique fort utile pour les femmes et pour combattre les crampes d'estomac. Prenez 1 verre à porto de vin tonique ou 1 gélule de 200 mg 2 fois par jour.

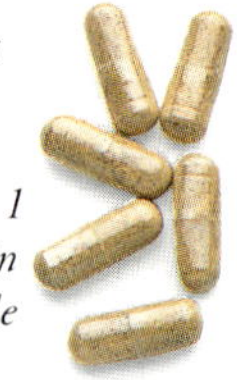

Gélules

Problèmes spécifiques

PLUS ON AVANCE en âge, plus on rencontre de nouveaux problèmes : douleurs dans les membres, moindre vitalité, insomnie, perte de l'acuité visuelle... S'il faut accepter cette baisse d'énergie, il est bon cependant de veiller à préserver sa santé et de profiter au mieux de chaque journée qui passe. À cet âge, tous les abus passés se payent : des années de régime alimentaire déséquilibré peuvent déclencher un diabète, un usage régulier de laxatifs peut provoquer une diverticulose.

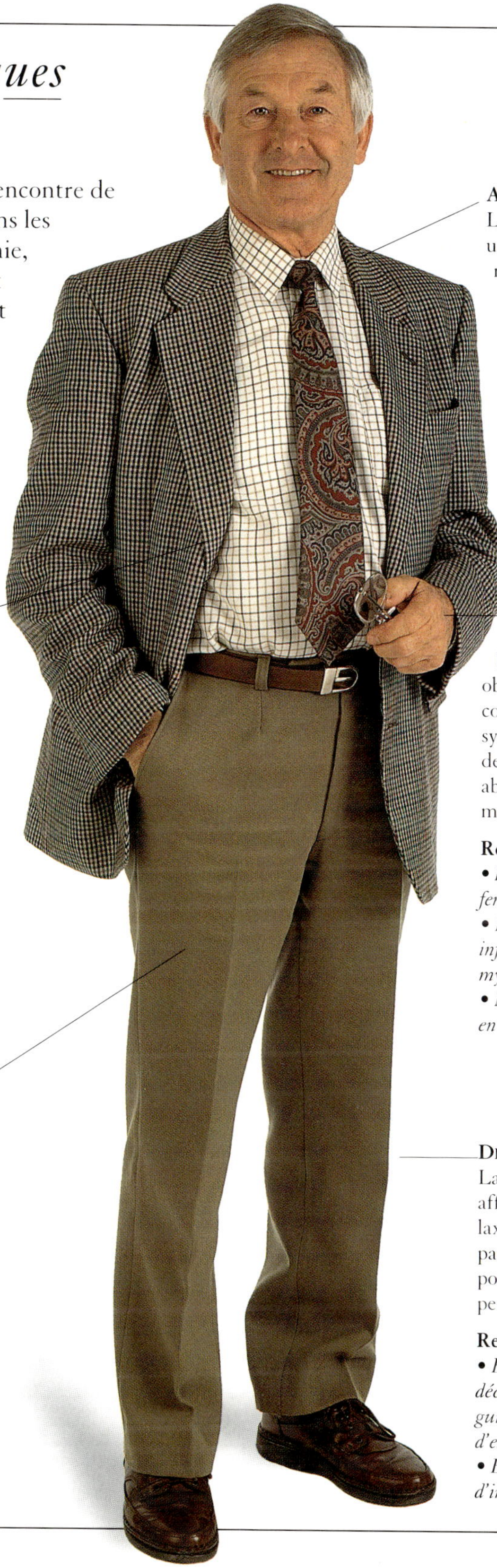

ARTHROSE
L'arthrose est provoquée par une usure des articulations ; elle peut rapidement entraîner une incapacité motrice due au raidissement des articulations.

Remèdes
- *Prenez, 3 fois par jour, pendant 3 semaines au moins, 2 gélules de 200 mg de griffe-du-diable.*
- *2 fois par jour, pendant au moins 2 mois, massez la zone concernée avec de la pommade de consoude ou de millepertuis.*

ANGINE DE POITRINE
Elle est liée à un problème coronarien et se manifeste par des douleurs aiguës dans la poitrine, les bras, les épaules ou le cou. Un traitement médical est nécessaire que certaines plantes peuvent également compléter.

Remèdes
- *Si vous avez un taux élevé de cholestérol, prenez 2 gousses ou 4 gélules de 200 mg d'ail par jour.*
- *Buvez, 3 fois par jour, une infusion d'aubépine, d'agripaume cardiaque et de tilleul (à quantités égales).*
- *Prenez 3 fois par jour 10 gouttes de teinture de* San Qi *dans de l'eau.*

DIABÈTE
Il peut être d'origine héréditaire, ou provenir d'une obésité ou d'une trop forte consommation de sucre. Les symptômes en sont une forte soif, de la fatigue, des urines très abondantes. Consulter un médecin est absolument vital.

Remèdes
- *Prenez 2 gélules de 200 mg de fenugrec 3 fois par jour avant les repas.*
- *Buvez, 3 fois par jour, une infusion de galéga et de feuilles de myrtilles (à quantités égales).*
- *Mangez beaucoup d'ail ou prenez-en 2 ou 3 gélules par jour.*

LUMBAGO ET SCIATIQUE
La sciatique peut irradier jusqu'au genou et être exacerbée par une pratique excessive du jardinage. Le lumbago se manifeste par une douleur au bas du dos.

Remèdes
- *Versez dans l'eau d'un bain 5 gouttes d'huile essentielle de pin, de géranium et de menthe poivrée ou mélangez-les à 10 ml d'huile de millepertuis et massez doucement la zone atteinte.*

DIVERTICULOSE
La paroi du côlon risque d'être affaiblie par l'usage prolongé de laxatifs ou par une alimentation pauvre en fibres. De petites poches se forment alors qui peuvent s'enflammer et s'infecter.

Remèdes
- *Buvez, 3 fois par jour, 1 tasse de décoction d'igname sauvage et de guimauve, aromatisée avec un peu d'extrait de réglisse.*
- *Buvez régulièrement 1 tasse d'infusion de camomille.*

PERSONNES ÂGÉES

LE SEPTIÈME ÂGE DE LA VIE

IL Y A UN SIÈCLE, une personne quinquagénaire était, en Occident, considérée comme « vieille ». Aujourd'hui, dans nos sociétés, la population de 70 ans et plus est en hausse, et il n'est pas rare de vivre au-delà de 80 ou 90 ans. Malgré tout, le plus vigoureux des vieillards doit s'incliner devant les affections du grand âge. Les progrès de la médecine n'empêchent pas les cancers et les maladies cardio-vasculaires de demeurer les pires fléaux du monde développé, et les personnes âgées y sont plus exposées au fil du temps. Ces maladies peuvent être en partie prévenues par une alimentation riche en fruits et légumes frais ; mais à un certain âge l'apathie tend à faire sauter les repas. Les cures de vitamines et de minéraux sont donc tout indiquées.

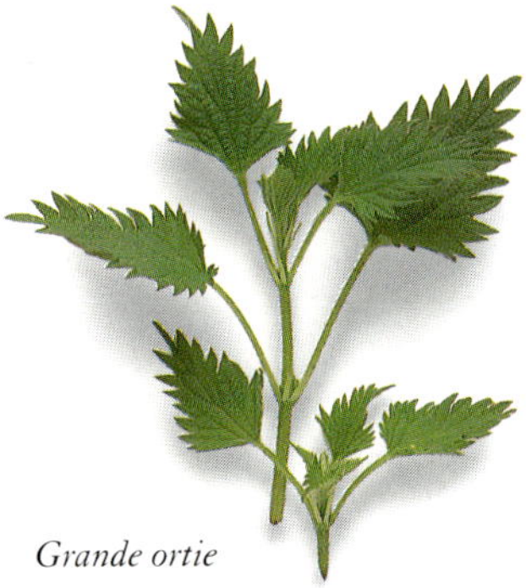

Grande ortie

Traitements préventifs

En sus d'un mode de vie sain, indispensable, certains minéraux, vitamines et plantes renforcent l'état de santé. *Reportez-vous à la page 83 pour connaître les doses correctes. Pour réaliser les préparations, consultez les pages 62 à 79.*

PLANTES

ORTIE Riche en minéraux et vitamines, elle compense une alimentation carencée. Buvez 1 tasse d'infusion chaque jour.

GOTU KOLA Ce tonique des nerfs est utilisé en médecine ayurvédique pour favoriser la sérénité mentale. Prenez régulièrement 1 tasse d'infusion.

VARECH VÉSICULEUX Riche en iode et autres minéraux, stimulant doux du métabolisme, il agit utilement en cas de débilité. Prenez de 3 à 6 comprimés de 400 mg par jour.

VITAMINES & MINÉRAUX

VITAMINES B Une déficience provoque des fissures autour de la bouche et des plaies à la langue. Prenez chaque jour 1 ou 2 comprimés d'un complexe vitaminé.

VITAMINE C Elle aide à lutter contre les infections et les maladies évolutives. Mangez des fruits et légumes frais ou prenez 1 ou 2 g par jour en complément.

HUILE DE FOIE DE MORUE Elle réduit les risques cardio-vasculaires. Prenez des gélules associant ce produit à de l'huile d'onagre (de 500 à 750 mg par jour).

LES PRODUITS TONIFIANTS

GINSENG D'AMÉRIQUE *Il penche plus vers le Yin que son cousin de Corée, et est donc plus indiqué pour les personnes très âgées. Prenez chaque jour 1 ou 2 comprimés de 250 mg ou 1 verre à porto de vin tonique.*

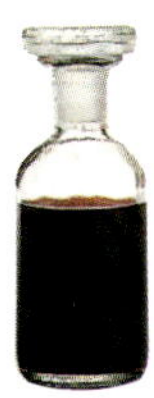

Vin tonique

AVOINE *Antidépresseur, reconstituant et tonique. Faites-vous régulièrement une bouillie d'avoine fraîchement moulue.*

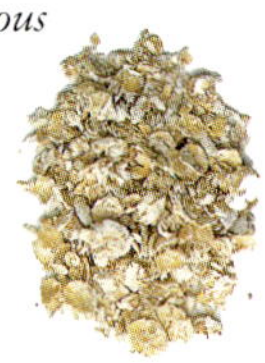

Flocons d'avoine

SAUGE *Les Occidentaux l'associent depuis des siècles à la longévité. Buvez chaque jour 1 tasse d'infusion.*

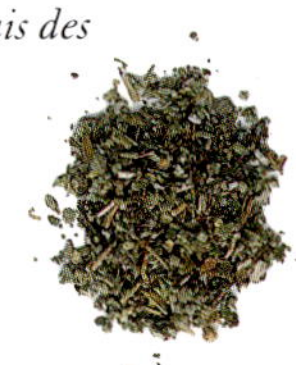

Plante séchée

GINKGO *Il favorise une bonne circulation cérébrale et augmente la clarté d'esprit. Prenez chaque jour 3 comprimés de 200 mg ou 10 ml de teinture.*

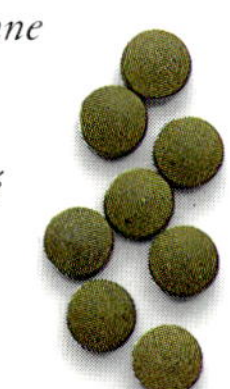

Comprimés

Problèmes spécifiques

LA VIEILLESSE se traduit fatalement par des problèmes de santé : les forces déclinent et l'organisme montrent des signes d'usure. Fatigue, insomnie et manque d'appétit sont courants, et une faiblesse généralisée peut entraîner des complications digestives, urinaires ou circulatoires. Il importe de ne pas se refroidir, de rester aussi actif que possible, mais aussi de veiller à maintenir des contacts avec des personnes d'âges différents.

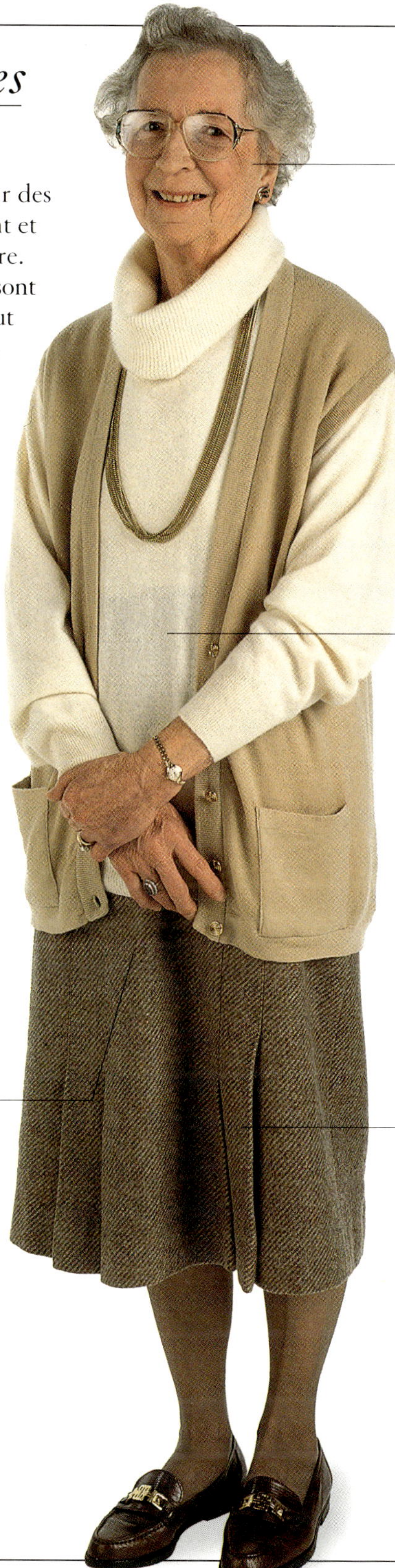

TROUBLES DE L'AUDITION

La surdité et les sifflements d'oreille ajoutent à l'isolement des personnes âgées en limitant leur possibilité de communiquer.

Remèdes

- *Mélangez des teintures d'anémone, de feuilles de ginkgo, de* Nu Zhen Zi *et de baies de schizandra (25 ml de chaque). Prenez 3 fois par jour 50 gouttes de ce mélange diluées dans de l'eau.*
- *S'il s'y ajoute un catarrhe auriculaire, prenez 3 fois par jour 1 gélule de 200 mg d'hydrastis.*

CONFUSION DE LA PENSÉE

Avec l'âge, la mémoire à court terme diminue. La démence sénile n'est pas rare ; elle demande un soutien médical, mais aussi beaucoup de compréhension et de patience de la part de la famille.

Remèdes

- *Pour améliorer la circulation au niveau du cerveau, buvez chaque jour une infusion de feuilles de ginkgo et de bétoine.*
- *Le romarin et le basilic sont des stimulants doux du mental. Ajoutez 5 gouttes d'huile essentielle de chaque à l'eau d'un bain.*

CONSTIPATION

Chez les personnes âgées, elle peut provenir aussi bien d'un état de santé déficient que d'une alimentation carencée. Consommez des fibres en quantités, en évitant toutefois le son, qui peut irriter.

Remèdes

Les Chinois avaient recours au Huo Ma Ren *(semences de cannabis). Les spécialistes vendent des graines stériles ; buvez 3 fois par jour 1 tasse de cette décoction.*

- *Prenez 3 fois par jour 2,5 ml de teinture de* Dang Gui *dans 1/2 verre d'eau chaude.*

INCONTINENCE

L'incontinence liée au stress est fréquente chez les femmes ayant eu des enfants, mais n'épargne aucune personne des deux sexes. Un traitement par les plantes peut y remédier.

Remèdes

- *Diluez 10 gouttes d'huile essentielle de cyprès dans 5 ml d'huile d'amande douce et massez 2 fois par jour le bas-ventre.*
- *Prenez 2 fois par jour 10 ml de jus de prêle des champs.*
- *Prenez 3 fois par jour une infusion de* Huang Qi, Dang Gui *et* Chi Shao Yao *(à quantités égales).*

FRAGILITÉ OSSEUSE

Les fractures du bassin sont courantes, et une grave ostéoporose peut déformer la colonne vertébrale. Faire de l'exercice, prendre beaucoup de calcium et de magnésium sont de bonnes mesures préventives.

Remèdes

- *La sauge contient des substances équivalentes aux œstrogènes qui préviennent la décalcification. Buvez 1 tasse d'infusion par jour.*
- *Prenez chaque jour 1 cuillerée à dessert de semences de lin fraîchement écrasées.*

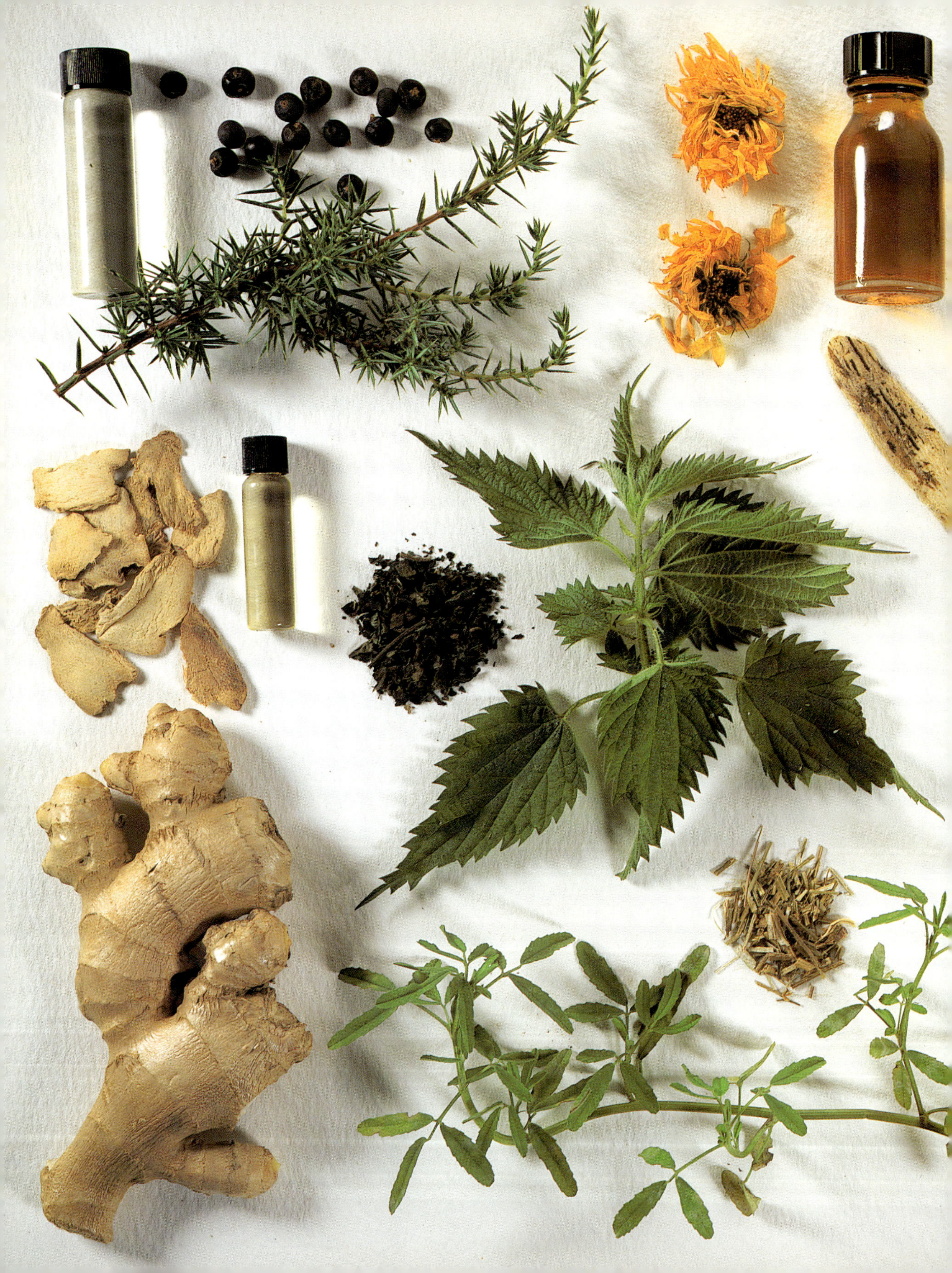

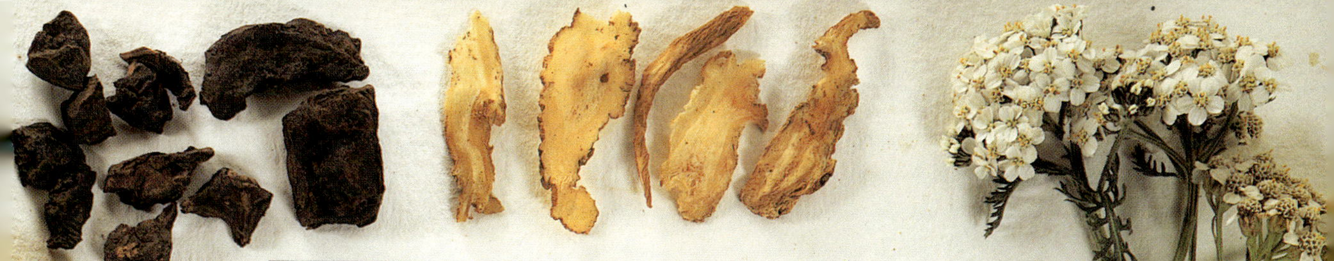

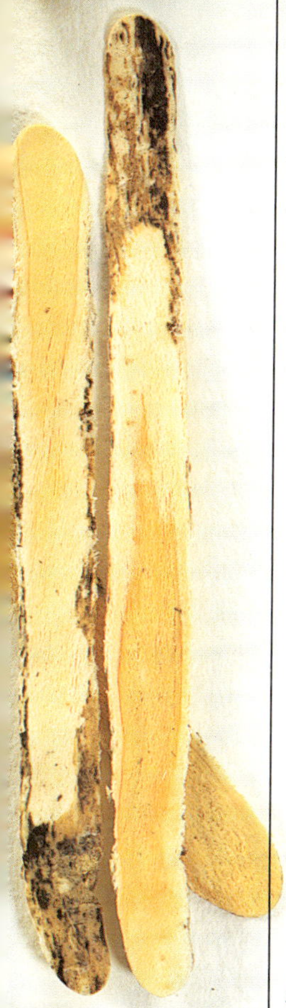

De A à Z
Le répertoire des herbes

Parmi les centaines de plantes médicinales qui existent, soixante ont été retenues. Elles ont des applications multiples et entrent aussi bien dans la composition des remèdes à faire soi-même que dans les préparations du commerce. Leur emploi spécifique est détaillé ultérieurement dans le chapitre *Soigner les affections courantes* (pages 82 à 137). Ces plantes ne sont pas dangereuses ; cependant, certaines d'entre elles ou certains de leurs éléments (racines…) exigent des précautions d'emploi qu'il est important de respecter.

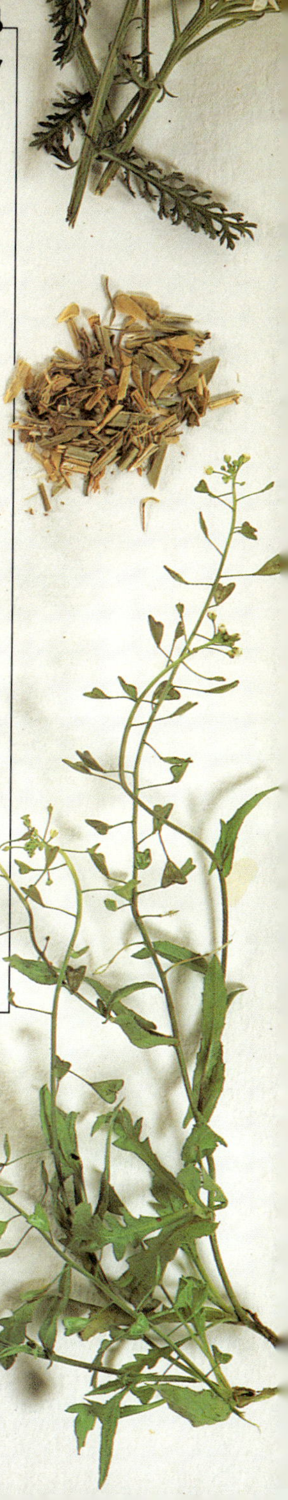

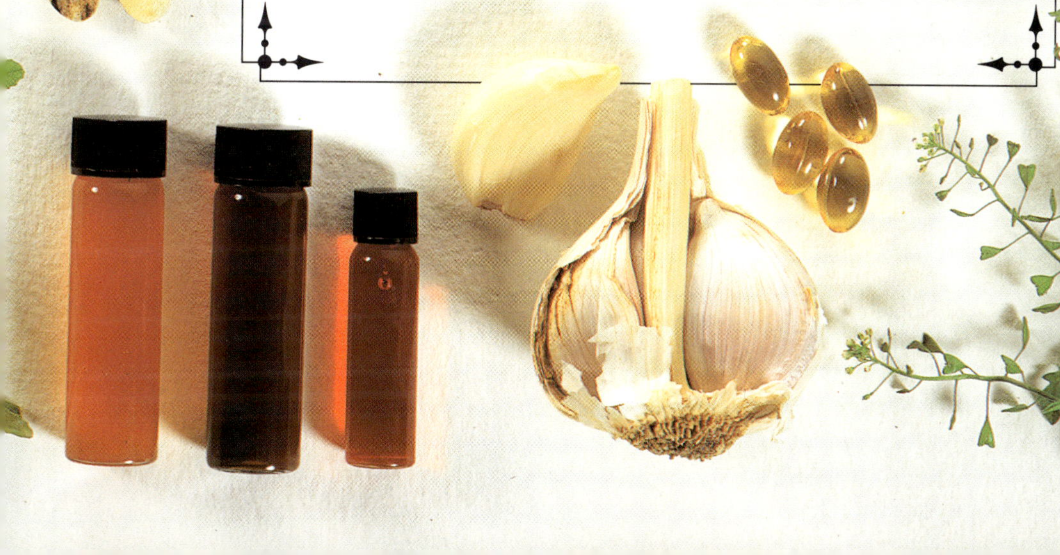

Achillea millefolium

ACHILLÉE

On l'appelle aussi millefeuille, pour ses feuilles découpées qui rappellent la plume, ou saigne-nez, en référence à ses vertus astringentes et hémostatiques. L'achillée est un cicatrisant très efficace : c'est pour soigner ses plaies que l'utilisait Achille, le héros grec qui lui donne son nom. Elle sert également pour dire la bonne aventure, et, aujourd'hui encore, les Chinois utilisent ses tiges pour tirer le Yi-King.

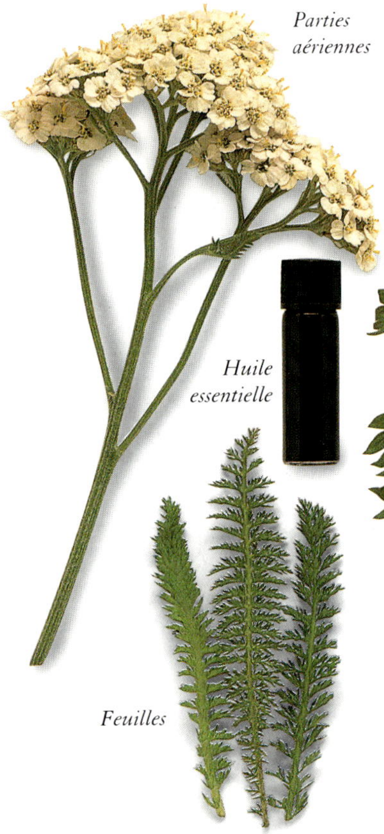

SÉLECTION : Parties aériennes, essence.

INDICATION : Bien que très efficace pour soigner les plaies, l'achillée est plutôt utilisée en cas de fièvre et comme vaso-dilatateur dans le cas d'hypertension. C'est aussi un digestif amer, et elle figure dans certains remèdes pour les troubles urinaires et menstruels.

PRÉCAUTIONS D'EMPLOI :
- Risques d'éruptions cutanées.
- Usage modéré pendant la grossesse.

Agrimonia eupatoria

AIGREMOINE

Cette plante des haies, à hautes fleurs jaunes, est une rosacée et donc une parente de la rose qui fleurit en été. Tout comme celle-ci, elle possède de puissantes propriétés astringentes. C'est un cicatrisant très efficace, dont on faisait grand usage au Moyen Âge pour soigner les blessures sur les champs de bataille.

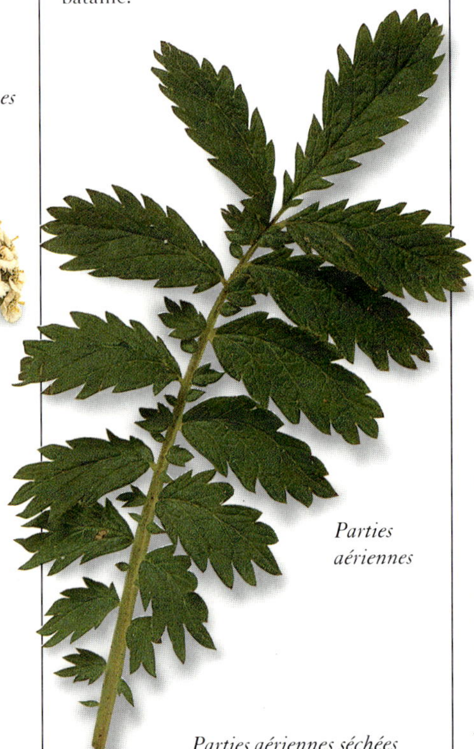

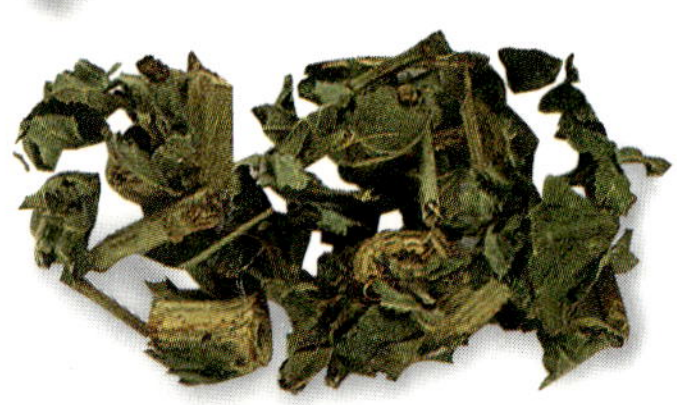

SÉLECTION : Parties aériennes.

INDICATIONS : Comme la plupart des plantes astringentes, l'aigremoine peut être utilisée en cas de diarrhée, chez les enfants notamment. Elle est efficace pour arrêter les saignement des plaies. En usage interne, elle agit en cas de règles abondantes et de cystites aiguës.

Allium sativum

AIL

Les Égyptiens de l'Antiquité prônaient déjà les vertus de l'ail pour la toux et les rhumes. Dans de très nombreux pays, il reste encore le plus populaire des remèdes naturels. Son odeur est persistante lorsqu'on en ingère à hautes doses, car la plante contient des substances puissantes qui ne peuvent être éliminées que par les voies respiratoires et la peau.

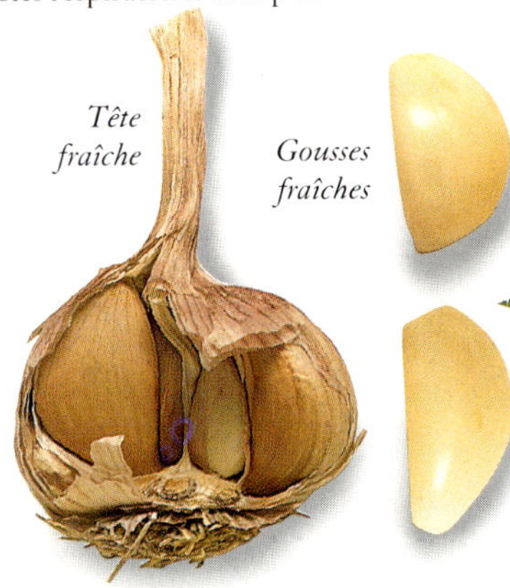

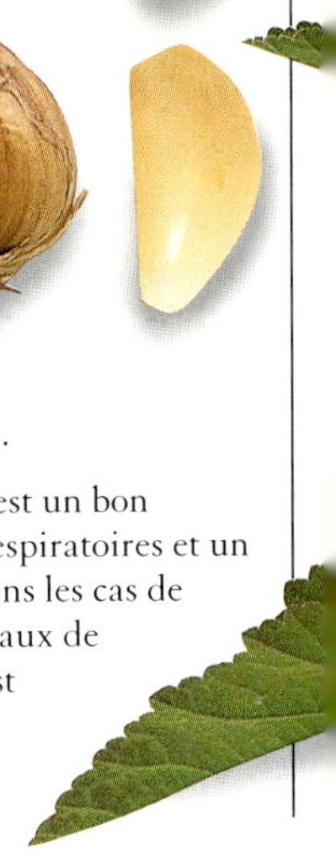

SÉLECTION : Gousses.

INDICATIONS : L'ail est un bon antiseptique des voies respiratoires et un antifongique efficace dans les cas de candidose. Il abaisse le taux de cholestérol sanguin et est recommandé aux personnes à risques cardio-vasculaires.

Althaea officinalis

GUIMAUVE

La guimauve développe des racines juteuses et sucrées que les Romains aimaient beaucoup faire frire avec des oignons et du beurre. Sur le plan médicinal, elle produit un mucilage qui permet de soulager les problèmes respiratoires et digestifs. C'est, de surcroît, une très belle plante à cultiver dans un coin humide du jardin.

SÉLECTION : Feuilles, racines, fleurs.

INDICATIONS : Expectorant efficace pour les toux et les bronchites. Elle soulage également les inflammations des muqueuses, notamment celles du système digestif et des voies urinaires.

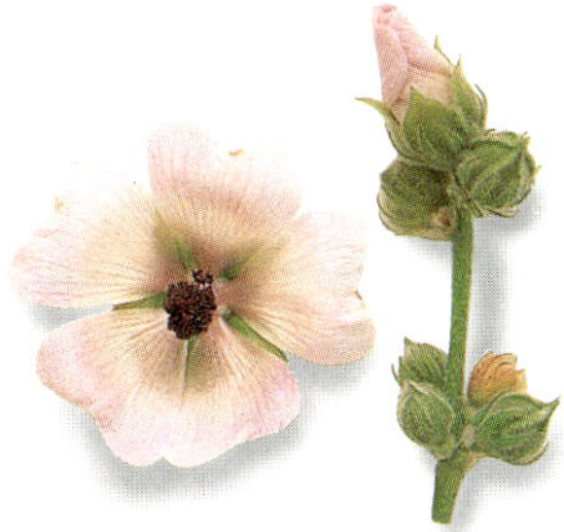

Fleurs

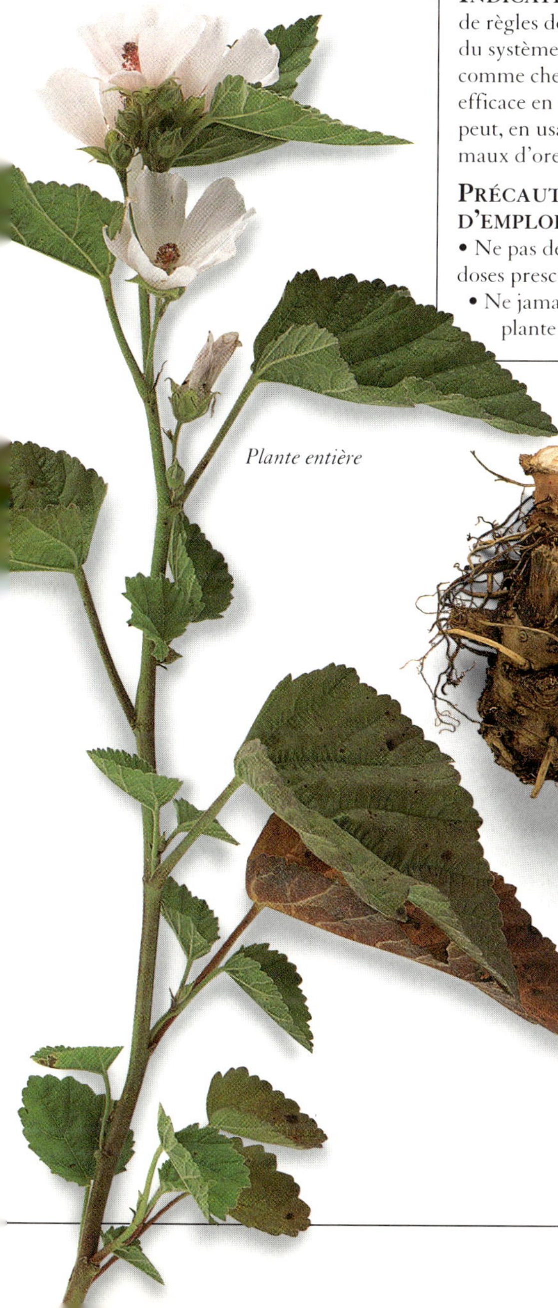

Plante entière

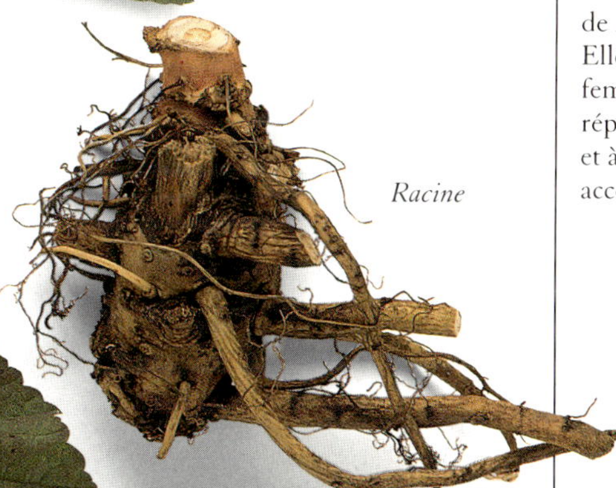

Racine

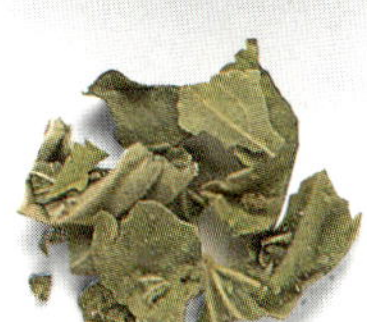

Feuilles séchées

Anemone vulgaris

ANÉMONE

On l'appelle aussi fleur de Pâques, car c'était à cette occasion qu'on ramassait autrefois les fleurs pour teindre les coquilles d'œufs. Cette plante, très commune dans les jardins, a des vertus sédatives, principalement lors de douleurs aiguës.

SÉLECTION : Parties aériennes séchées (la plante fraîche est toxique).

INDICATIONS : L'anémone agit en cas de règles douloureuses ou de douleurs du système génital, chez l'homme comme chez la femme. Elle semble efficace en cas d'affections urinaires et peut, en usage interne, soulager les maux d'oreille.

PRÉCAUTIONS D'EMPLOI :

- Ne pas dépasser les doses prescrites.
- Ne jamais utiliser la plante fraîche.

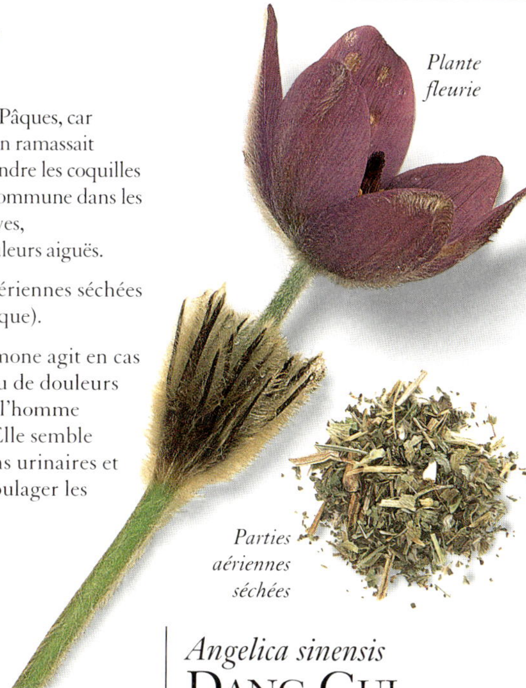

Plante fleurie

Parties aériennes séchées

Angelica sinensis

DANG GUI

C'est l'un des toniques naturels les plus utilisés en Chine ; cette angélique chinoise se retrouve dans la composition de nombreux médicaments occidentaux. Elle convient particulièrement aux femmes ; depuis des millénaires, elle est réputée les aider à lutter contre l'anémie et à embellir leur peau après un accouchement.

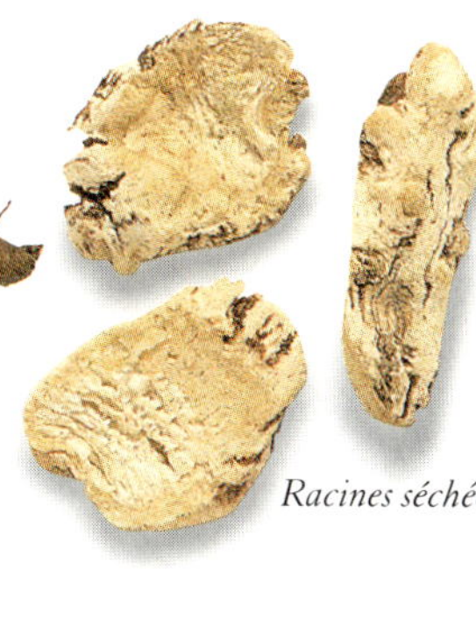

Racines séchées

SÉLECTION : Racines.

INDICATIONS : Le *Dang Gui* stimule le système reproducteur de la femme et a un effet bénéfique sur le foie ; c'est un bon tonique sanguin et circulatoire.

PRÉCAUTIONS D'EMPLOI :

- Déconseillé pendant la grossesse.

Apium graveolens
CÉLERI

Aujourd'hui, les progrès de l'agronomie nous permettent de consommer l'ache ou céleri-branche toute l'année. Mais il fut un temps où on ne le cueillait qu'en hiver et au printemps ; il servait alors de tonique et de dépuratif à une période de l'année où les produits frais étaient rares. Les graines à usage médicinal sont recueillies après la deuxième année de floraison.

SÉLECTION : Graines.

INDICATIONS : Les graines, diurétiques, sont parfaites pour débarrasser l'organisme de l'acide urique. Elles soignent goutte, arthrite et rhumatismes ; on les utilise aussi pour les cystites et les problèmes corollaires.

PRÉCAUTIONS D'EMPLOI :
- N'utiliser que les graines vendues pour l'usage médicinal : celles destinées à la culture contiennent souvent des fongicides.
- Usage modéré pendant la grossesse.

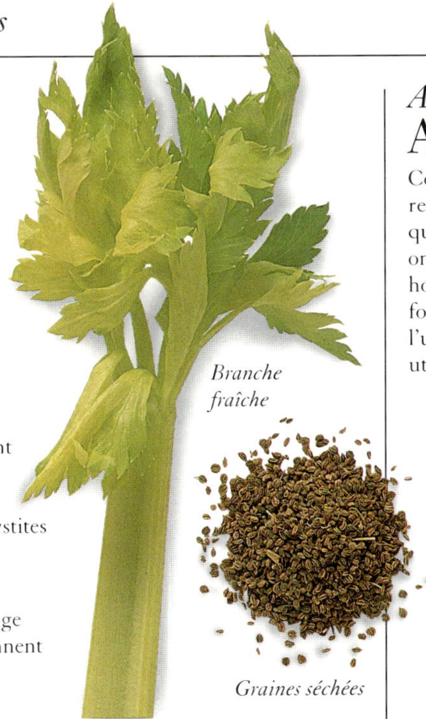

Branche fraîche

Graines séchées

Arnica montana
ARNICA

Ce végétal qui pousse dans les alpages ressemble à la marguerite. Ingéré tel quel, l'arnica est extrêmement toxique : on ne l'utilise donc qu'en préparations homéopathiques, très diluées. Sous forme de pommade ou de teinture, c'est l'une des plantes médicinales les plus utiles.

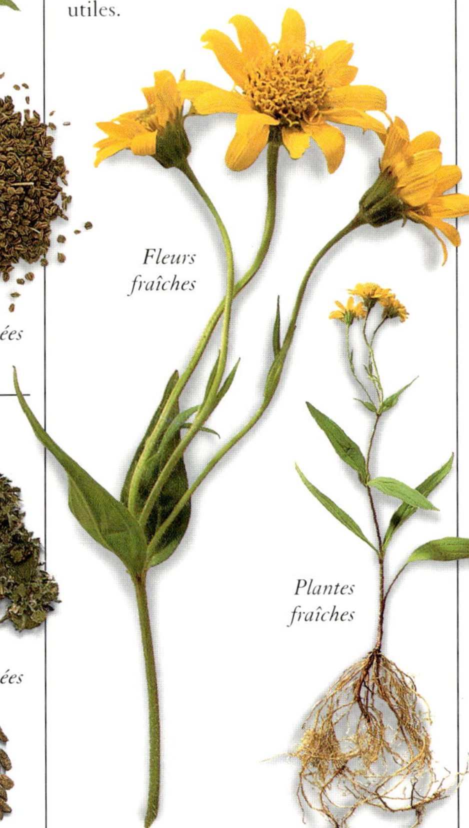

Fleurs fraîches

Plantes fraîches

SÉLECTION : Fleurs.

INDICATIONS : En pommade, l'arnica s'utilise pour des troubles d'ordre circulatoire, comme les engelures, ou pour stimuler la circulation sanguine. En cas de traumatismes divers, elle peut être associée efficacement au remède homéopathique correspondant à prendre par voie interne.

PRÉCAUTION D'EMPLOI :
- Ne pas appliquer la pommade sur une plaie ouverte.
- Par voie interne, ne prendre qu'à doses homéopathiques.

Arctium lappa
BARDANE

Le cordial à la bardane et au pissenlit se trouve encore dans quelques officines ; autrefois considéré comme dépuratif de printemps, il s'utilisait pour la constipation et autres paresses intestinales. Cette plante bisannuelle qui peut atteindre 2 mètres de haut se caractérise par une profonde racine pivotante, de petites fleurs rosées, et des bractées qui s'accrochent aux vêtements.

SÉLECTION : Feuilles, racines, graines.

INDICATIONS : Bon dépuratif en cas d'arthrite et de problèmes dermatologiques, la bardane est aussi un digestif et un laxatif doux. La racine est surtout utilisée, les feuilles ayant des propriétés similaires mais moins marquées.

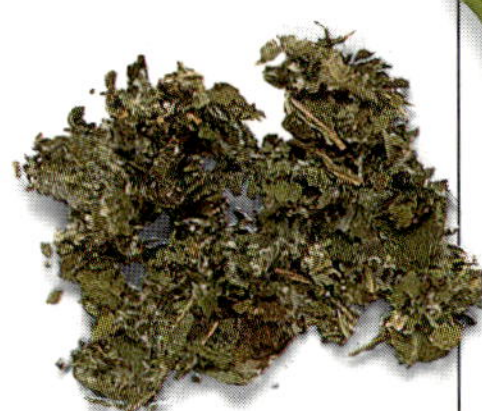

Feuilles séchées

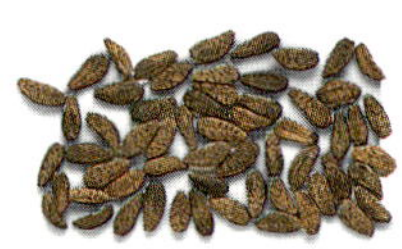

Graines séchées

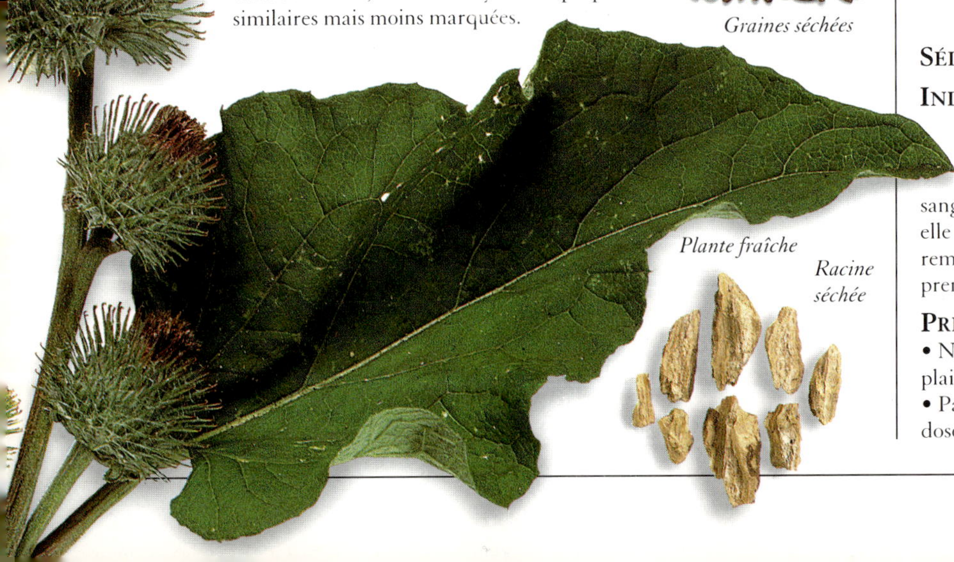

Plante fraîche

Racine séchée

Astragalus membranaceus

HUANG QI/ ASTRAGALE

Les Chinois utilisent ce tonique depuis des millénaires, mais son intérêt actuel réside surtout dans ses vertus thérapeutiques au niveau immunologique. L'astragale, qui appartient à la famille des légumineuses, s'acclimate bien dans les régions tempérées.

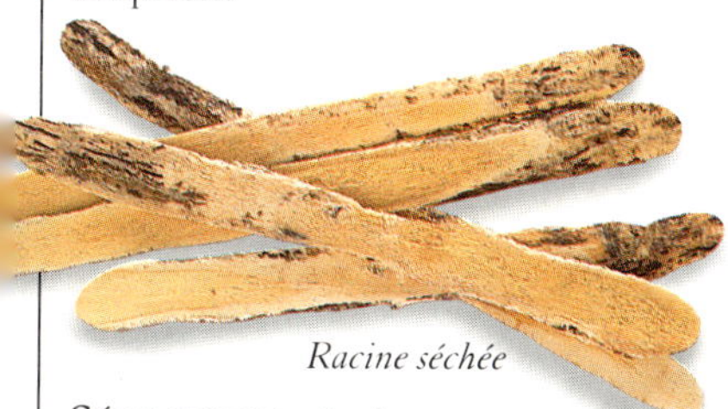

Racine séchée

SÉLECTION : Racines.

INDICATIONS : Les Chinois considèrent le *Huang Qi* comme un tonique pour les jeunes. C'est une plante particulièrement adaptée à tous les cas de déficience immunitaire suite à des rhumes à répétition, des allergies, etc.

Barosma betulina

BUCHU

Le goût de cassis, caractéristique de ce grand arbuste originaire du Cap (Afrique du Sud), en fait une plante médicinale particulièrement savoureuse. Les Hottentots l'utilisaient pour ses vertus thérapeutiques et pour confectionner des parfums.

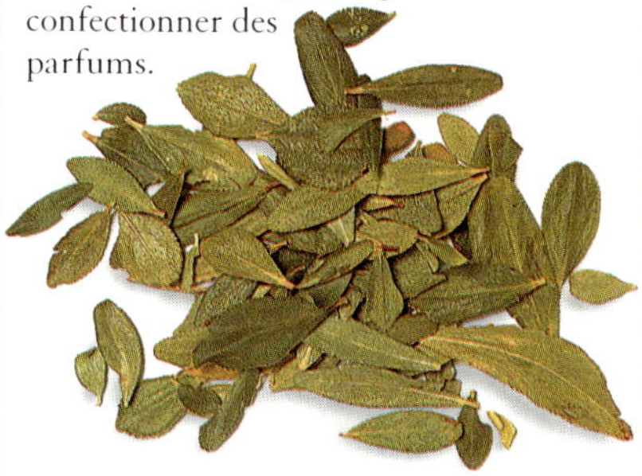

Feuilles séchées

SÉLECTION : Feuilles.

INDICATIONS : Le buchu est un antiseptique urinaire idéal pour la cystite et les problèmes corollaires. C'est une plante réchauffante et stimulante, et un bon tonique rénal.

Calendula officinalis

SOUCI

Au XVIIe siècle, le souci avait la réputation d'être le remède idéal de la peste... quoi qu'il en soit, ses puissantes propriétés antiseptiques lui conféraient une action plus efficace que bien d'autres remèdes. Ses fleurs, disait-on, avaient la vertu de fortifier le cœur, et le seul fait de les regarder parvenait à inspirer l'esprit...

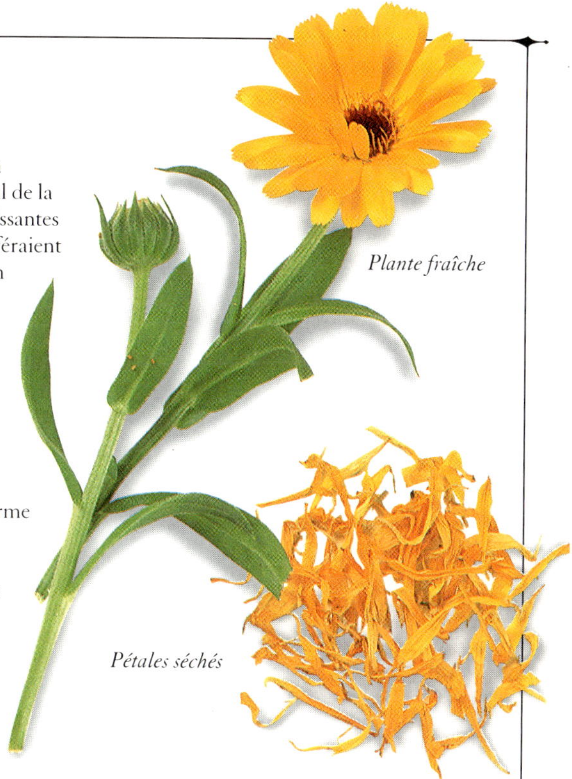

Plante fraîche

SÉLECTION : Pétales.

INDICATIONS : Le souci se rencontre généralement sous forme de pommade. Antiseptique, antifongique et astringent, il est efficace pour un certain nombre d'affections de la peau, d'inflammations et de blessures bénignes. En usage interne, il favorise la digestion en stimulant la secrétion biliaire, et peut aussi soulager les troubles de la menstruation.

Pétales séchés

Capsella bursa-pastoris

BOURSE-À-PASTEUR

Cette plante de jardin très courante est utilisée médicinalement depuis au moins 2 000 ans. Au XVIIe siècle, on en liait des brins aux pieds et aux mains des personnes atteintes de jaunisse ; l'onguent qu'on en faisait servait de vulnéraire. La bourse-à-pasteur, appelée aussi capselle — d'un mot latin signifiant «boîte» — doit son nom à la forme de ses cosses.

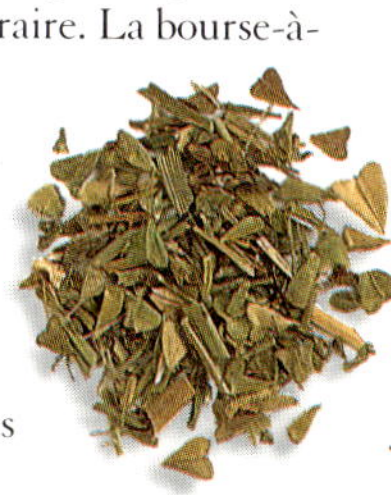

Parties aériennes séchées

SÉLECTION : Parties aériennes.

INDICATIONS : Très efficace pour les hémorragies externes et internes, la bourse-à-pasteur est utilisée principalement en cas de troubles urinaires et menstruels. C'est un stimulant de la circulation sanguine et un parfait cicatrisant.

PRÉCAUTIONS D'EMPLOI :

- Déconseillé pendant la grossesse (mais parfois utile lors du travail).

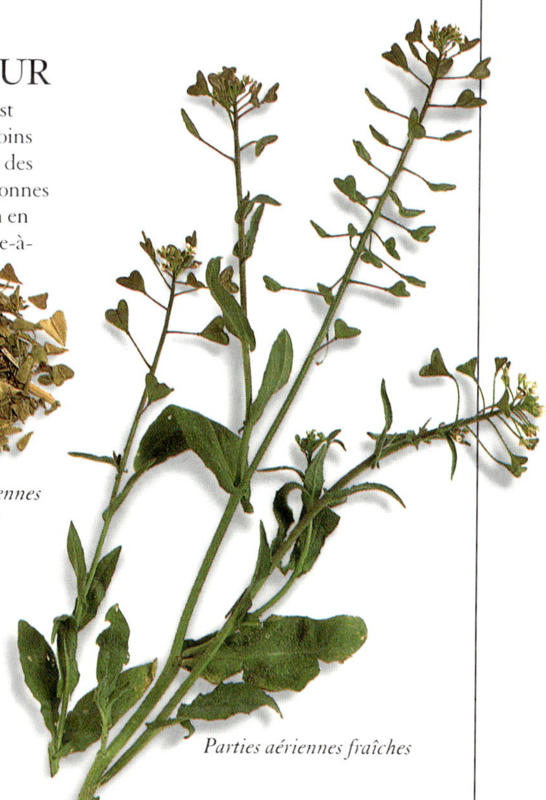

Parties aériennes fraîches

Capsicum frutescens

PIMENT DE GUINÉE

Originaire d'Inde, le piment arriva en Europe au XVIe siècle et fut d'abord utilisé pour les maladies de peau d'origine virale. John Gerard, célèbre herboriste anglais, disait qu'il pouvait même « tuer un chien » ! Il est vrai que l'emploi de la plante nécessite quelques précautions.

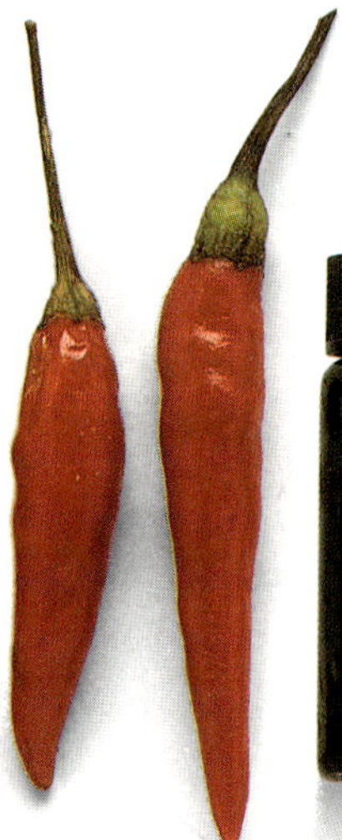

Fruits frais

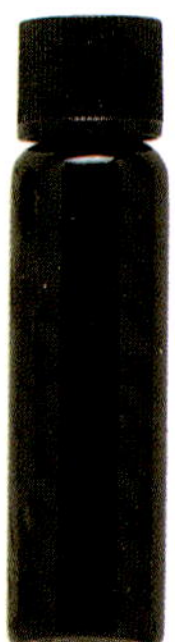

huile

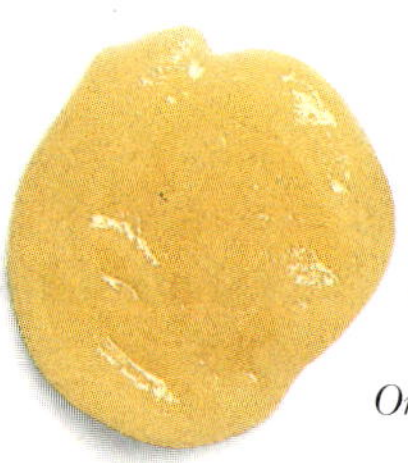

Onguent

SÉLECTION : Fruits.

INDICATIONS : Il peut être utilisé dans des remèdes pour les rhumes, les refroidissements, les douleurs rhumatismales, les problèmes circulatoires, les chocs nerveux. En onguent ou en huile, il stimule l'afflux de sang sur la zone traitée ; il apaise aussi les douleurs prolongées du zona.

PRÉCAUTIONS D'EMPLOI :
- Éviter de toucher les yeux ou une plaie après tout contact avec du piment frais.
- En usage externe, peut causer une dermatite.

Cimicifuga racemosa

CIMICAIRE

Les Indiens d'Amérique l'utilisaient pour les rhumatismes, les problèmes rénaux et gynécologiques, les fatigues extrêmes. Cette plante figura dans la *Pharmacopaeia* des États-Unis de 1820 à 1936. C'est une renonculacée qui présente des fleurs de couleur crème et une racine noire typique.

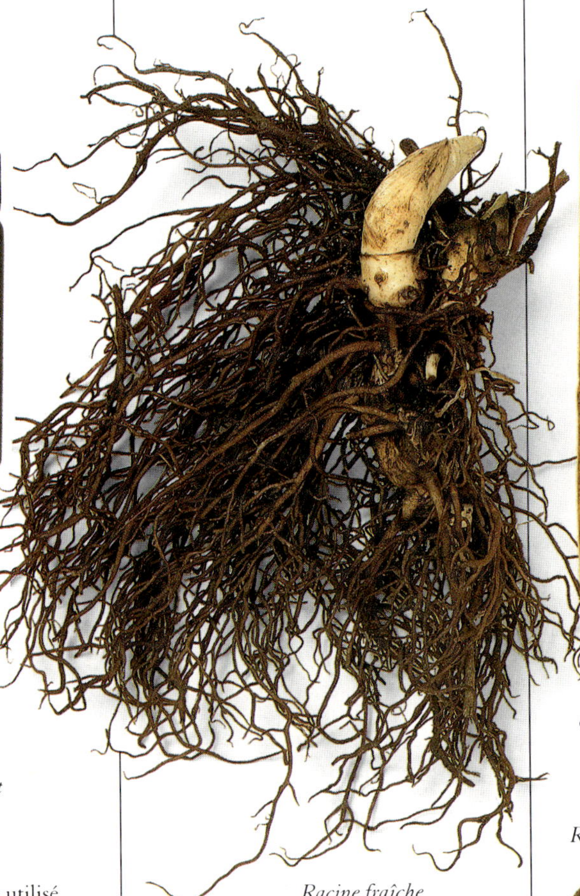

Racine fraîche

SÉLECTION : Racines.

INDICATIONS : Remède efficace pour toutes sortes de douleurs musculaires et de crampes. Relaxe bien en cas de spasmes, notamment de règles douloureuses, et agit au niveau endocrinologique.

PRÉCAUTIONS D'EMPLOI :
- Ne pas dépasser les doses prescrites.
- Déconseillé pendant la grossesse.

Cinnamomum zeylanicum

CANNELLE

Du temps des Romains, la cannelle — disait-on — ne poussait que dans des marécages reculés et protégés par de monstrueuses chauves-souris. Pline pensait que cette réputation avait été colportée par les marchands de cannelle eux-mêmes qui voulaient lui préserver son coût élevé.

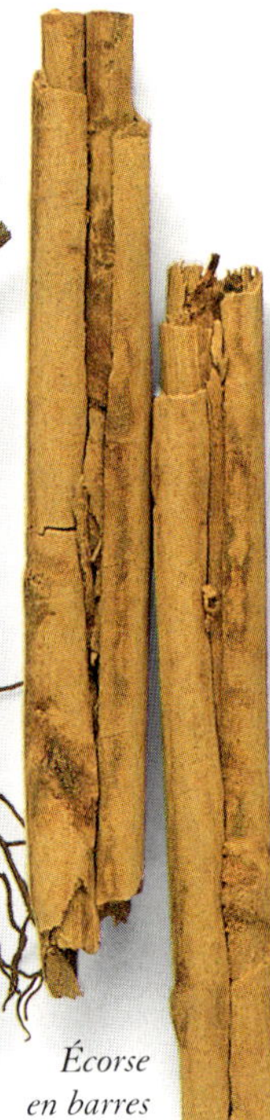

Écorce en barres

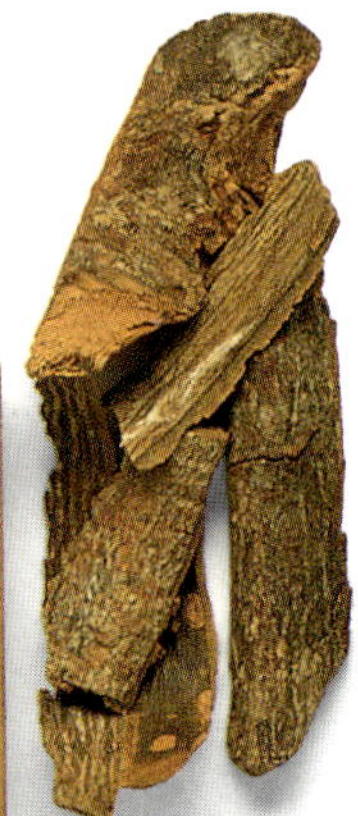

Écorce séchée

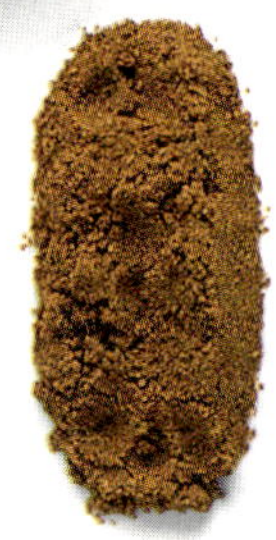

Poudre d'écorce

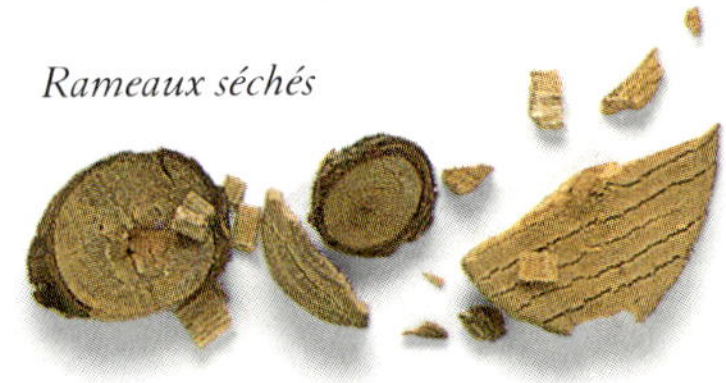

Rameaux séchés

SÉLECTION : Écorce, rameaux, huile essentielle.

INDICATIONS : L'écorce de cannelle est un remède digestif et réchauffant. Elle stimule les reins et la circulation sanguine. En infusion, elle soulage les rhumes. Diluée, l'huile essentielle sert à masser le thorax ou l'abdomen (colique).

Citrus aurantium

ORANGE AMÈRE

Elle se retrouve dans la marmelade chère aux Anglais, mais ses huiles essentielles (néroli extrait des fleurs, et bergamote extraite du fruit) sont aussi très connues. Les Chinois utilisent médicinalement cette orange lorsqu'elle est parvenue à maturité ou quand le fruit est encore vert.

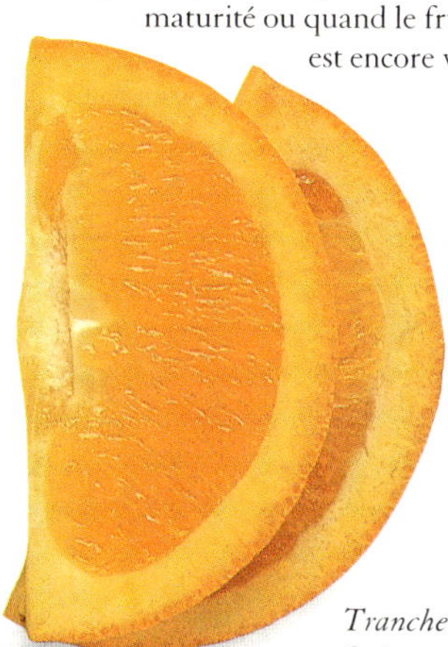

Tranche de fruit

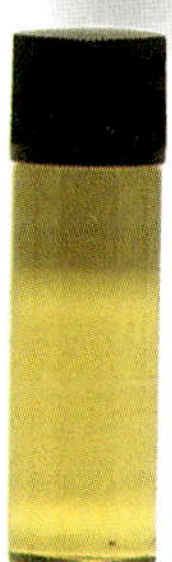

Essence de néroli

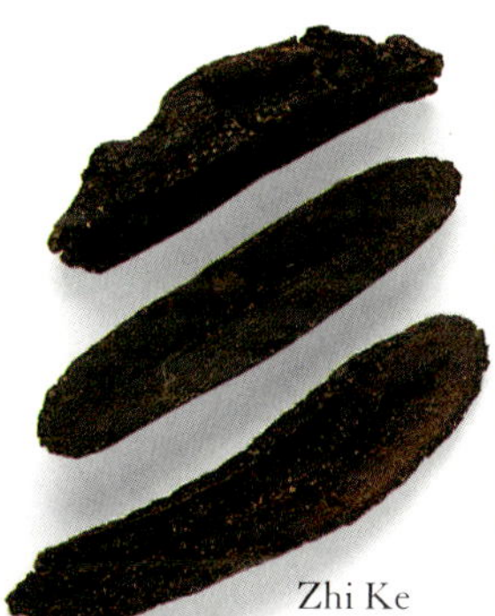

Zhi Ke *(fruit mûr)*

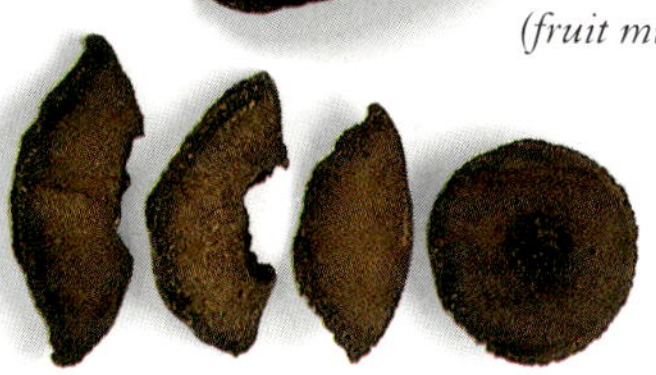

Zhi Shi *(fruit vert)*

SÉLECTION : Fruits, écorces, essences.

INDICATIONS : Ce carminatif soulage les flatulences, indigestions et nausées. Les essences de néroli et de bergamote agissent sur les systèmes nerveux et digestif et sont très utilisées en aromathérapie.

Dioscorea villosa

IGNAME SAUVAGE

L'igname sauvage servit à la fabrication des premiers contraceptifs oraux car il contient un composé hormonal : la diosgénine. Les Aztèques l'utilisaient comme digestif relaxant, une propriété qui justifie encore son emploi.

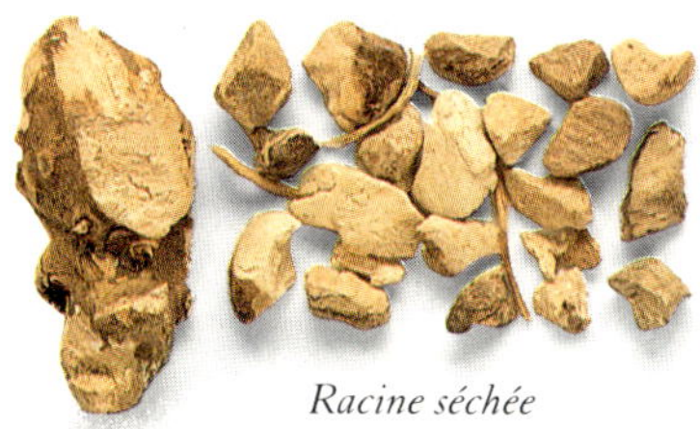

Racine séchée

SÉLECTION : Racines.

INDICATIONS : Antispasmodique efficace pour les systèmes digestif et reproducteur, la plante est conseillée en cas de colopathie fonctionnelle ou de douleurs menstruelles.

PRÉCAUTIONS D'EMPLOI :

- Déconseillé pendant la grossesse (mais utile parfois lors du travail).

Eleutherococcus senticosus

GINSENG DE SIBÉRIE

Il est relativement récent, puisqu'il n'apparaît sur les tablettes des herboristes que depuis les années 30. Il aide à combattre le stress de la vie moderne. Les athlètes et chauffeurs de poids lourds soviétiques en prenaient régulièrement pour améliorer leurs performances.

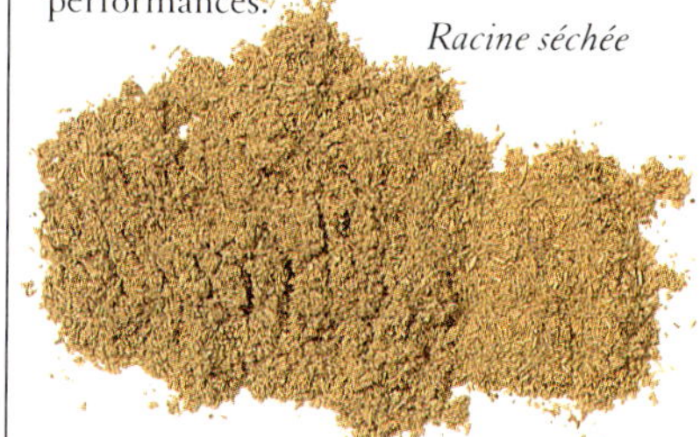

Racine séchée

SÉLECTION : Racines.

INDICATIONS : Idéal en cas de stress, le ginseng de Sibérie est une plante particulièrement utile avant un examen ou en période de forte activité professionnelle. Elle agit également en cas d'épuisement nerveux.

Echinacea angustifolia

ÉCHINACEA

Les Indiens d'Amérique y recouraient en cas de morsures de serpents, de plaies, de fièvres ; les pionniers du Nouveau Monde propagèrent les vertus de cette plante, utilisée aujourd'hui comme un important stimulant du système immunitaire et comme antibactérien. Elle combat la plupart des infections.

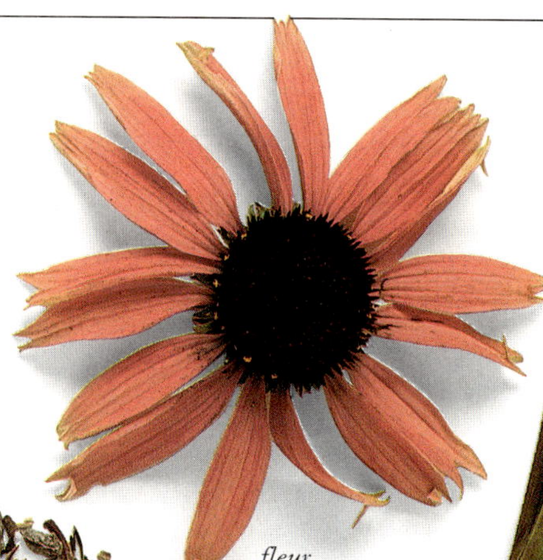

fleur

SÉLECTION : Racine.

INDICATIONS : L'échinacea agit, que l'origine de l'infection soit virale, bactérienne ou fongique. Elle convient en cas de grippe, de rhume, d'infection rénale ; elle peut contribuer au traitement des maux de gorge ou d'une arthrite d'origine virale.

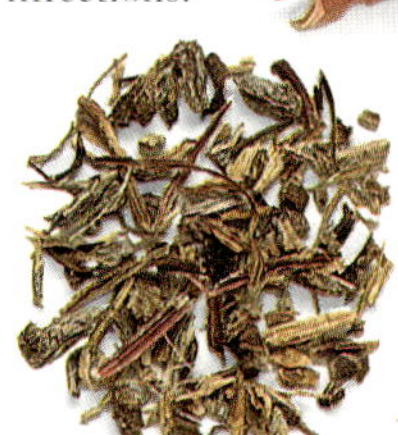

Racine séchée

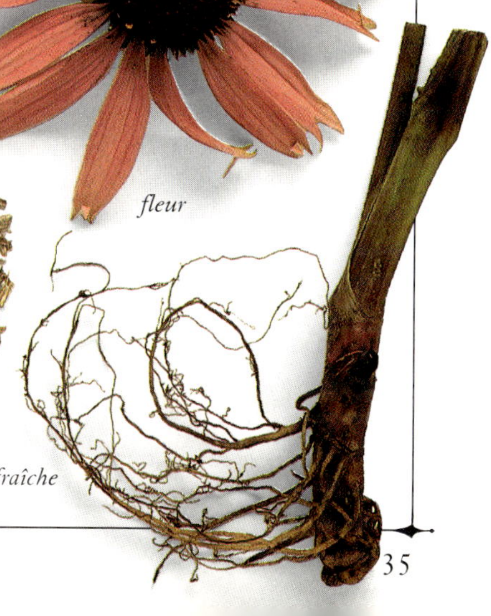

Racine fraîche

Eschscholzia californica
PAVOT DE CALIFORNIE

Malgré son nom et sa parenté, il est inoffensif et ne présente aucun risque d'accoutumance. Cette plante qui pousse dans de nombreux jardins est un sédatif doux, parfait pour les insomnies, et qui peut convenir à des enfants.

SÉLECTION : Parties aériennes.

INDICATIONS : Sédatif doux du système nerveux, le pavot de Californie combat efficacement l'insomnie, l'anxiété et la tension nerveuse. Agréable en infusion, il peut être pris sans aucune restriction. Il est également efficace en cas d'hyperactivité du système digestif.

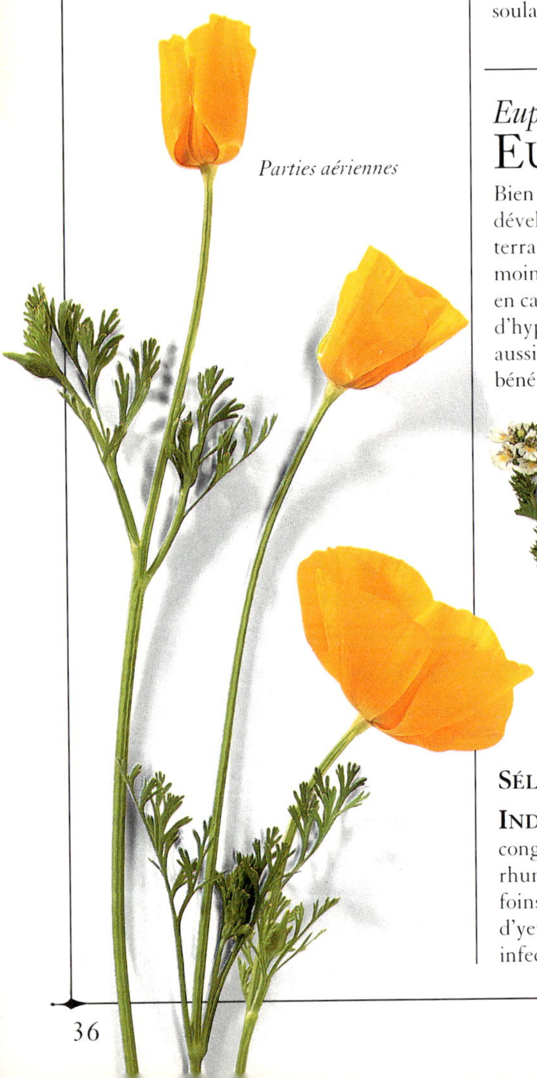

Eucalyptus globulus
EUCALYPTUS

Originaire d'Australie où il est reconnu depuis longtemps par les aborigènes comme une panacée, l'eucalyptus est surtout utilisé aujourd'hui pour les infections et les problèmes pulmonaires. Des recherches récentes tendent à lui attribuer de très puissantes vertus antibactériennes.

SÉLECTION : Huile essentielle.

INDICATIONS : L'emploi est surtout externe. L'huile essentielle, en massage de la poitrine et en inhalation, est préconisée pour les problèmes respiratoires. Un massage peut aussi soulager les douleurs rhumatismales.

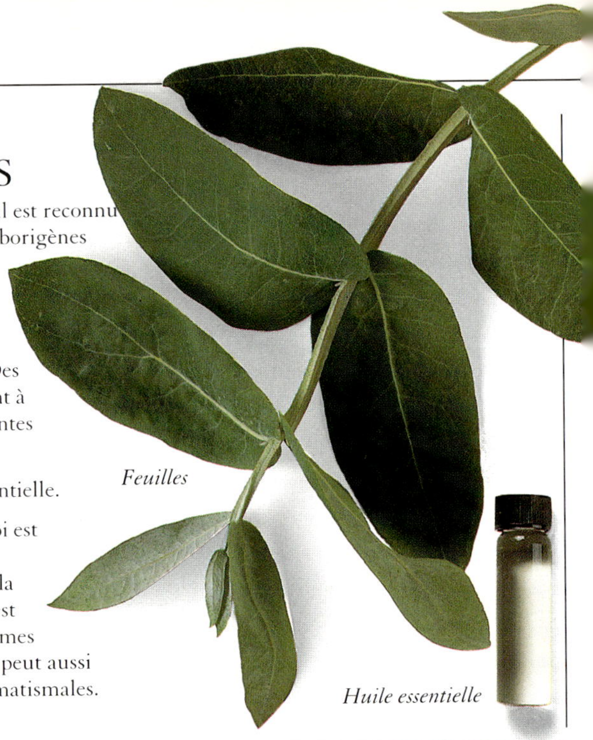

Euphrasia officinalis
EUPHRAISE

Bien qu'elle soit un semi-parasite, se développant dans les prairies et en terrain calcaire, l'euphraise n'en est pas moins l'une des plantes les plus efficaces en cas d'inflammation des muqueuses et d'hypersécrétion (catarrhe). Appelée aussi brise-lunettes, elle est bénéfique pour les yeux.

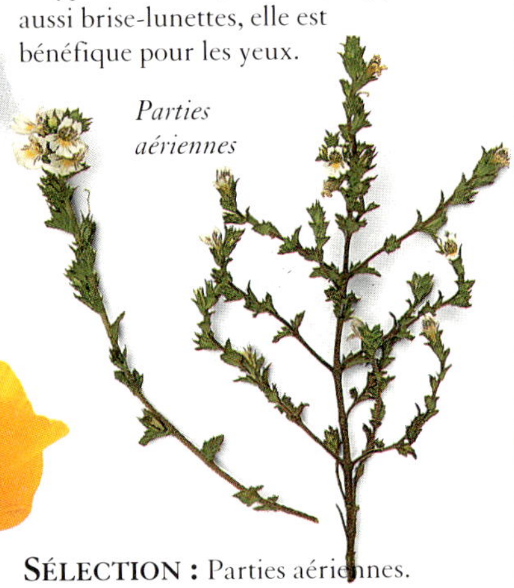

SÉLECTION : Parties aériennes.

INDICATIONS : L'euphraise soulage la congestion et le catarrhe ainsi que les rhumes — notamment le rhume des foins. En usage interne ou en bains d'yeux, elle permet d'apaiser les infections et irritations oculaires.

Filipendula ulmaria
REINE-DES-PRÉS

De cette plante furent extraits, dans les années 1830, les premiers anti-inflammatoires. C'est d'ailleurs le vieux nom latin de la plante, *Spiraea ulmaria,* qui a donné le mot «aspirine», un médicament apparu dans les années 1890. La reine-des-prés est connue depuis toujours pour soulager les douleurs rhumatismales et les fièvres ; et, à la différence de l'aspirine moderne, elle n'attaque pas la paroi stomacale.

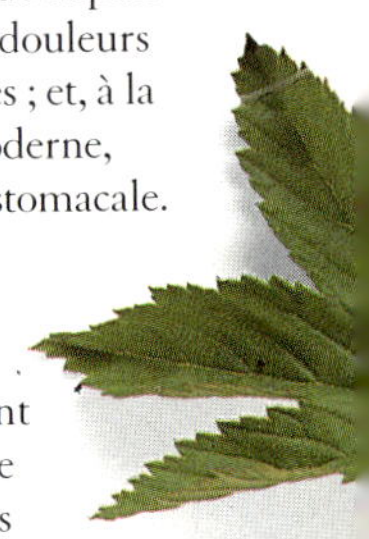

SÉLECTION : Parties aériennes.

INDICATIONS : Calmant efficace de l'estomac, utile pour les gastrites et autres problèmes digestifs, la reine-des-prés est également un excellent anti-inflammatoire en cas d'arthrite et de rhumatismes.

PRÉCAUTIONS D'EMPLOI : Contre-indiqué aux sujets allergiques à l'aspirine en raison de sa richesse en salicylates.

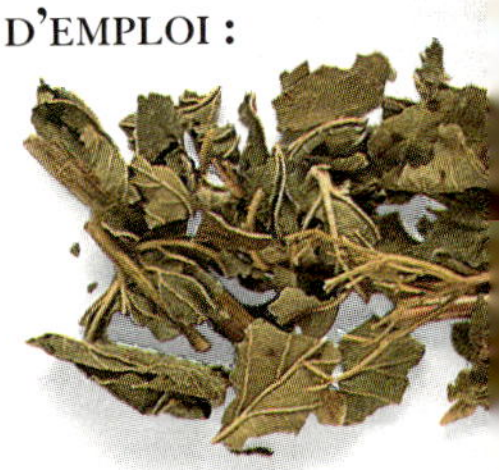

Foeniculum officinalis
FENOUIL

Dans l'Antiquité, les Grecs l'appelaient *marathron* («celui qui pousse en minceur») et lui accordaient une place de choix dans leurs régimes. Au Moyen Âge, les fidèles mâchaient les graines pendant le sermon pour éviter les gargouillements d'estomac. Aujourd'hui, c'est un légume très apprécié et toujours prescrit comme remède digestif.

SÉLECTION : Graines.

INDICATIONS : Il résorbe les problèmes digestifs (mauvaise digestion, refroidissements se portant sur le ventre, coliques), favorise la lactation des femmes qui allaitent et soulage les problèmes respiratoires.

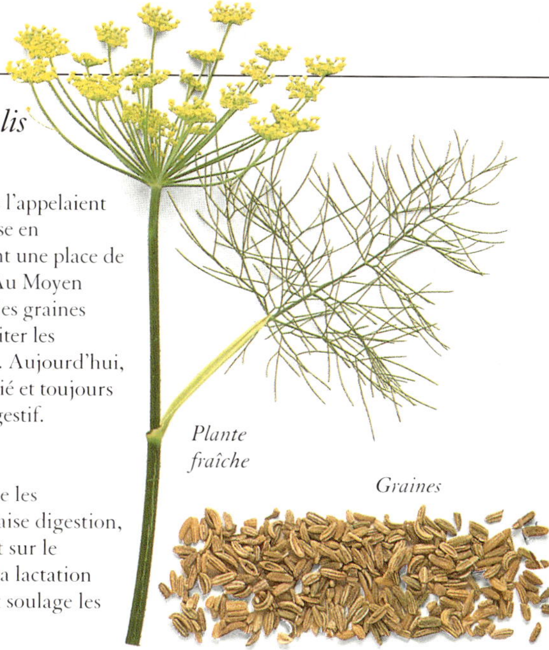

Plante fraîche

Graines

Galium aparine
GAILLET

Cette plante sauvage est aussi appelée caille-lait, gaillet accrochant ou prend-main. Le gaillet a depuis longtemps une réputation de tonique de printemps, à prendre en dépuratif à la fin de l'hiver.

SÉLECTION : Parties aériennes.

INDICATIONS : Plante dépurative et tonifiante du système lymphatique, elle est également parfaitement adaptée en cas de maladies de la peau, d'angines ou de mononucléose.

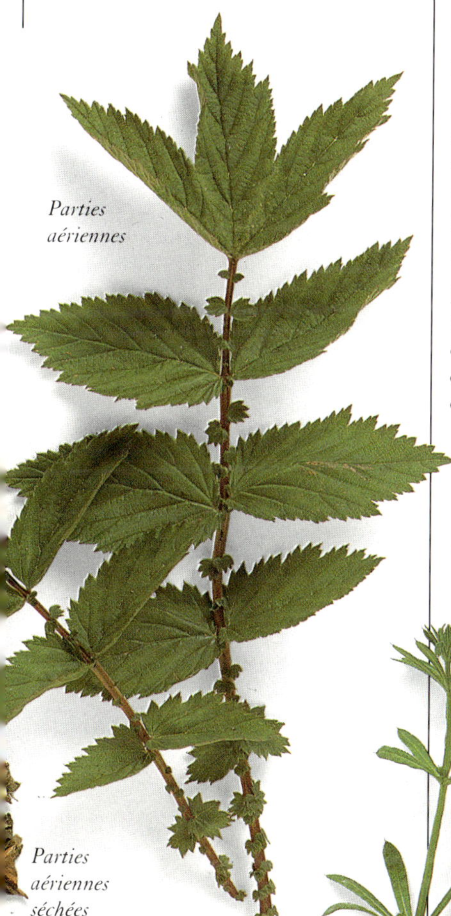

Parties aériennes

Parties aériennes séchées

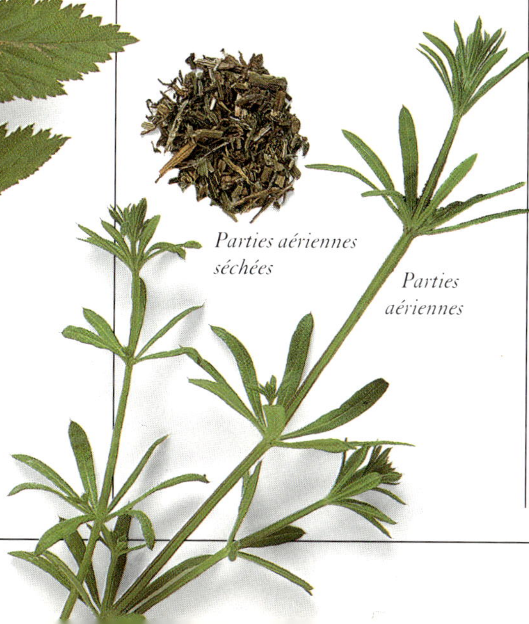

Parties aériennes séchées

Parties aériennes

Glycyrrhiza glabra
RÉGLISSE

Son emploi médicinal, en Orient comme en Occident, remonte à plus de 2 500 ans. Les Chinois la surnomment d'ailleurs «l'aïeule des plantes médicinales» et l'utilisent couramment pour équilibrer l'action des autres ingrédients. Elle sert aussi à donner du goût aux médicaments. La réglisse est bien acclimatée aux régions tempérées.

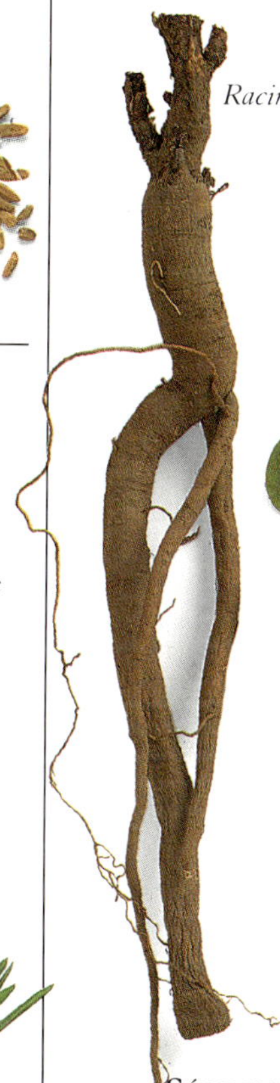

Racine fraîche

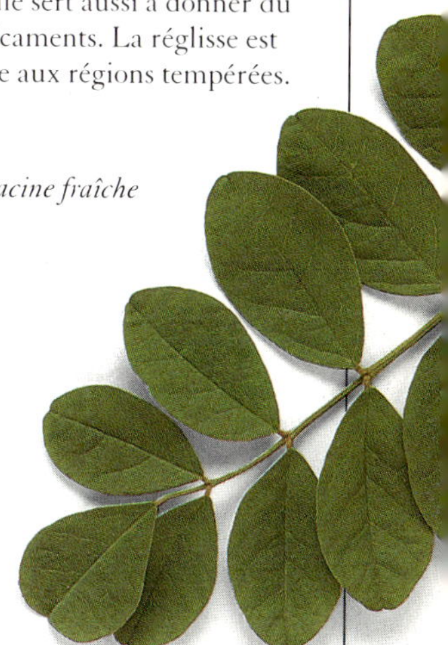

Feuilles fraîches

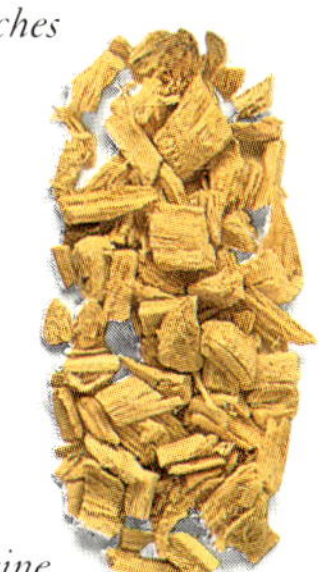

Racine séchée

SÉLECTION : Racines.

INDICATIONS : Sédatif de l'appareil digestif, elle convient pour les ulcères d'estomac et les diarrhées. Expectorant, elle est utile en cas de bronchite ou d'asthme, et favorise de plus la production d'hormones comme l'hydrocortisone, aux propriétés anti-inflammatoires.

PRÉCAUTIONS D'EMPLOI :
- Usage très modéré en cas d'hypertension.
- Contre-indiqué en association avec un traitement à base de digoxine.

Hydrastis canadensis

HYDRASTIS

Ce remède digestif est l'un des plus utilisés par les populations indigènes d'Amérique et il vit sa renommée grandir au XIXe siècle parmi les herboristes d'Europe et du Nouveau Monde. Les pionniers en mâchaient quand ils avaient des ulcères buccaux ou des problèmes digestifs. L'hydrastis est une renonculacée qui ne se développe que dans les régions chaudes.

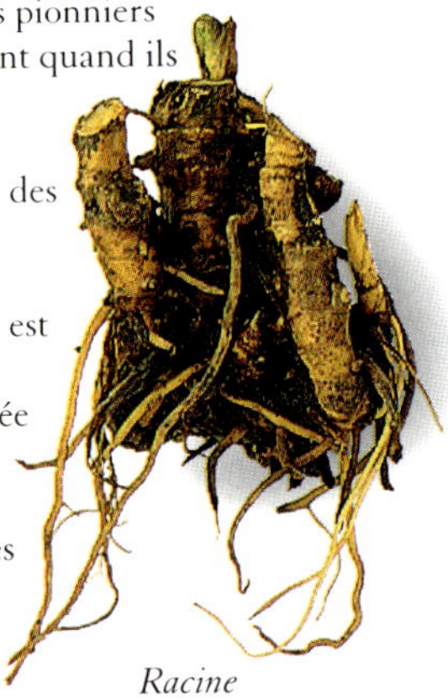

Racine

SÉLECTION : Racines.

INDICATIONS : Stimulant hépatique et anticatarrheux, l'hydrastis est aussi efficace pour les troubles digestifs, respiratoires, menstruels. En usage externe, il soigne des maladies de peau.

PRÉCAUTIONS D'EMPLOI :

• Déconseillé pendant la grossesse et en cas d'hypertension.

Hyssopus officinalis

HYSOPE

Pour traiter l'asthme et le catarrhe, les Grecs de l'Antiquité recouraient à l'hysope. La Bible l'évoque ainsi (*Psaume 51*) : « Puisses-tu me purifier avec l'hysope, pour que je sois pur ! » On sait aujourd'hui que cette jolie plante arbustive aux fleurs violacées, très utile pour éloigner des jardins les piérides du chou, est une variété de marjolaine. Autrefois on l'utilisait pour traiter certaines formes d'épilepsie.

SÉLECTION : Parties aériennes, huile essentielle.

INDICATIONS : L'hysope est un remède respiratoire efficace, notamment chez les enfants. Stimulant amer, elle peut être prise en cas de troubles digestifs.

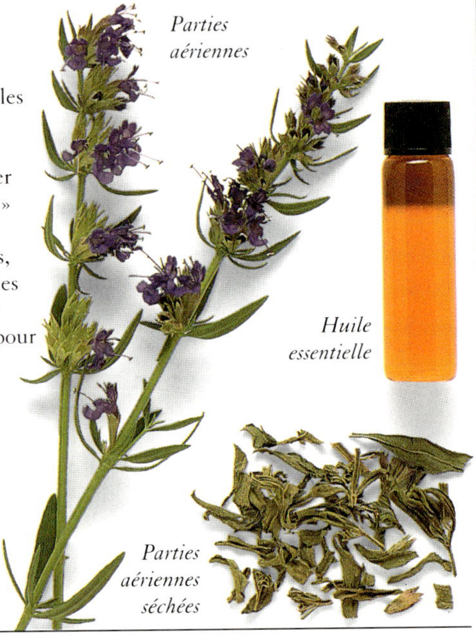

Parties aériennes

Huile essentielle

Parties aériennes séchées

Hypericum perforatum

MILLEPERTUIS

Autrefois, au solstice d'été, on en suspendait au-dessus des portes pour éloigner les mauvais esprits ; l'extrait rouge produit par les sommités fleuries passait pour un bon cicatrisant et un anti-inflammatoire. Son autre nom d'herbe-de-la-Saint-Jean viendrait des chevaliers de Saint-Jean de Jérusalem qui, pendant les croisades, l'utilisaient pour panser leurs plaies.

SÉLECTION : Parties aériennes, sommités fleuries.

INDICATIONS : Le millepertuis est un bon anti-inflammatoire à usage externe, efficace pour les brûlures, les plaies et les problèmes articulaires. Il agit aussi sur les troubles nerveux comme l'anxiété ou les états dépressifs, et est vivement recommandé au moment de la ménopause. Des tests ont récemment mis en évidence ses vertus immunologiques.

PRÉCAUTIONS D'EMPLOI :

• Risque de photosensibilité en cas d'utilisation prolongée.

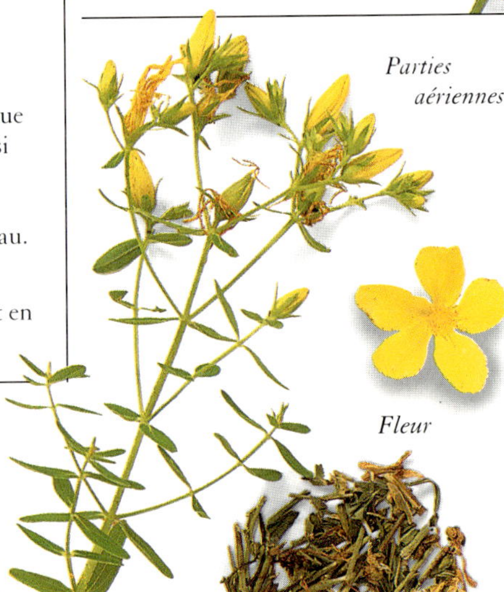

Parties aériennes

Fleur

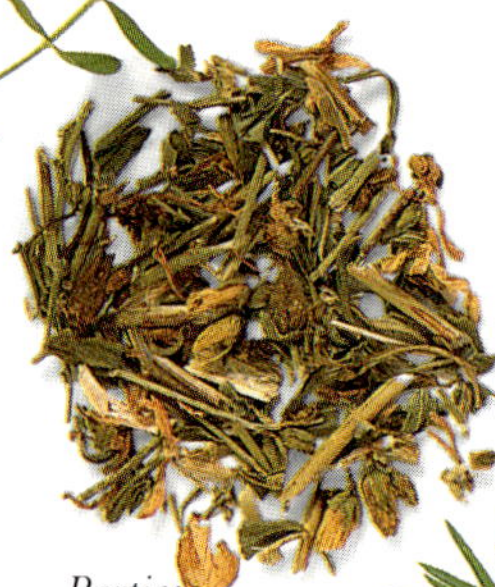

Parties aériennes séchées

Juniperus communis

GENIÈVRE

On associe depuis longtemps le genièvre aux rites de purification, et en Orient, on a encore coutume de le brûler pour purifier les temples. Aujourd'hui, on l'utilise surtout comme puissant antiseptique urinaire. Son huile essentielle convient à l'arthrite et au psoriasis.

SÉLECTION : Baies, huile essentielle.

INDICATIONS : En usage interne, il soulage les cystites et les infections urinaires. L'huile extraite des baies est employée en cas de problèmes pulmonaires ou de douleurs. L'huile de cade, extraite des rameaux, soigne les maladies de peau.

PRÉCAUTIONS D'EMPLOI :

• Déconseillé pendant la grossesse.

• En usage interne, éviter les traitements de plus de 6 semaines.

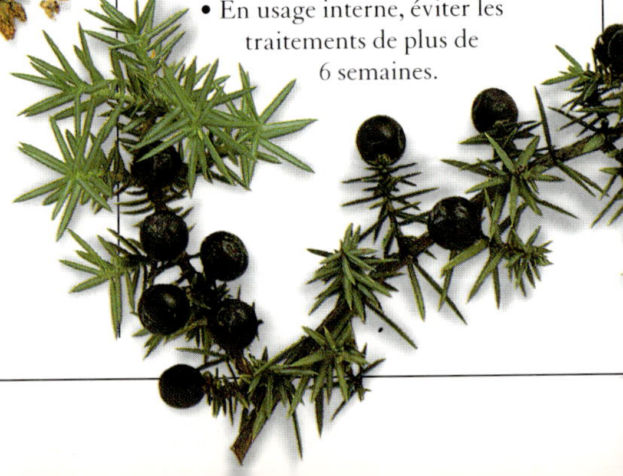

Lactuca virosa

LAITUE VIREUSE

Rappelez-vous les lapins de Beatrix Potter : ils s'endorment après avoir mangé trop de laitue ! Cette plante est effectivement un puissant sédatif et, jusque dans les années 30, on vendait sous l'appellation d'«opium de laitue» son lait pour combattre les douleurs et l'anxiété. Les feuilles se consomment en salade, mais leur action est moindre lorsque la plante est cultivée.

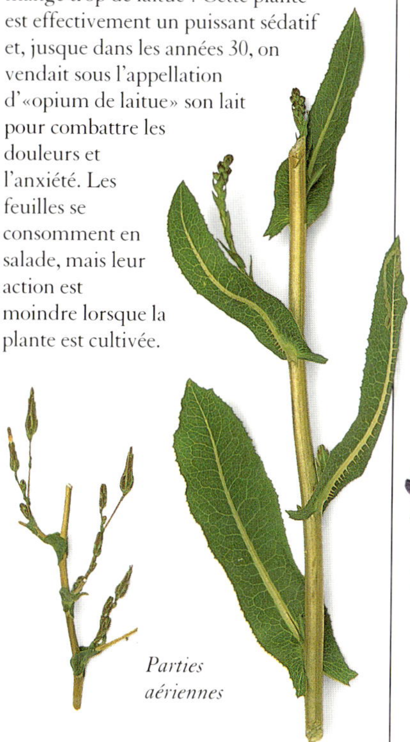

Parties aériennes

SÉLECTION : Parties aériennes.

INDICATIONS : Sédatif contre l'anxiété, les états maniaques et autres problèmes nerveux. Elle est efficace pour apaiser les toux, les suractivités de l'appareil digestif, les douleurs musculaires.

PRÉCAUTIONS D'EMPLOI :

- Respecter absolument les doses prescrites : la plante est très toxique !

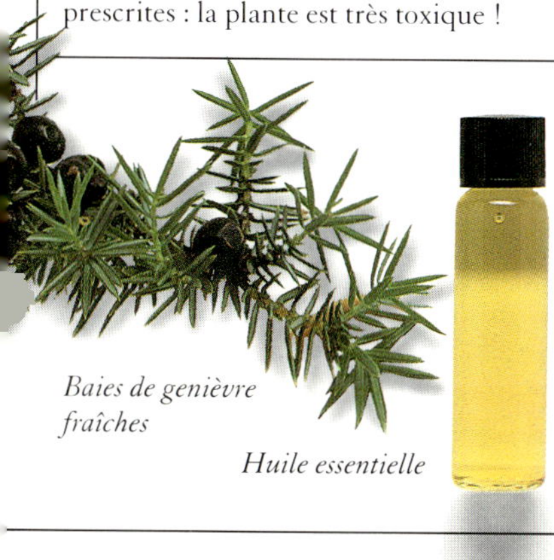

Baies de genièvre fraîches

Huile essentielle

Lavandula angustifolia

LAVANDE

Son odeur délicate et délicieuse en fait l'une des grandes favorites des jardins. Les Romains en répandaient dans leurs bains pour les parfumer, d'où son nom (*Lavare* = laver en latin). Les Grecs, eux, la prescrivaient pour les toux.

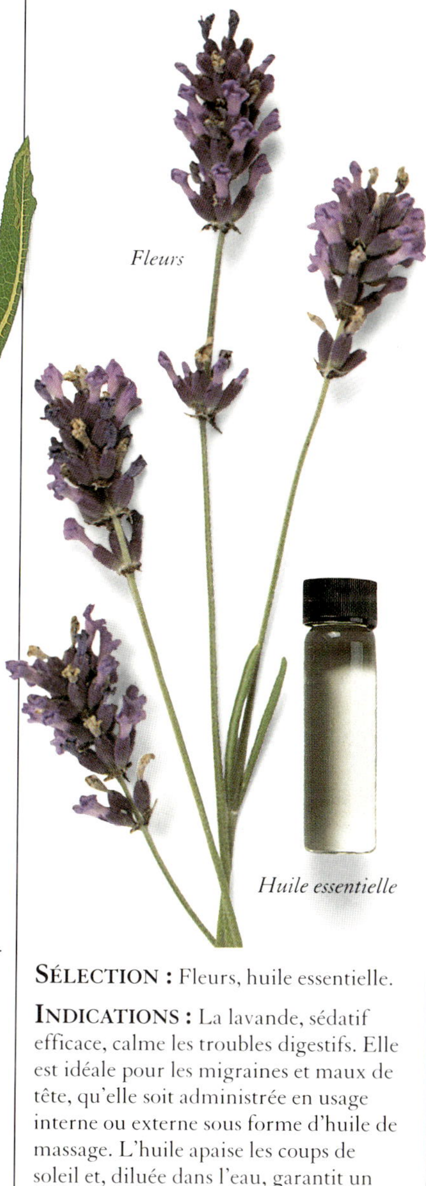

Fleurs

Huile essentielle

SÉLECTION : Fleurs, huile essentielle.

INDICATIONS : La lavande, sédatif efficace, calme les troubles digestifs. Elle est idéale pour les migraines et maux de tête, qu'elle soit administrée en usage interne ou externe sous forme d'huile de massage. L'huile apaise les coups de soleil et, diluée dans l'eau, garantit un bain régénérant.

PRÉCAUTIONS D'EMPLOI :

- Usage modéré pendant la grossesse.

Lonicera japonica

CHÈVREFEUILLE

Depuis très longtemps, les Chinois utilisent les fleurs de chèvrefeuille (*Jin Yin Hua*) comme remède rafraîchissant pour combattre les fièvres associées aux refroidissements. En Occident, depuis l'époque romaine, on le recommande en cas de problèmes pulmonaires ou d'infections urinaires. Au XVIIe siècle, le botaniste Nicolas Culpeper le considérait comme indispensable dans «l'armoire à pharmacie» d'une maisonnée.

SÉLECTION : Fleurs.

INDICATIONS : La variété européenne (*L. Periclymenum*) et la variété chinoise plus connue conviennent aux rhumes de poitrine et à la toux. La plante agit également en cas de fièvres (douleurs grippales, inflammations articulaires...).

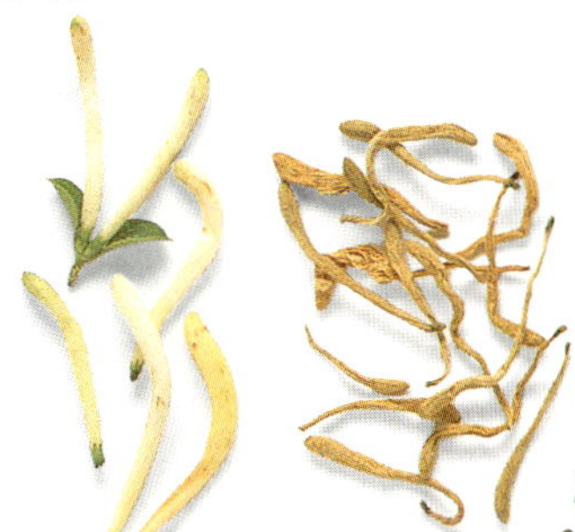

Fleur fraîche

Fleurs séchées

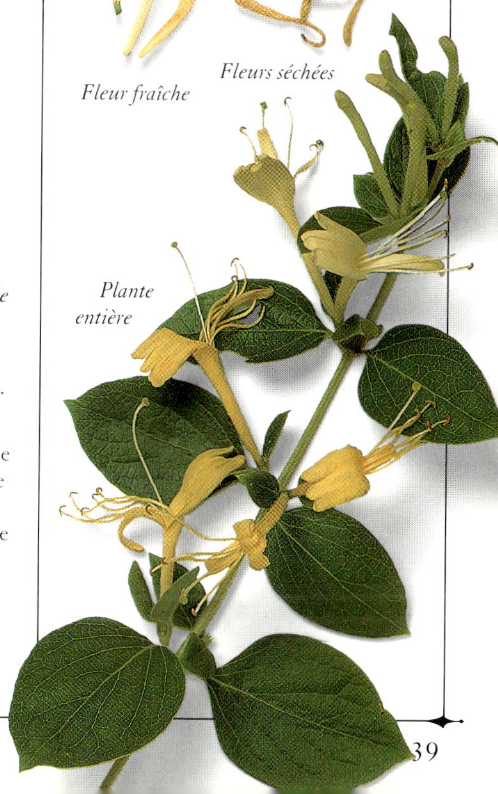

Plante entière

Matricaria recutita
CAMOMILLE

La camomille fournit des fleurs à la saveur piquante servant à la préparation de tisanes. Pour les Anglo-Saxons, elle était l'une des neuf herbes sacrées données par le dieu Woden pour soigner le monde. Les Grecs de l'Antiquité décrivaient son odeur caractéristique en parlant de «pomme de sol».

SÉLECTION : Fleurs, huile essentielle.

INDICATIONS : Plante sédative et calmante, notamment du système digestif, la camomille est également très utilisée pour calmer les coliques et les poussées dentaires des bébés et des enfants. Elle combat aussi l'insomnie et adoucit la peau et les irritations cutanées.

PRÉCAUTIONS D'EMPLOI :
- Déconseillé pendant la grossesse.
- Risques d'éruptions pour les peaux sensibles en période de floraison.

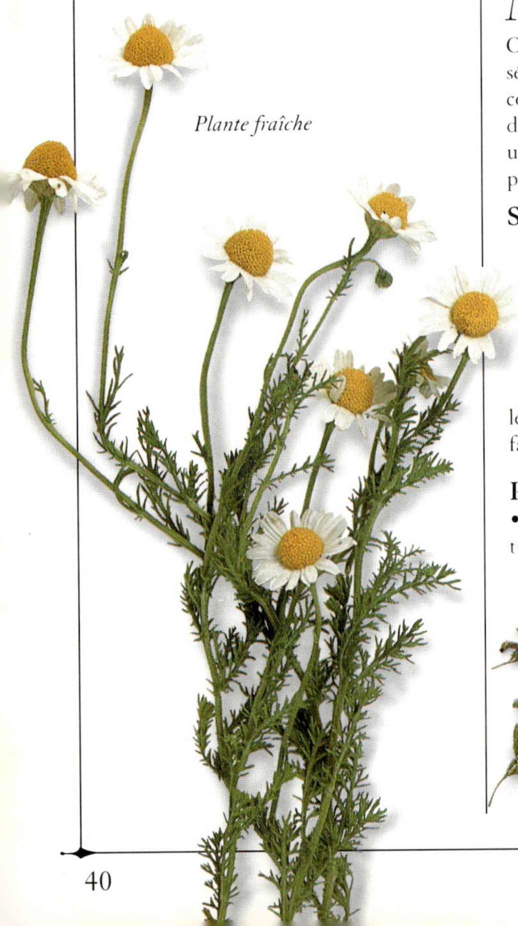

Plante fraîche

Melaleuca alternifolia
LEPTOSPERMUM

Ce sont des Français qui, dans les années 20, mirent en évidence les vertus antiseptiques de l'huile essentielle de leptospermum, un arbre originaire d'Australie. Elle entre aujourd'hui très fréquemment dans les préparations commerciales, en raison de ses propriétés antifongiques et antibactériennes.

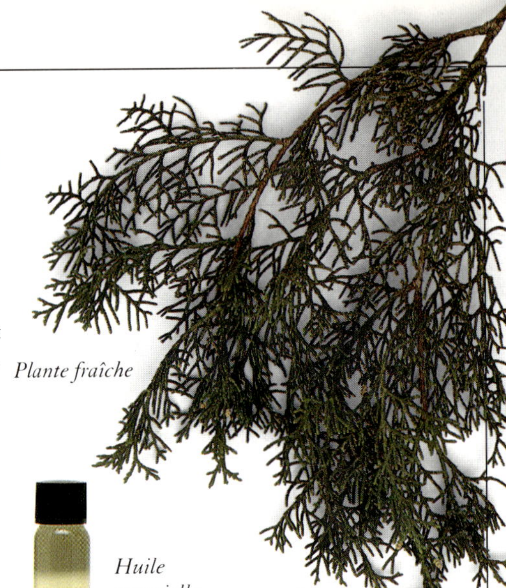

Plante fraîche

SÉLECTION : Huile essentielle.

INDICATIONS : L'huile de leptospermum a des propriétés antiseptiques qui permettent de combattre un certain nombre d'affections cutanées (muguet, acné). On l'utilise en onction sur la poitrine ; en cas de rhume, en inhalation ; et dans une eau de rinçage pour éradiquer poux et lentes.

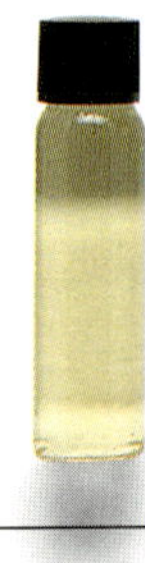

Huile essentielle

Melilotus officinalis
MÉLILOT

Cette plante des champs aux fleurs jaunes dégage, en séchant, une odeur caractéristique de foin fraîchement coupé. Autrefois, le mélilot était le principal composant d'une pommade universelle. Aujourd'hui encore, il est utilisé dans les traitements dermatologiques et les préparations antivariqueuses.

SÉLECTION : Parties aériennes.

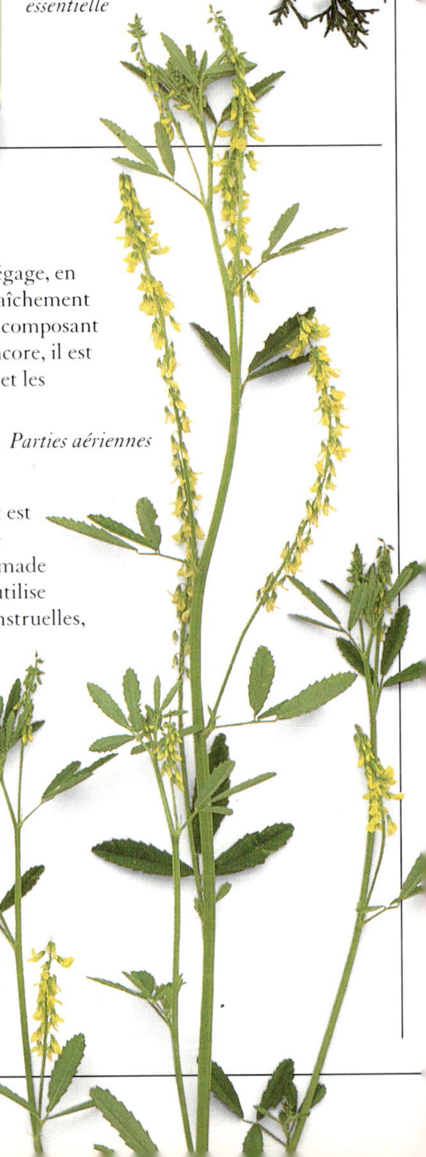

Parties aériennes

INDICATIONS : Le mélilot a une action réparatrice sur les vaisseaux sanguins et est recommandé en cas de varices ; il entre d'ailleurs dans la composition de pommade apaisant les eczémas variqueux. On l'utilise également pour certaines douleurs menstruelles, les dépressions et insomnies ; il est tout à fait adapté aux personnes âgées.

PRÉCAUTIONS D'EMPLOI :
- Contre-indiqué en cas de traitement anticoagulant.

Feuilles séchées

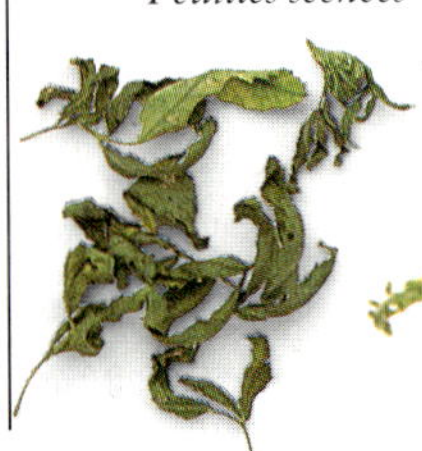

Melissa officinalis
MÉLISSE

Au XVIIIe siècle, la mélisse entrait dans la composition d'un élixir de jouvence, et on lui attribuait la propriété de «chasser la mélancolie». Elle est encore utilisée aujourd'hui comme antidépresseur et digestif. Facile à cultiver, elle a cependant tendance à proliférer vite.

SÉLECTION : Feuilles, essence.

INDICATIONS : En usage interne, la mélisse agit sur les problèmes digestifs et nerveux. L'huile essentielle entre dans la composition d'une pommade soulagant les blessures et les piqûres d'insectes ; frictionner la peau avec de la mélisse donne à celle-ci un parfum citronné qui éloigne les moustiques.

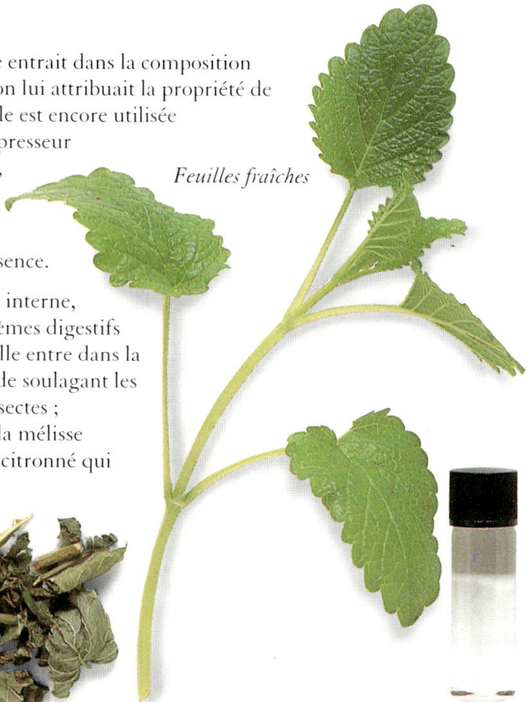

Feuilles fraîches

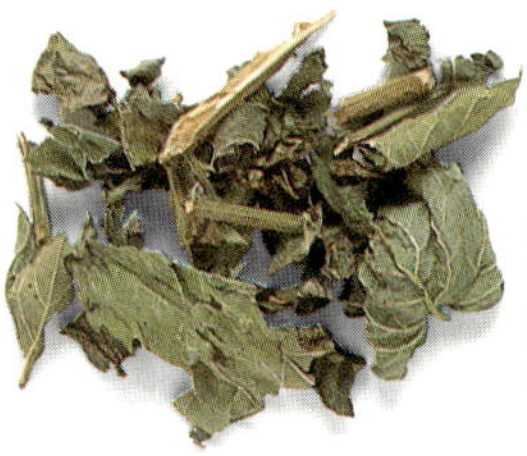

Feuilles séchées

Huile essentielle

Mentha piperita
MENTHE POIVRÉE

C'est un croisement de deux variétés. La menthe poivrée s'est développée en Europe depuis au moins un millénaire et sert depuis longtemps à la préparations de nombreuses liqueurs (Chartreuse, crème de menthe…) ; l'huile essentielle, très prisée, justifie la culture intensive de la plante.

SÉLECTION : Parties aériennes, huile essentielle.

INDICATIONS : L'huile essentielle est un digestif efficace qui permet de combattre des maux respiratoires ou dermatologiques.

PRÉCAUTIONS D'EMPLOI :
- L'huile essentielle peut provoquer des irritations. Éviter tout usage prolongé. Ne pas donner à des nourrissons ou de très jeunes enfants.
- Risque de lactation reduite chez les femmes qui allaitent.

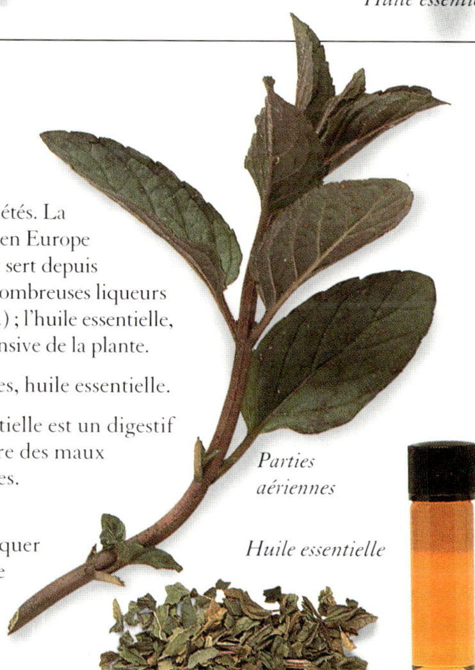

Parties aériennes

Huile essentielle

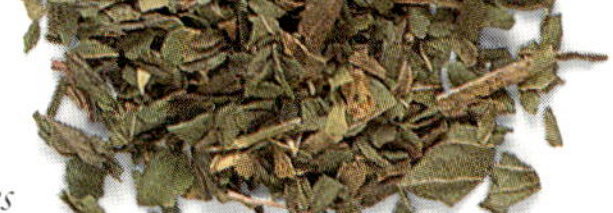

Parties aériennes séchées

Oenothera biennis
ONAGRE BISANNUELLE

Grâce à l'acide gamma-linoléique qu'elle contient, l'huile d'onagre est devenue ces dernières années l'un des compléments alimentaires les plus appréciés. Cet acide gras agit, en effet, sur le bon fonctionnement de l'organisme. Reconnaissable à ses fleurs jaunes, la plante se rencontre souvent l'été dans les terrains en friche.

SÉLECTION : Huile extraite des graines.

INDICATIONS : L'huile d'onagre permet de résorber de très nombreux problèmes : maladies de la peau, règles irrégulières, arthrite, alcoolisme, etc.

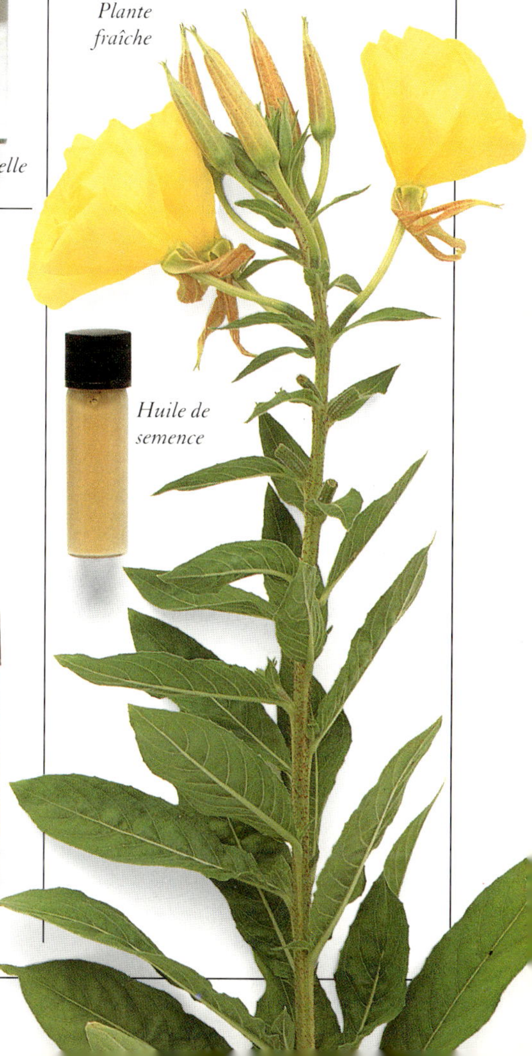

Plante fraîche

Huile de semence

Panax ginseng
GINSENG

On doit à Marco Polo l'introduction du ginseng en Occident, mais sa diffusion à grande échelle ne date que du XVIIIe siècle. Il est aujourd'hui le composant de base d'un certain nombre de remèdes. Les Chinois utilisent les vertus énergétiques de sa racine (*Ren shen*) depuis plus de 5 000 ans. Sa culture est rationalisée car il pousse mal à l'état sauvage.

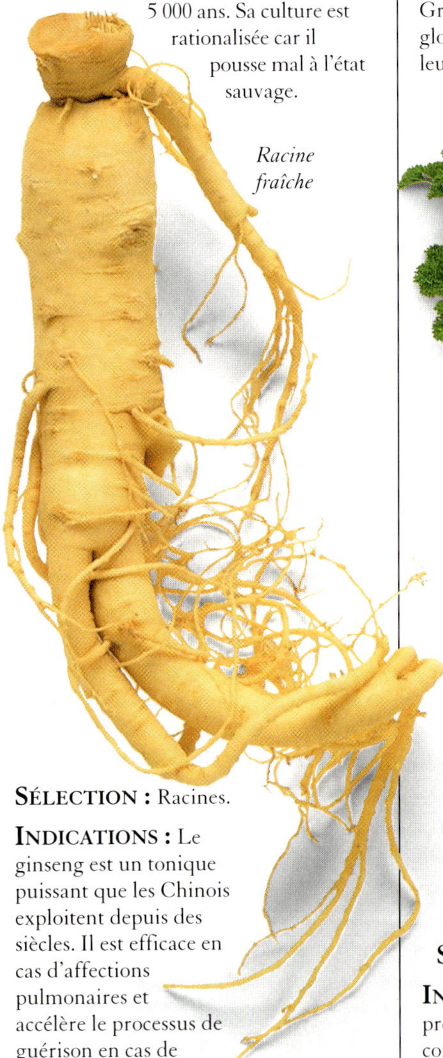

Racine fraîche

SÉLECTION : Racines.

INDICATIONS : Le ginseng est un tonique puissant que les Chinois exploitent depuis des siècles. Il est efficace en cas d'affections pulmonaires et accélère le processus de guérison en cas de problèmes chroniques.

PRÉCAUTIONS D'EMPLOI :
- Éviter tout usage intensif ou prolongé pendant la grossesse.
- En cas de prise régulière, interrompre la consommation tous les 2 mois et limiter l'usage des excitants.

Petroselinum crispum
PERSIL

Le persil n'aime pas être transplanté et ne se plaît qu'à certains endroits. Tout comme l'ortie, il prélève dans le sol de nombreux minéraux et vitamines qu'il concentre dans ses feuilles : plante condimentaire courante, le persil est donc très sain. Dans l'Antiquité, les Grecs l'associaient à la mort et à la gloire, l'utilisant comme fourrage pour leurs chevaux de combat.

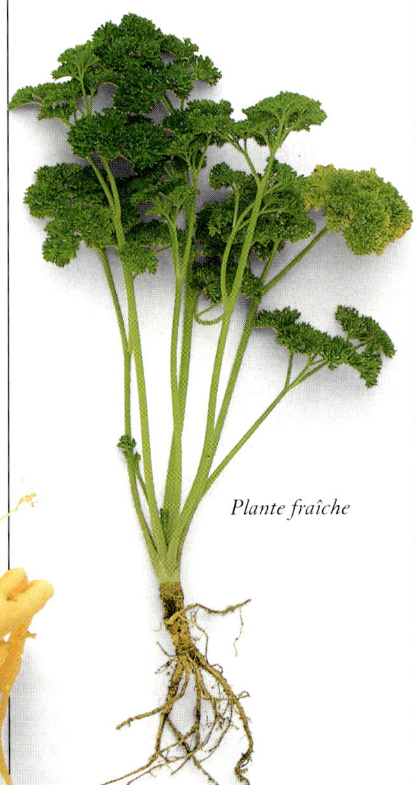

Plante fraîche

SÉLECTION : Feuilles.

INDICATIONS : Le persil a des propriétés diurétiques qui aident à lutter contre de nombreux problèmes urinaires et la rétention d'eau liée à des règles irrégulières. Les minéraux qu'il contient agissent sur les anémies. Il favorise enfin la lactation des femmes qui allaitent.

PRÉCAUTIONS D'EMPLOI :
- Usage modéré pendant la grossesse.

Plantago spp.
PLANTAIN

Le plantain commun *(P. major)* était l'une des herbes sacrées pour les Anglo-Saxons. Le plantain commun et le plantain lancéolé *(P. lanceolata)* ont tous deux des propriétés phytothérapiques : le premier pour les piqûres d'abeilles, le second pour les voies digestives et respiratoires, dans tous les cas de catarrhe.

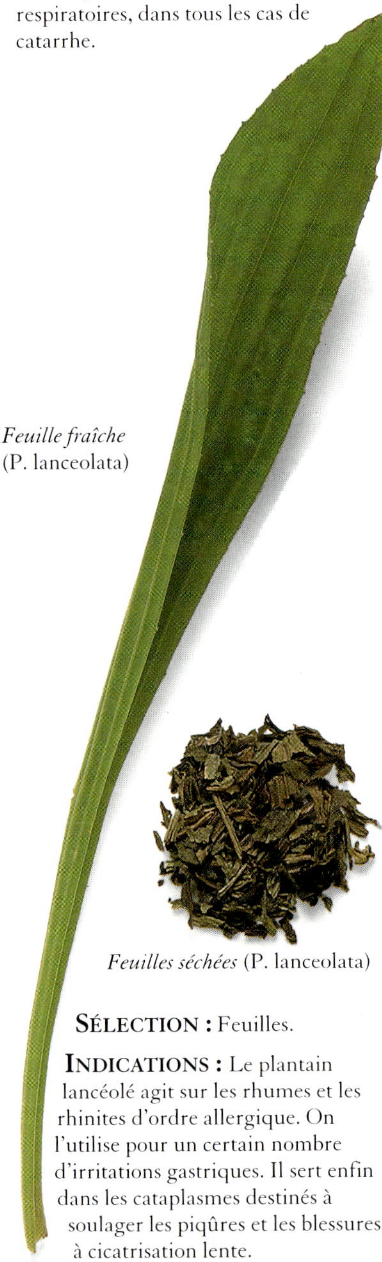

Feuille fraîche (P. lanceolata)

Feuilles séchées (P. lanceolata)

SÉLECTION : Feuilles.

INDICATIONS : Le plantain lancéolé agit sur les rhumes et les rhinites d'ordre allergique. On l'utilise pour un certain nombre d'irritations gastriques. Il sert enfin dans les cataplasmes destinés à soulager les piqûres et les blessures à cicatrisation lente.

Polygonum multiflorum

HE SHOU WU/ FO TI

Le muguet multiflore est, pour les Chinois, l'une des principales herbes toniques. Les taoïstes lui attribuent des propriétés favorisant la longévité et la sagesse. Boire chaque jour de son vin, disent-ils, permet de lutter contre les cheveux gris et de renforcer l'énergie reproductrice.

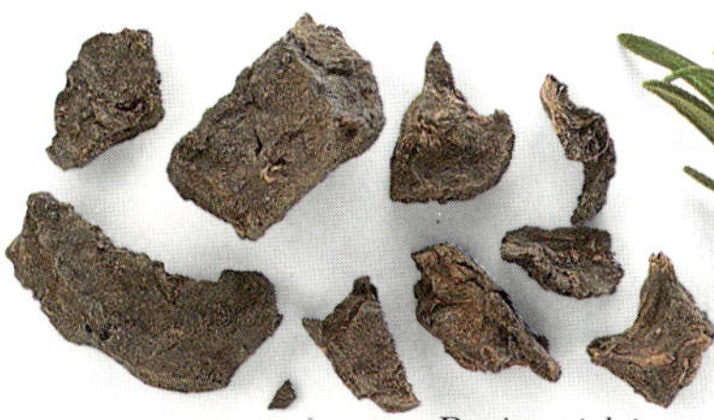

Racine séchée

SÉLECTION : Racines.

INDICATIONS : Cette plante tonique est particulièrement adaptée aux femmes en période de ménopause. Selon les Chinois, elle favorise l'énergie créatrice et intéresse donc tous ceux dont le rythme de travail affaiblit la créativité. En Chine, son emploi s'étend aux problèmes cardiaques et, en usage externe, aux plaies.

PRÉCAUTIONS D'EMPLOI :

- N'utiliser que la variété vendue dans les herboristeries chinoises.

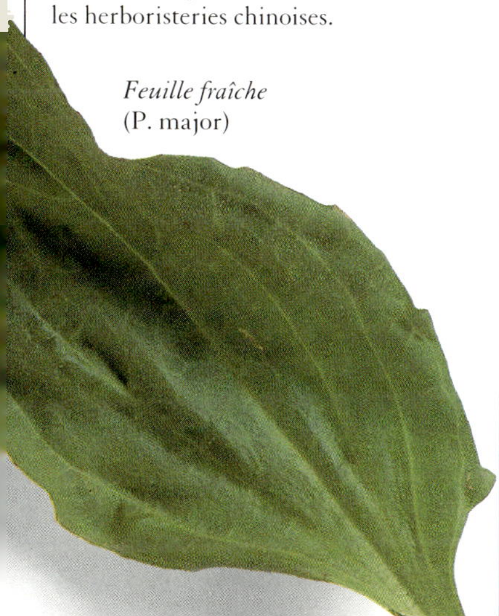

Feuille fraîche
(P. major)

Rosmarinus officinalis

ROMARIN

Longtemps, le romarin a eu en Europe la réputation de dissiper la mélancolie. Symbole du souvenir, le romarin s'échangeait jadis entre amoureux ou était déposé sur les tombes. L'huile essentielle possède des propriétés stimulantes qui justifient son utilisation en aromathérapie.

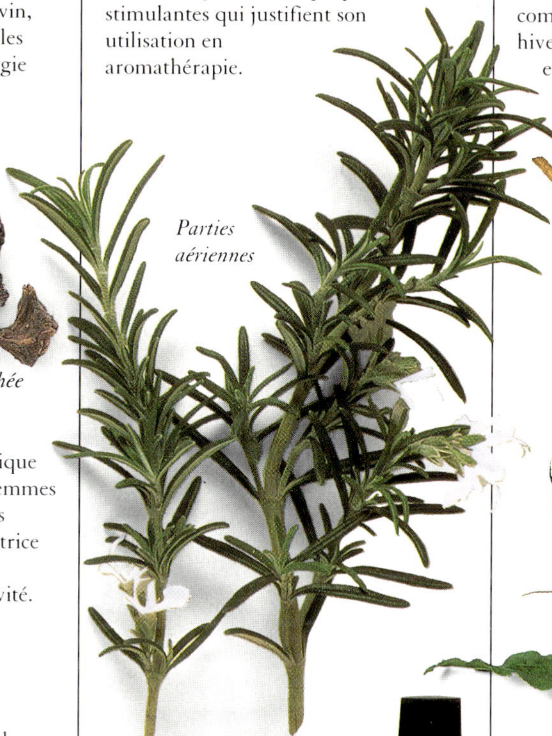

Parties aériennes

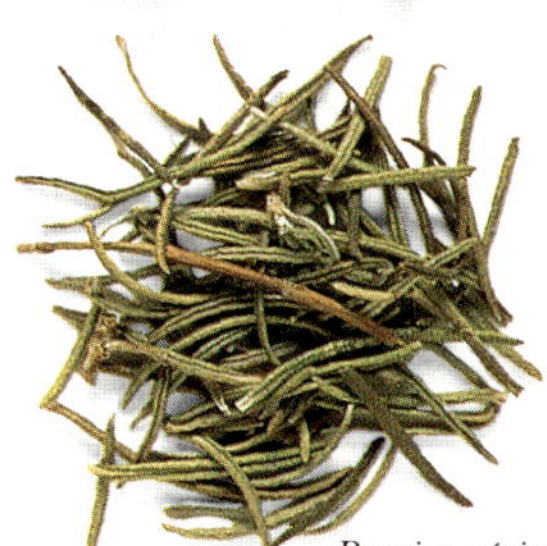

Parties aériennes séchées

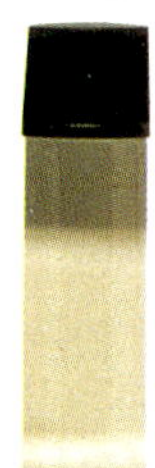

Huile essentielle

SÉLECTION : Parties aériennes, essence.

INDICATIONS : Le romarin, tonique de la digestion et carminatif, est aussi un stimulant du système nerveux. On l'utilise depuis longtemps pour remédier aux mémoires défaillantes. En usage externe, son huile essentielle agit sur l'arthrite et les rhumatismes.

Rumex crispus

PATIENCE CRÉPUE

La patience crépue est une fleur de haies, également appelée rhubarbe sauvage ou chou de Paris. Autrefois, on l'utilisait dans la confection de toniques de printemps à l'action légèrement laxative et nutritive, destinés à compenser la pauvreté du régime hivernal. Aujourd'hui encore, on recourt à cette plante pour ses propriétés digestives et dépuratives.

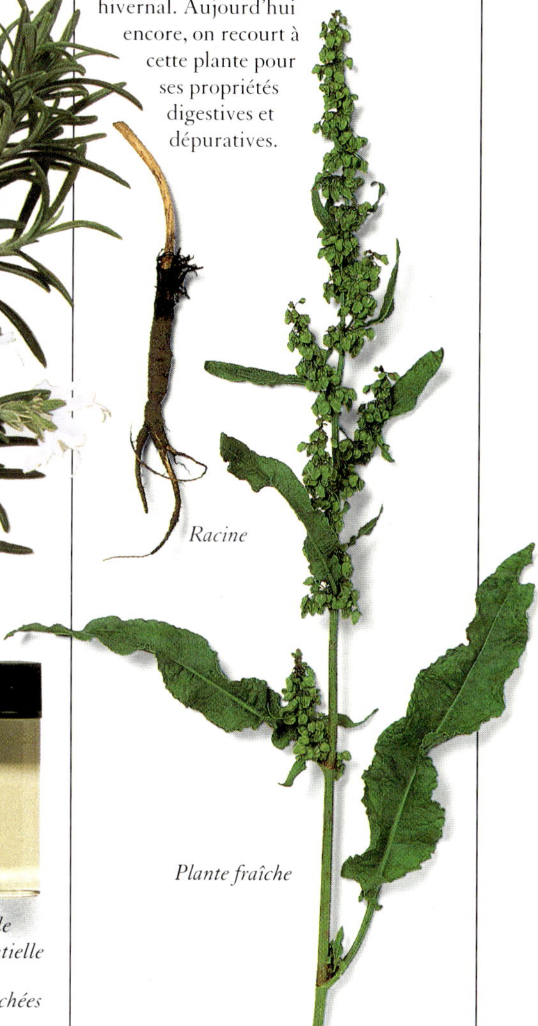

Racine

Plante fraîche

SÉLECTION : Racines.

INDICATIONS : La patience crépue est surtout utilisée comme dépuratif pour certains dérèglements dermatologiques comme l'eczéma ou le psoriasis. Elle permet aussi de combattre l'arthrite et les rhumatismes. C'est enfin un laxatif léger et un stimulant de la digestion.

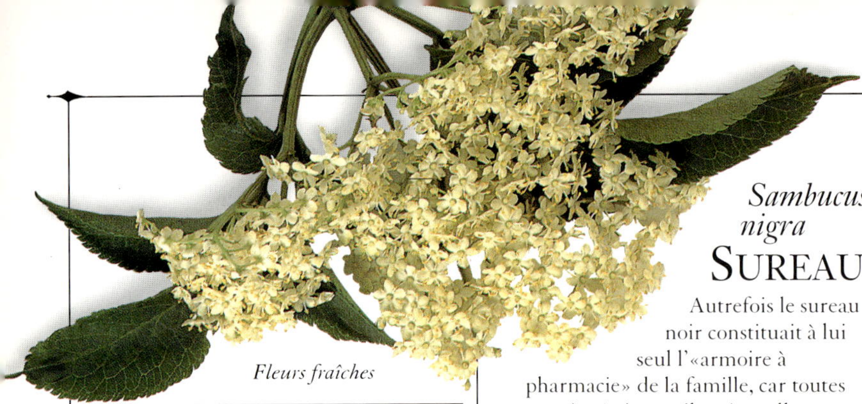

Fleurs fraîches

Sambucus nigra
SUREAU

Autrefois le sureau noir constituait à lui seul l'«armoire à pharmacie» de la famille, car toutes ses parties étaient utiles. Actuellement ses feuilles ont la préférence, mais certains herboristes confectionnent encore des «pommades vertes» avec les jeunes tiges et les feuilles. Les baies pourpres font un vin et des confitures agréables.

SÉLECTION : Fleurs.

INDICATIONS : Les fleurs sont idéales dans les affections respiratoires — rhume, grippe et rhume des foins… Elles diminuent la fièvre et les inflammations, en usage interne ou externe. Les baies constituent un apport en vitamine C appréciable l'hiver.

Salvia officinalis
SAUGE

Jadis, un arbrisseau de sauge dans un jardin était signe, disait-on, que la femme portait la culotte. La sauge est en effet étroitement associée à la physiologie féminine. Boire régulièrement des infusions assurait la longévité, la sauge étant considérée comme une panacée et un tonique général.

Parties aériennes

Huile essentielle

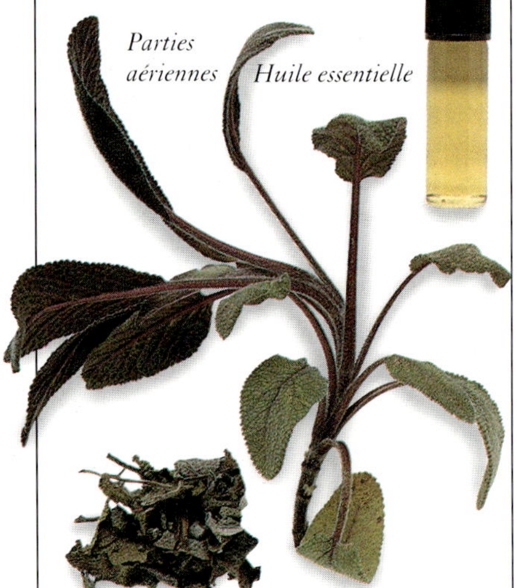

Parties aériennes séchées

SÉLECTION : Feuilles, huile essentielle.

INDICATIONS : Bénéfique surtout pour la bouche, la gorge et l'appareil génital de la femme, elle est conseillée en cas d'ulcères buccaux ou de bouffées de chaleur à la ménopause. Comme la plupart des plantes culinaires, elle est digestive car elle stimule et régule la vésicule biliaire.

PRÉCAUTIONS D'EMPLOI :
- Usage très modéré pendant la grossesse.
- Absolument déconseillé aux épileptiques.

Schisandra chinensis
SCHIZANDRA/ WU WEI ZI

Les baies, couramment utilisées en Chine, sont censées être aphrodisiaques. Les femmes fortunées en prenaient pour embellir leur peau. Le mot Wu Wei Zi signifie «fruit aux cinq goûts», mais celui qui prédomine est plus qu'acide.

Fruits séchés

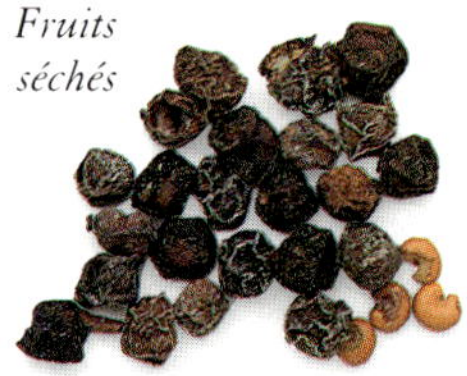

Plante fraîche

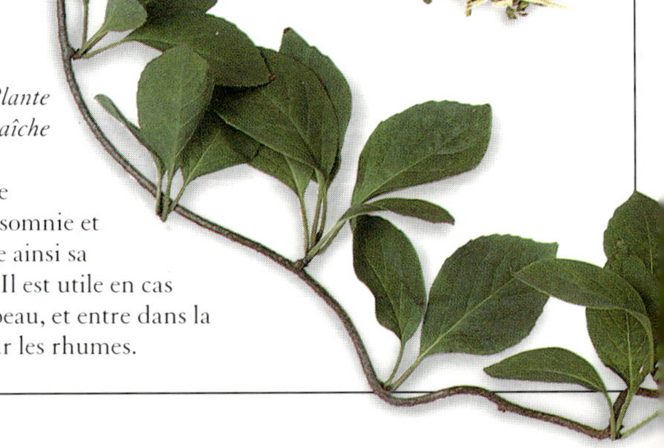

SÉLECTION : Fruits.

INDICATIONS : Ce tonique efficace agit aussi en cas d'insomnie et d'anxiété, justifiant peut-être ainsi sa réputation d'aphrodisiaque. Il est utile en cas d'allergie, d'irritation de la peau, et entre dans la composition de remèdes pour les rhumes.

Scutellaria lateriflora
SCUTELLAIRE

Importée du Nouveau Monde, la scutellaire de Virginie se développa en Europe au XVIIe siècle où elle acquit la réputation d'être un remède contre la rage. La scutellaire est surtout utilisée en cas de troubles nerveux, tout comme sa cousine d'Europe, la *S. galericulata* qui possède des propriétés similaires.

SÉLECTION : Parties aériennes.

INDICATIONS : C'est par excellence la plante amie des nerfs : ses propriétés sédatives et antispasmodiques justifient son emploi fréquent en cas de tension nerveuse, d'anxiété, d'hyperémotivité, d'insomnie et de stress.

Parties aériennes

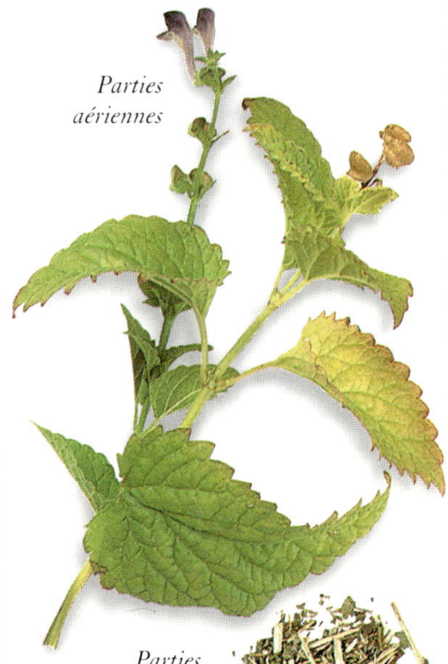

Parties aériennes séchées

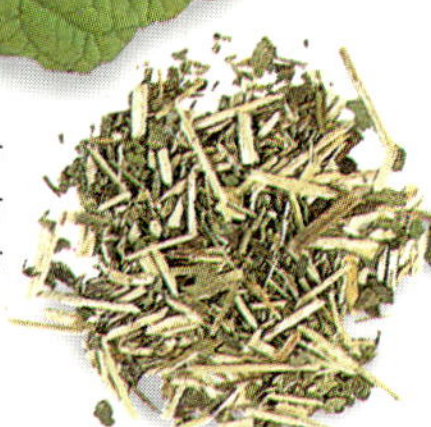

Stachys betonica

BÉTOINE

Au Moyen Âge, la bétoine faisait partie des plantes les plus utilisées : considérée comme une panacée, elle était appliquée en cas de démence et de problèmes de prostate. Portée en amulette, elle était censée écarter les maladies, et le *Grand Herbier* publié en 1516 la conseillait aux personnes peureuses. Malgré ses jolies fleurs, roses au cœur de l'été, la bétoine est aujourd'hui bien absente des jardins.

SÉLECTION : Parties aériennes.

INDICATIONS : La bétoine est utilisée principalement comme sédatif et digestif. Elle tonifie la circulation, notamment au niveau cérébral, et est donc indiquée aux personnes âgées et pour les maux de tête.

PRÉCAUTIONS D'EMPLOI :

• Usage modéré pendant la grossesse.

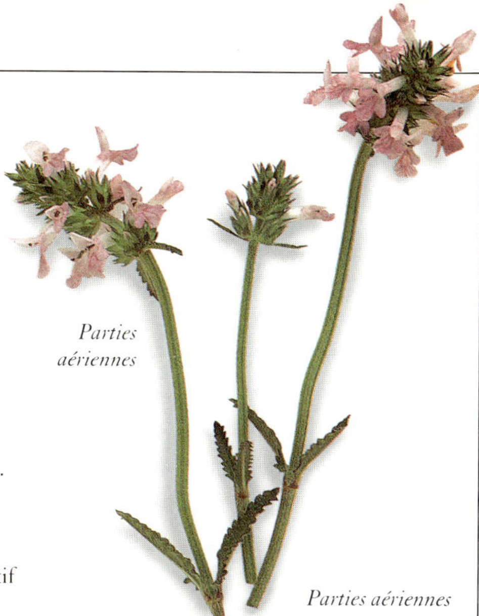

Parties aériennes

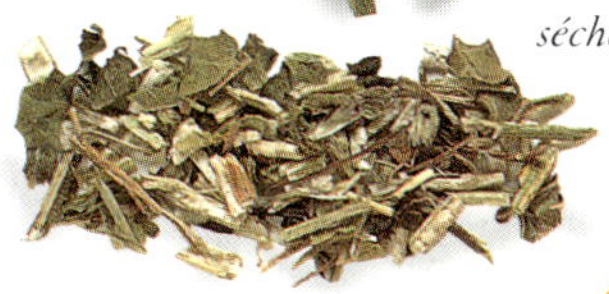

Parties aériennes séchées

Taraxacum officinale

PISSENLIT

Le nom même du pissenlit évoque les puissants effets diurétiques de cette plante, plutôt considérée comme une mauvaise herbe. Son utilisation en herboristerie est relativement récente, puisqu'il n'y ait fait allusion que depuis le XVe siècle. Les jeunes feuilles sont bonnes à déguster en salade.

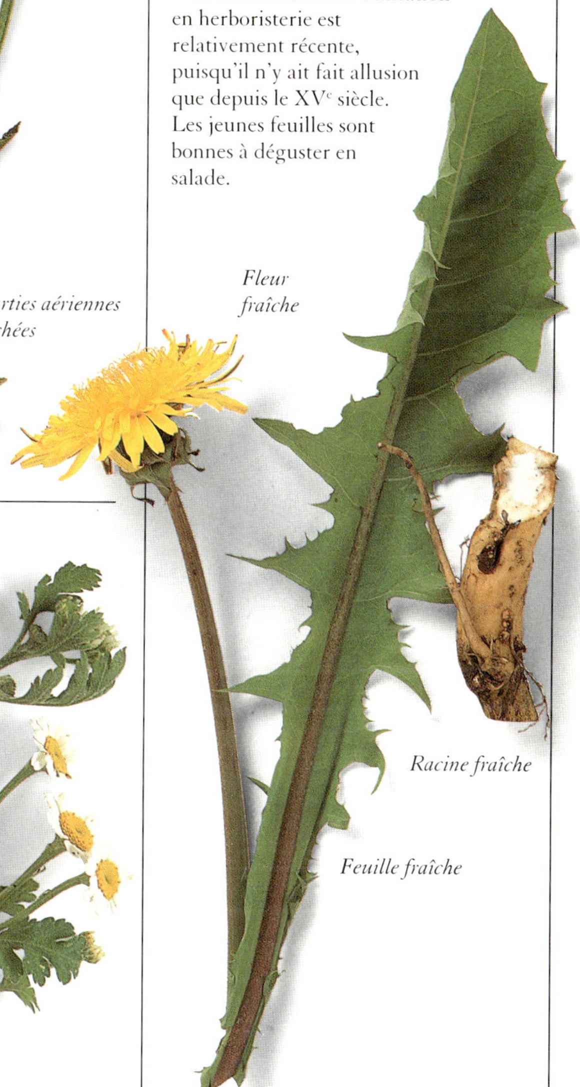

Fleur fraîche

Racine fraîche

Feuille fraîche

SÉLECTION : Feuilles, racines.

INDICATIONS : Les feuilles de pissenlit sont riches en potassium et ont un effet diurétique plus puissant que les racines, elles-mêmes excellents toniques du foie et utiles pour divers problèmes digestifs. Le pissenlit, par ailleurs bon dépuratif, est efficace en cas d'arthrite.

Tanacetum parthenium

TANAISIE

Les herboristes du XVIIe siècle trouvaient à la tanaisie un goût trop amer pour la consommer crue et conseillaient de faire frire ses feuilles. Aujourd'hui, elle est couramment utilisée en cas de migraine. Elle pousse très souvent dans les jardins où elle est parfois confondue avec la camomille.

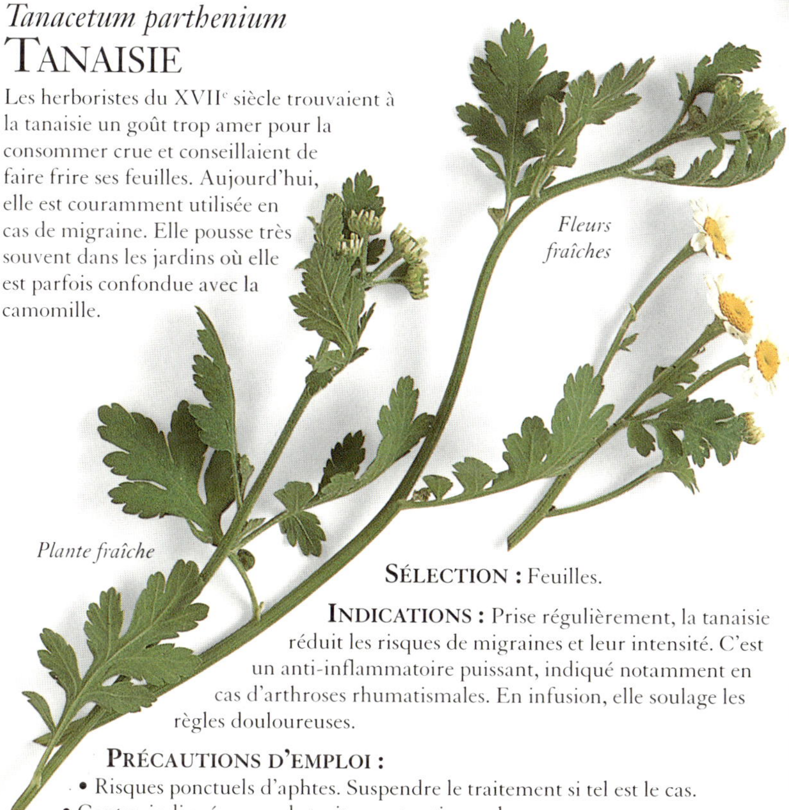

Fleurs fraîches

Plante fraîche

SÉLECTION : Feuilles.

INDICATIONS : Prise régulièrement, la tanaisie réduit les risques de migraines et leur intensité. C'est un anti-inflammatoire puissant, indiqué notamment en cas d'arthroses rhumatismales. En infusion, elle soulage les règles douloureuses.

PRÉCAUTIONS D'EMPLOI :

• Risques ponctuels d'aphtes. Suspendre le traitement si tel est le cas.
• Contre-indiqué en cas de traitement anticoagulant.

Thymus vulgaris
THYM

Cet excellent antiseptique du système respiratoire est utilisé depuis des siècles pour soigner les bronchites et les toux pénibles. Le thym possède également des propriétés stimulantes, ce qui, pour certains, expliquerait son nom : il viendrait d'un mot grec signifiant «courage».

SÉLECTION : Parties aériennes, huile essentielle.

INDICATIONS : Remède du système respiratoire, il peut être employé comme digestif ; réchauffant et astringent, il agit contre les coups de froid et les diarrhées. L'huile essentielle, puissamment antiseptique, peut s'appliquer fortement diluée sur une plaie.

PRÉCAUTIONS D'EMPLOI :
- Usage modéré pendant la grossesse.

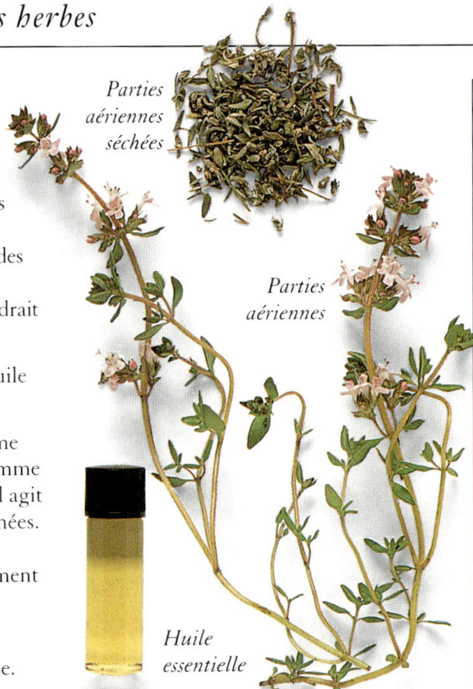

Tilia europaea
TILLEUL

Cet arbre, aux inflorescences si particulières qui apparaissent en automne, pousse dans de nombreuses villes et est familier de leurs habitants — notamment des Berlinois qui fréquentent la célèbre avenue *Unter den Linden*. Une infusion le soir promet un repos paisible.

SÉLECTION : Fleurs.

INDICATIONS : Le tilleul apaise la tension et l'anxiété. Il réduit les dépôts graisseux dans les vaisseaux sanguins (artériosclérose) et détend les veines et artères, ce qui en fait un remède recommandé aux personnes stressées ou hypertendues. Le tilleul aide également à faire tomber la fièvre.

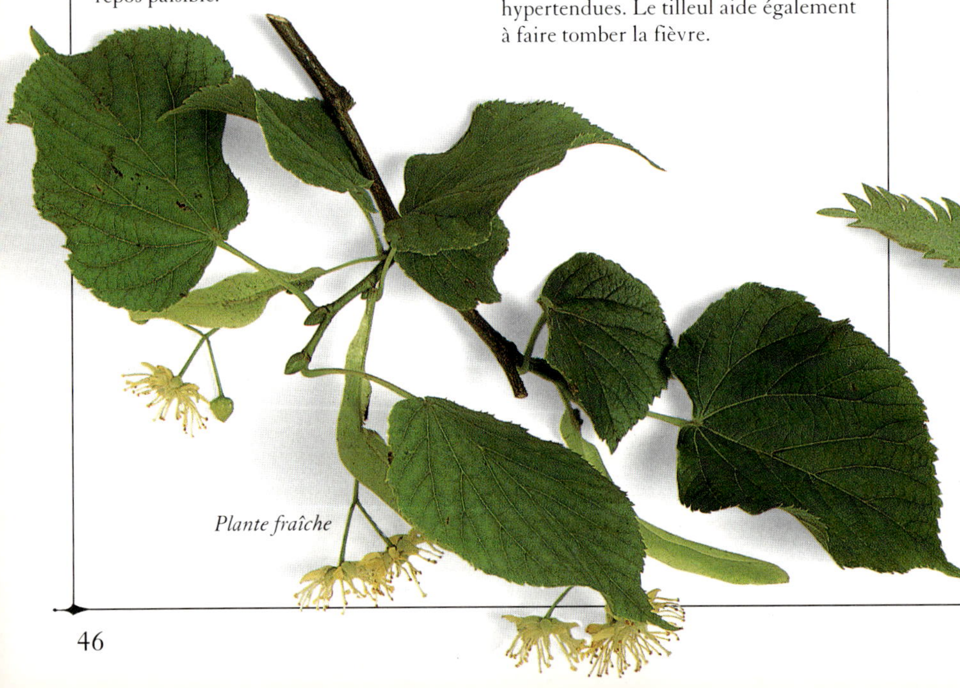

Urtica dioica
GRANDE ORTIE

L'ortie ne peut contenter à la fois l'herboriste et le jardinier : si celui-ci lui reproche de dévaliser le sol en y puisant vitamines et minéraux, c'est précisément pour ce larcin que l'herboriste l'utilise pour pallier un certain nombre de déficiences. Les Romains propagèrent en Europe cette plante dont ils utilisaient les propriétés réchauffantes en s'en frottant dans les contrées froides. Pendant longtemps, on combattit l'arthrite et les rhumatismes par l'urtication.

SÉLECTION : Parties aériennes.

INDICATIONS : Diurétique et stimulant de la circulation, l'ortie est souvent utilisée en cas d'irritation cutanée. Elle débarrasse également l'organisme de l'acide urique, soulageant ainsi la goutte et l'arthrite. Riche en nutriments, ce végétal est un tonique général, efficace pour l'anémie.

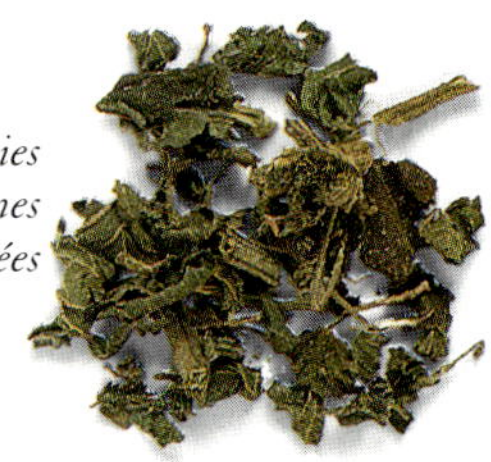

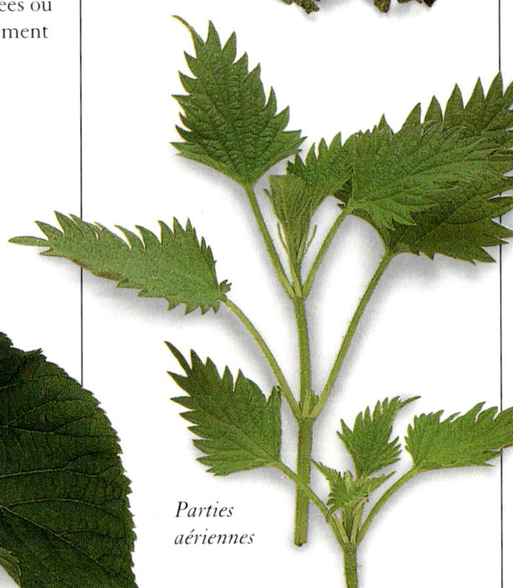

Verbena officinalis

VERVEINE

Sacrée pour les druides, elle fut jusqu'au XVIIe siècle utilisée pour la bonne aventure et la sorcellerie. Traditionnellement, on la ramassait en été, durant les jours de forte chaleur, en juillet, où elle est au maximum de ses pouvoirs. Sauvage à l'origine, on la trouve aujourd'hui sous des formes ornementales.

SÉLECTION : Parties aériennes.

INDICATIONS : Bon stimulant du foie, c'est un tonique des nerfs relaxant. On l'utilise aussi pour les problèmes digestifs et les états de stress ou de dépression. Elle apaise les douleurs de l'accouchement et calme les maladies de peau ; elle remonterait le moral.

PRÉCAUTIONS D'EMPLOI :

- Usage modéré pendant la grossesse.

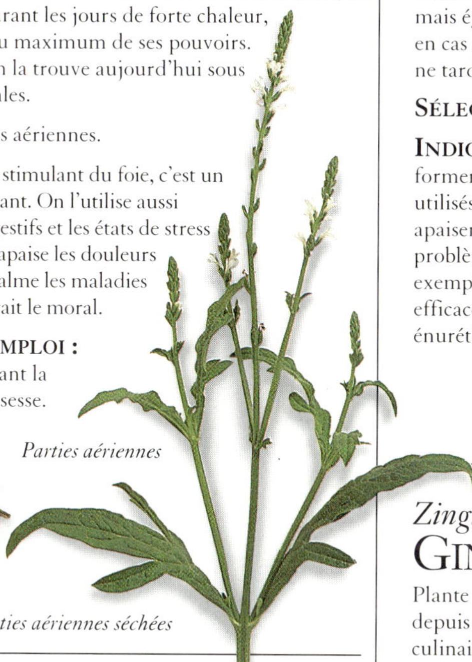

Parties aériennes

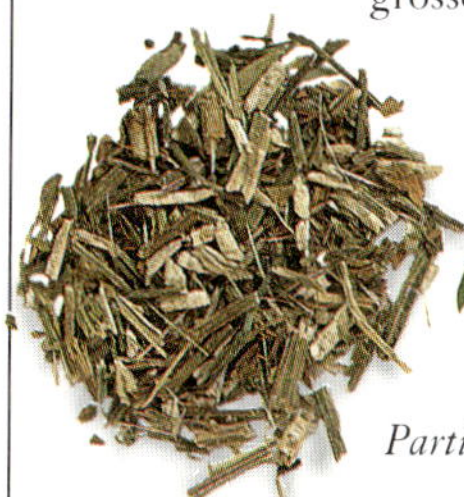

Parties aériennes séchées

Viola tricolor

PENSÉE SAUVAGE

Dans l'Antiquité, les Grecs l'utilisaient pour calmer les colères et soulager les maux de tête. Outre ses vertus particulières qui lui ont octroyé une place privilégiée dans la composition des philtres d'amour, on l'utilise depuis longtemps comme remède des problèmes respiratoires.

SÉLECTION : Parties aériennes.

INDICATIONS : La pensée sauvage, expectorant efficace pour les toux pulmonaires, s'emploie aussi dans un certain nombre de cas d'inflammations ou d'infections cutanées (entre autres, l'acné). Diurétique et dépuratif doux, elle contient de la rutine, qui est un bon reconstituant des membranes capillaires.

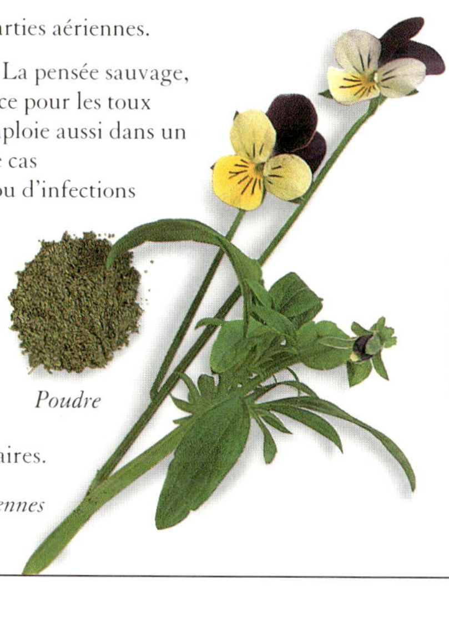

Poudre

Parties aériennes

Zea mays

MAÏS

Appelé aussi blé de l'Inde, le maïs fut des siècles durant non seulement l'aliment de base des tribus indiennes d'Amérique, mais également un remède essentiel. Les Aztèques l'utilisaient en cas de dysenteries et d'infections urinaires, et les Européens ne tardèrent pas à reconnaître ses vertus thérapeutiques.

SÉLECTION : Styles.

INDICATIONS : Les styles forment des filaments soyeux utilisés en diurétique : ils apaisent les cystites ou les problèmes de prostate, par exemple. Ils peuvent s'avérer efficaces sur les enfants énurétiques.

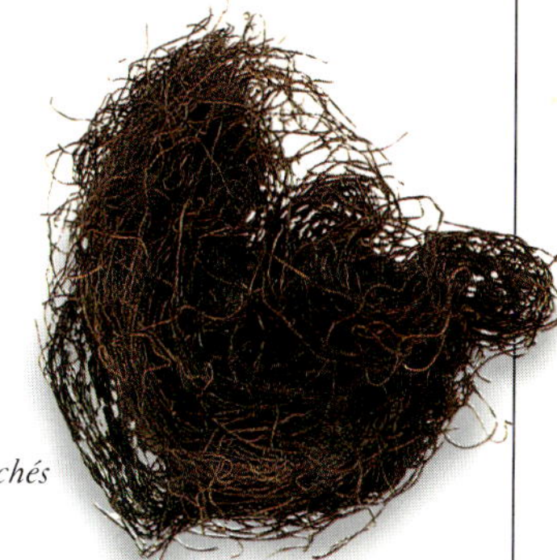

Styles séchés

Zingiber officinalis

GINGEMBRE

Plante très importante pour les Chinois, le gingembre a, depuis plus de 2 000 ans, des applications à la fois culinaires et médicinales. Traditionnellement, il était ajouté à de nombreuses préparations pour en réduire la toxicité ou les effets secondaires. D'origine tropicale, il peut s'acclimater sous serre en d'autres contrées.

SÉLECTION : Racines, essence.

INDICATIONS : Ce cordial est idéal en cas de rhumes et refroidissements ou comme stimulant de la circulation. Le gingembre atténue les nausées et prouve son utilité en voyage ou au début d'une grossesse. Il apaise les gaz et la mauvaise digestion.

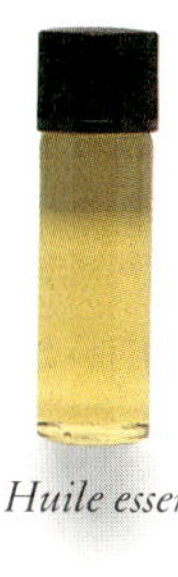

Huile essentielle

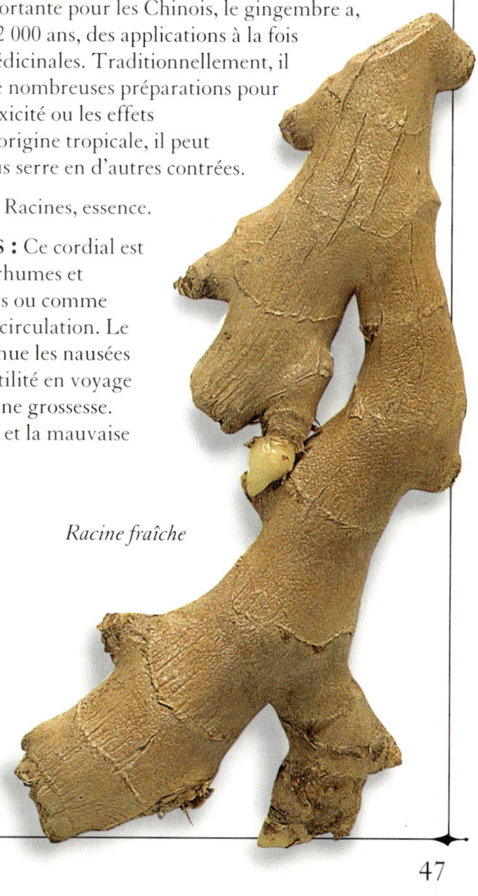

Racine fraîche

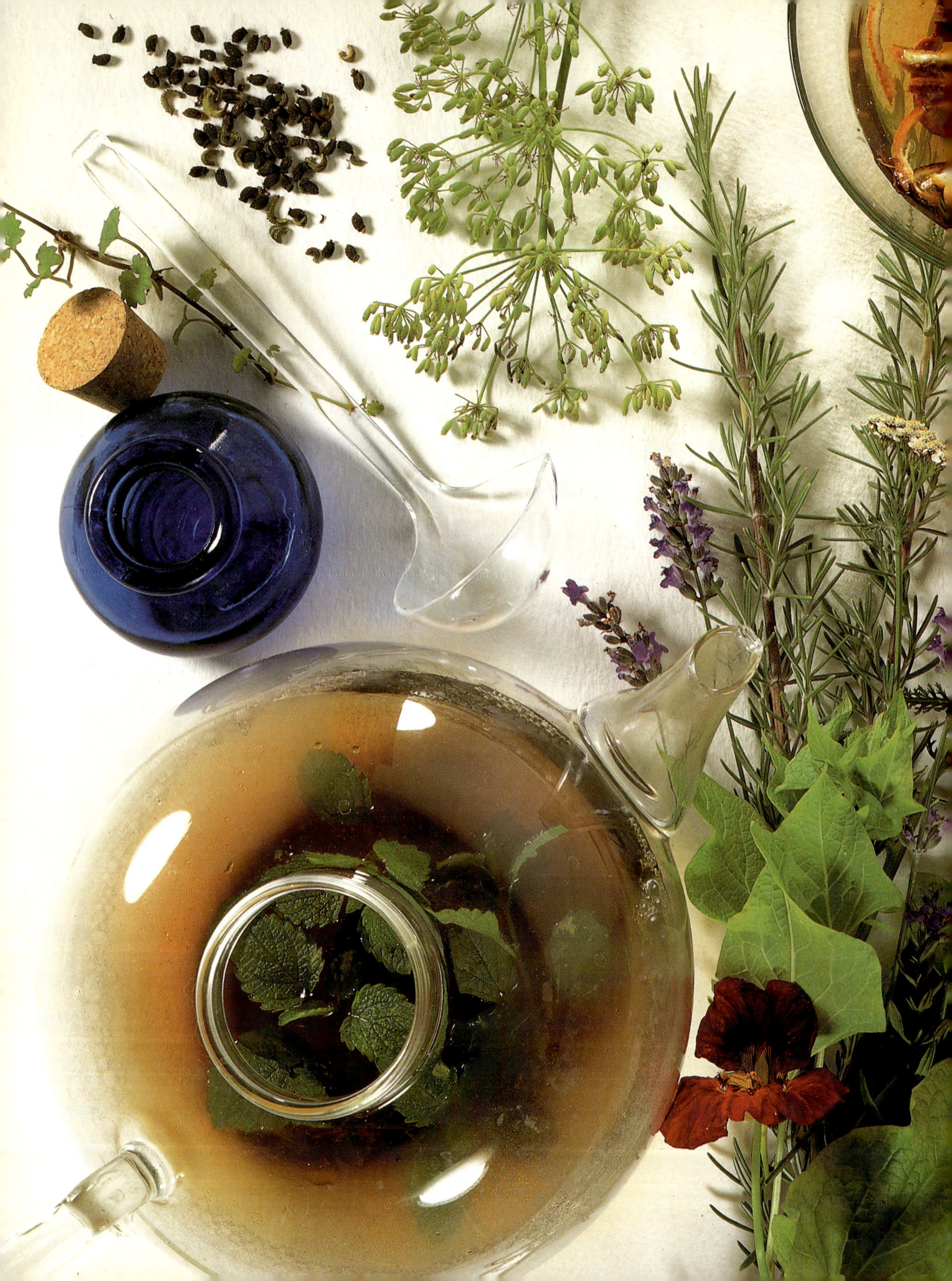

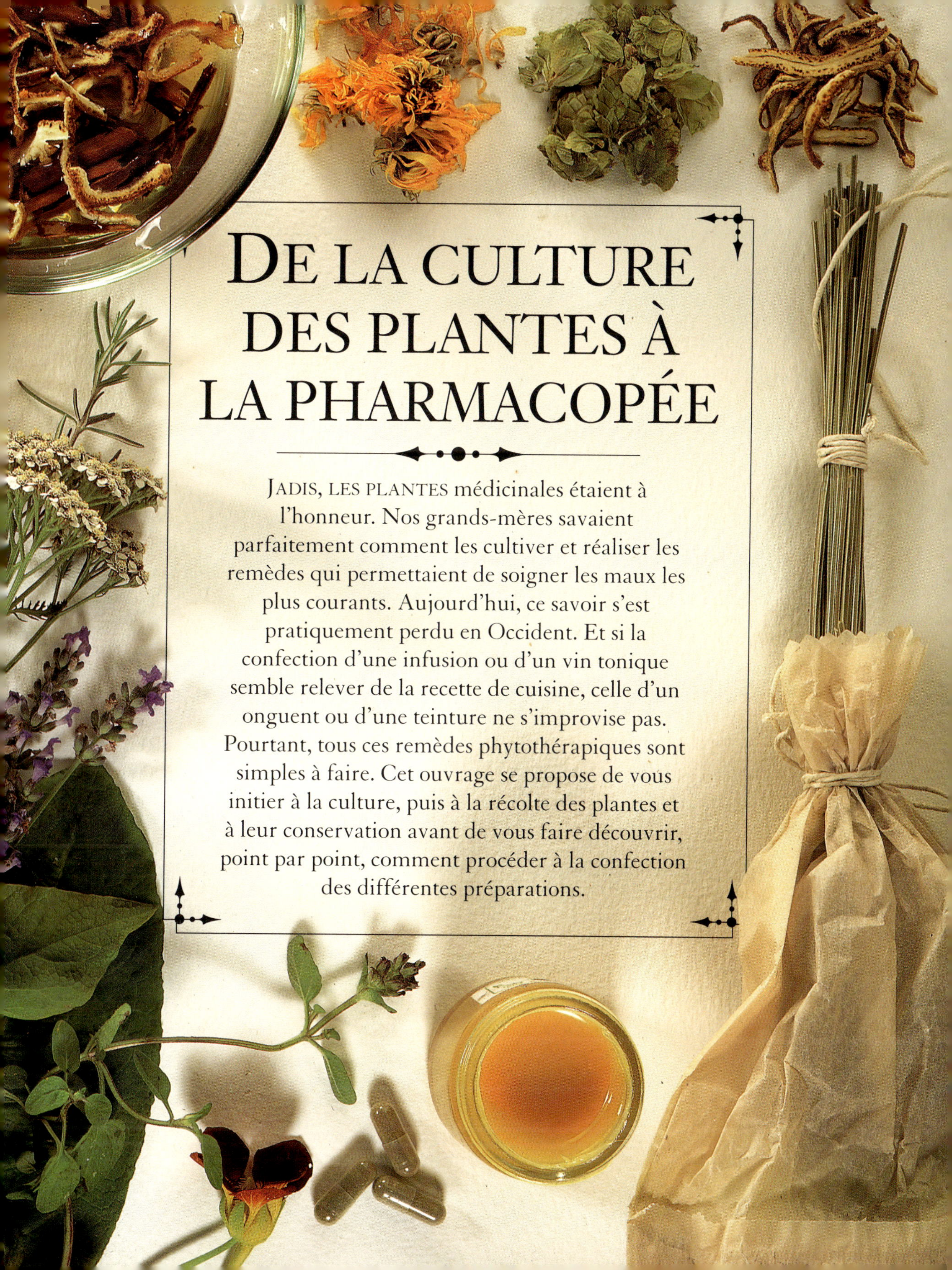

DE LA CULTURE DES PLANTES À LA PHARMACOPÉE

JADIS, LES PLANTES médicinales étaient à l'honneur. Nos grands-mères savaient parfaitement comment les cultiver et réaliser les remèdes qui permettaient de soigner les maux les plus courants. Aujourd'hui, ce savoir s'est pratiquement perdu en Occident. Et si la confection d'une infusion ou d'un vin tonique semble relever de la recette de cuisine, celle d'un onguent ou d'une teinture ne s'improvise pas. Pourtant, tous ces remèdes phytothérapiques sont simples à faire. Cet ouvrage se propose de vous initier à la culture, puis à la récolte des plantes et à leur conservation avant de vous faire découvrir, point par point, comment procéder à la confection des différentes préparations.

CULTIVER LES PLANTES

QUELLE JOIE de descendre dans son jardin y cueillir du romarin et d'autres herbes ou d'en prélever de sa jardinière pour confectionner une infusion ou un onguent ! Les plantes cultivées et séchées par la personne même qui les utilise offrent l'avantage d'être nettement plus efficaces que celles du commerce, qui risquent parfois d'être restées longtemps en rayon. De plus, cultiver soi-même ses plantes est le meilleur moyen de s'assurer un approvisionnement constant. L'exercice n'a rien de difficile et peut procurer un plaisir visuel tout autant qu'olfactif car la plupart des plantes médicinales offrent un aspect plaisant et dégagent des senteurs à la fois agréables et salutaires.

Le jardin médicinal

Savez-vous que les plantes médicinales sont très répandues dans la plupart des jardins ? Rares sont ceux où l'on ne déniche ni bourse-à-pasteur, ni gaillet, ni pissenlit, ni ortie, ni mouron blanc... Quant aux plantes condimentaires utilisées en cuisine — basilic, sauge, thym, persil, etc. —, elles ont souvent des propriétés thérapeutiques intéressantes.

D'autres plantes, en revanche, aux propriétés importantes, ne poussent que si on les cultive. C'est le cas de la camomille, de l'hysope, de la bétoine... D'autres encore, plus sauvages, se développent spontanément : il en va ainsi de l'aigremoine, du mélilot, du millepertuis ou de la reine-des-prés. Outre qu'il est commode de les avoir sous la main, cultiver un carré d'herbes médicinales offre la garantie que celles-ci ne sont ni polluées ni traitées chimiquement.

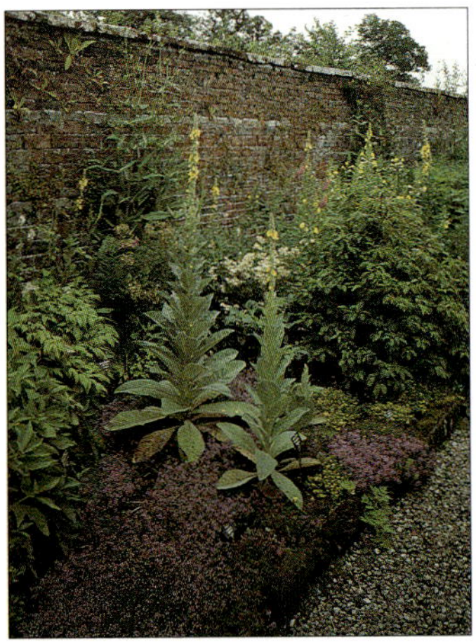

Les fleurs typiques du bouillon-blanc émergent d'un parterre d'herbes médicinales.

Si vous envisagez de le faire, prenez en compte la taille qu'atteindra chaque plante et l'attirance particulière de chaque espèce pour l'ombre ou la lumière. Contrairement à ce que l'on pourrait penser, ce genre de plantations présente un grand attrait pour les yeux, surtout si l'alternance des variétés entraîne un jeu de couleurs. Si vous êtes novice, commencez par planter les dix végétaux décrits à la page suivante. Mais sachez qu'il en existe bien d'autres, tout aussi utiles : ail, pensée sauvage, alchémille, marjolaine...

Les plantes d'intérieur bénéfiques

Si les plantes en pot ornent les intérieurs depuis des siècles, il a fallu attendre une époque récente pour que des scientifiques établissent le rôle que jouaient la plupart d'entre elles dans l'absorption des substances polluantes de l'atmosphère en leur faisant perdre leur nocivité. Travailler dans un bureau ou vivre dans un appartement vert, c'est donc améliorer son environnement.

L'**aloe vera** absorbe un grand nombre d'éléments polluants contenus dans l'air. Cette plante d'intérieur est aussi très utile pour dispenser les premiers secours en cas de brûlures (page 136). Les **plantes araignées**, les **azalées** et les **figuiers pleureurs** débarrassent l'atmosphère du formaldéhyde, dégagé par divers matériaux du bâtiment et présent dans certains produits démaquillants ou la fumée de cigarette. Le **lierre** élimine rapidement le benzène émis par des gaz d'échappement. L'**iris de Florence** absorbe le trichloréthylène présent dans les produits de nettoyage.

Faire un jardin médicinal

Voici dix plantes qui pourront constituer la base de votre jardin. Pages 52 à 57, vous trouverez tous les conseils utiles pour les cultiver, les récolter et les faire sécher.

Camomille Avec ses fleurs, on fait une infusion apaisante qui favorise le sommeil et la digestion.
Fenouil C'est le point central d'un carré d'herbes. Ses graines ont des vertus digestives.
Hysope Un beau petit arbuste dont les parties aériennes, récoltées l'été, soulagent les troubles respiratoires et digestifs.
Mélisse Avec les feuilles, on fait une infusion à l'effet stimulant et antidépresseur. Attention : la plante prolifère vite...
Millepertuis Les fleurs fraîches permettent de préparer une huile qui soigne brûlures et inflammations. Cueillies au cœur de l'été, les feuilles permettront de préparer des tisanes sédatives.
Romarin On en fait une huile macérée à chaud qui soulage l'arthrite. Les jeunes pousses doivent être protégées l'hiver.
Sauge pourpre Les feuilles servent aux bains de bouche. Attention, la plante craint la rudesse hivernale.
Scutellaire Elle a un effet sédatif (stress et tension). La récolte s'effectue à la floraison (les cosses sont alors typiques).
Souci Cette plante astringente et cicatrisante soulage, en usage interne, maux d'estomac et ulcères buccaux. En pommade, elle traite les problèmes de peau.
Thym L'un des meilleurs antiseptiques naturels. Efficace en cas d'infection pulmonaire, comme tonique digestif ou en bains de bouche.

La jardinière médicinale

Si vous ne possédez qu'un balcon ou que votre jardin est vraiment tout petit, il vous est toujours possible de réaliser une jardinière médicinale. Les plantes y croîtront rapidement, mais vous devrez penser à les renouveler un ou deux ans plus tard. Si vous utilisez un compost à base de tourbe, ajoutez du sable (1 volume pour 5 de compost) afin d'améliorer la texture et le drainage du sol.

JARDINIÈRE MÉDICINALE Choisissez des plantes à croissance lente et faites une composition avec des variétés agréables à l'œil. Plantez les espèces les plus hautes vers l'arrière, les rampantes vers l'avant.

MENTHE POIVRÉE *Ses feuilles donnent une infusion efficace en cas de troubles digestifs, nausées, maux de tête.*

SAUGE POURPRE *À cultiver absolument, d'autant qu'elle pousse lentement ; elle est efficace en gargarismes (maux de gorge), infusions ou eau de rinçage après un shampooing.*

MÉLISSE *Elle a un arôme délicieux et donne d'excellentes infusions. Choisissez la variété panachée qui a les mêmes propriétés médicinales mais prolifère moins vite.*

BÉTOINE *Elle apporte une note de couleur, et ses feuilles font une infusion relaxante en cas de stress et de tensions.*

THYM *Il soulage toux et problèmes respiratoires, et est employé dans les bains de bouche.*

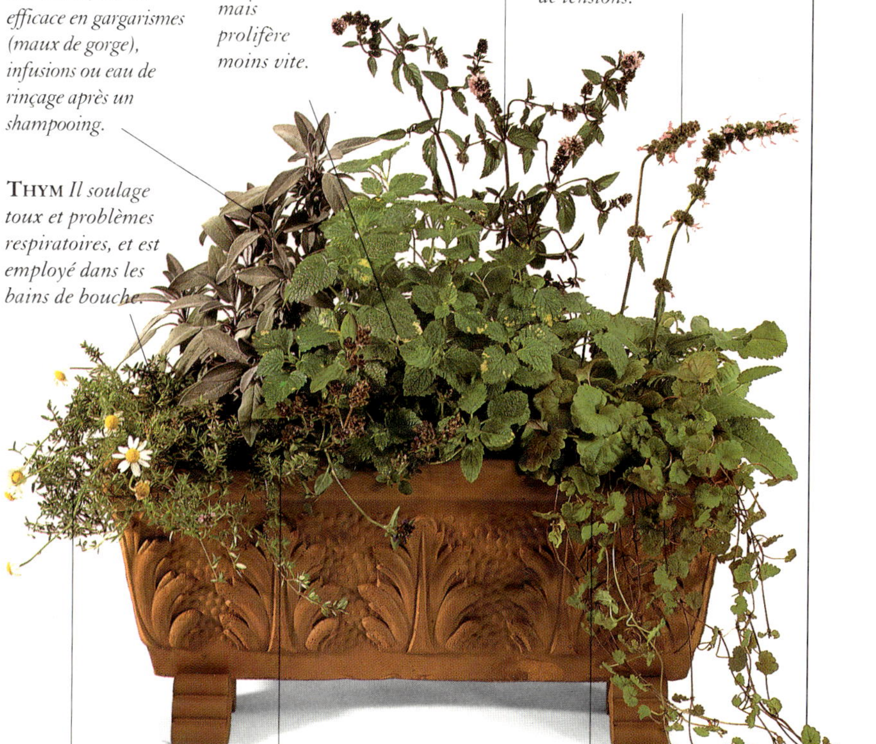

CAMOMILLE ROMAINE *Cette plante vivace, à croissance lente, donne tout l'été des fleurs pour les tisanes.*

BRUNELLE *Cette jolie plante appliquée en bain d'yeux soulage la fatigue ou les inflammations des yeux.*

LIERRE TERRESTRE *Il agit efficacement sur le catarrhe. Ses feuilles s'utilisent en infusion ou en teinture.*

Acheter des plantes

S'il est très gratifiant d'obtenir des plantes à partir de graines ou de boutures, il faut néanmoins admettre que certaines espèces croissent lentement ou sont difficiles à faire venir ; mieux vaut alors les acheter déjà démarrées pour jouir au plus vite du jardin. Chez un bon spécialiste ou dans une bonne jardinerie, vous découvrirez combien les herbes médicinales sont souvent décoratives : mélisse ou armoise *variegata*, petit plantain rouge, hysope, lavande ou romarin sont colorés et apporteront une agréable touche de couleur.

■ Achetez des plantes vigoureuses, possédant de jeunes pousses et disposant d'un espace suffisant dans leur pot. Les plantes clairsemées ou jaunies vous décevront beaucoup une fois replantées.

■ Vérifiez qu'elles n'ont pas de parasites : ceux-ci ont tendance à se regrouper sur la face interne des feuilles ou sur les jeunes pousses.

■ Inspectez les racines et la mise en pot : retournez la plante, puis tapotez sur le pot pour la faire sortir. Vous verrez alors si la racine se développe bien et si la terre ne s'effrite pas.

■ Vérifiez que la plante est correctement étiquetée. Pour cela, documentez-vous un peu plus avant de l'acheter et, en cas de doute, n'hésitez pas à demander des précisions au vendeur.

■ Au printemps et surtout juste avant l'été, les magasins spécialisés adaptent leur production aux ventes — qui sont en hausse à cette période. Achetez donc vos plantes à ce moment-là ; plus tard, le pot risque d'être devenu trop petit. Cependant, les bons spécialistes procèdent à des rempotages réguliers qui justifient aussi l'augmentation du prix de leurs produits.

Partir d'une graine

Les plantes annuelles croissant mieux à partir de la graine, il n'est pas utile de les acheter en pots. Avec un peu de patience, vous obtiendrez des plantes vivaces en plantant les graines, mais le bouturage ou la division des pieds donnent de meilleurs résultats.

■ Les semences des herbes médicinales les plus courantes s'achètent le plus souvent chez les pépiniéristes et dans les garden centers. N'ignorez pas le rayon des plantes sauvages : vous y trouverez les graines de mélilot ou de bétoine. Pour des plantes moins connues, allez chez un herboriste.

■ La plupart des plantes annuelles se sèment au printemps, à leur place définitive. Les plantes vivaces préfèrent des semailles à la fin de l'été dans un pot mis l'hiver sous serre, avant d'être replantées en terre au printemps suivant.

■ Les plantes et herbes annuelles sont les suivantes : aneth, anis, basilic, bourrache, camomille allemande, coriandre, cresson de fontaine, mâche, pavot de Californie, roquette, souci.

■ Le persil dure deux ans, mais il est préférable de le planter chaque année, à sa place définitive. Parmi les autres plantes bisannuelles, citons l'angélique, le mélilot et le bouillon-blanc.

■ Les plantes vivaces à semer sont l'alchémille, l'aunée, la brunelle, le fenouil, l'hysope, le millepertuis, la sauge, la scutellaire, la tanaisie, le thym.

SEMER

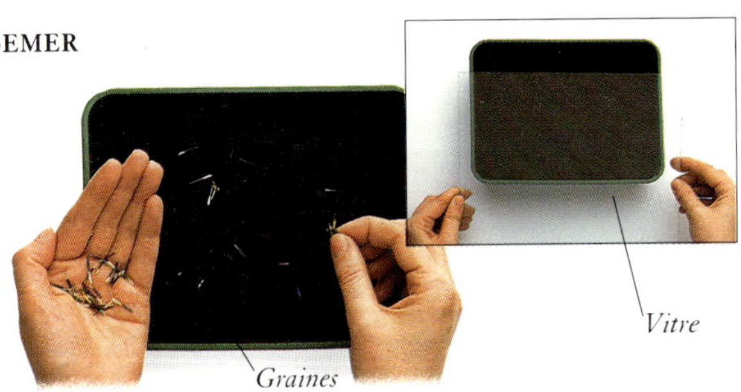

1 Remplissez un bac avec un compost bien humidifié, jetez-y les graines en vrac. Si celles-ci sont grosses (et seulement dans ce cas), recouvrez d'une légère couche de compost. Posez la vitre ou mettez le bac dans un sac plastique au chaud (jusqu'à 20 °C).

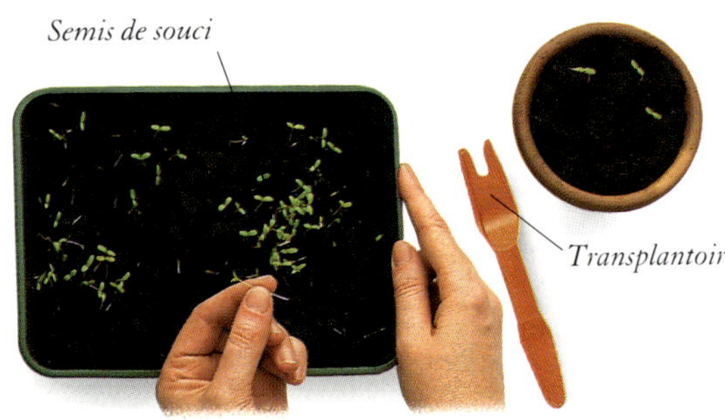

2 Remplissez un pot de compost. Prélevez délicatement un semis à l'aide du transplantoir ; faites un trou dans le compost et installez-y la pousse.

Tailler & surveiller

Certaines plantes à croissance rapide ont besoin d'être taillées vigoureusement et contrôlées. L'opération est relativement limitée pour les plantes médicinales, compte tenu des prélèvements effectués. En général, laissez de 10 à 15 cm de tige lorsque vous collectez les parties aériennes des plantes. Pour celles dont vous ne recueillez qu'une partie (fleurs de la lavande, par exemple), taillez en respectant les règles habituelles.

- La lavande, la sauge et le romarin se taillent après floraison à la fin de l'été. Laissez de 10 à 20 cm de tige.
- Alchémille, mélisse, bouillon-blanc, scutellaire, tanaisie prolifèrent spontanément et exigent un contrôle très régulier.
- Des plantes ont une croissance si rapide qu'elles risquent d'étouffer les autres ; c'est le cas de la menthe ou de la saponaire.
- Ne taillez pas la rue par temps humide et ensoleillé, sous peine d'attraper de l'urticaire. Faites-le après floraison.

Tailler

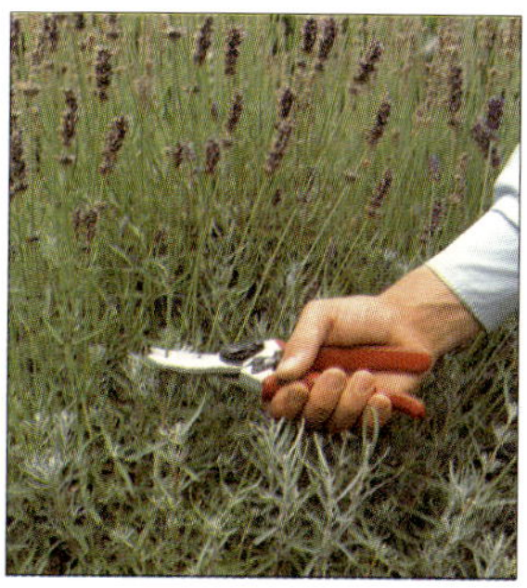

1 Coupez au sécateur les fleurs fanées en laissant de 10 à 20 cm de tige ; procédez ainsi à la fin de l'été ou au début de l'automne.

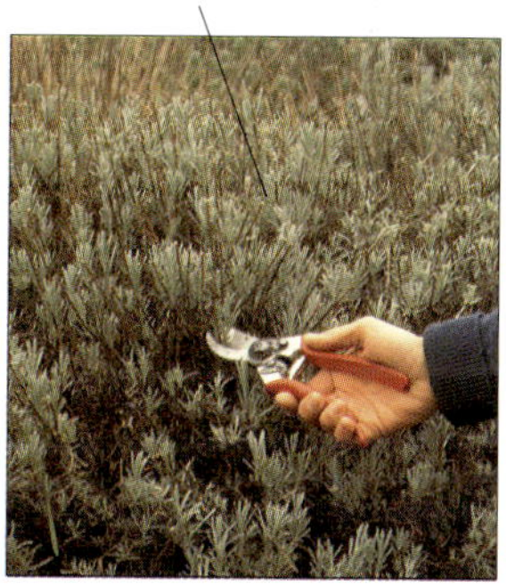

2 Au début du printemps suivant, raccourcissez la tige de 2,5 cm après avoir vérifié qu'il n'y avait pas de nouvelles fleurs.

Multiplier par division

La plupart des plantes se divisent. Pour la ciboulette, procédez en automne avec une petite fourchette. Pour la livèche, attendez le début du printemps, juste au début de la croissance, avant de couper le pied avec une bêche bien tranchante. Replantez ensuite et arrosez abondamment. Ce mode de multiplication convient aussi à la mélisse et au thym. Pour l'aunée, la camomille romaine et la menthe poivrée, préférez le marcottage.

Procéder par bouturage

Avec les plantes ligneuses vivaces, le bouturage est plus efficace que le semis. Pour les plantes buissonnantes comme la sauge et le romarin, prélevez une bouture sur les bords à la période de semi-maturité (fin de l'été ou début de l'automne) ou — si la rapidité de la croissance est un facteur de survie — sur les jeunes pousses (printemps ou début de l'été). Les boutures semi-matures offrent les meilleures garanties de succès avec l'hysope, la lavande, le romarin, la sauge pourpre, le sureau noir, le thym, la verveine citronnée.

Bouturer

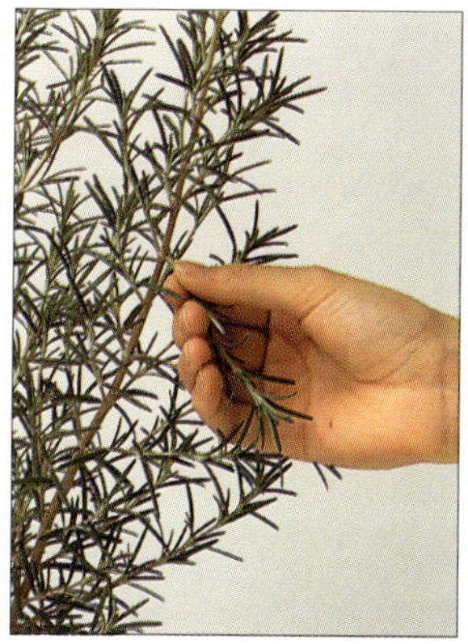

1 Sélectionnez une pousse, cassez-la ou coupez-la en veillant à garder si possible le «talon» attaché.

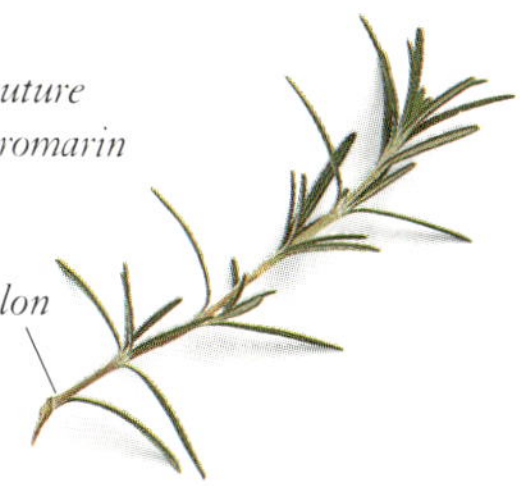

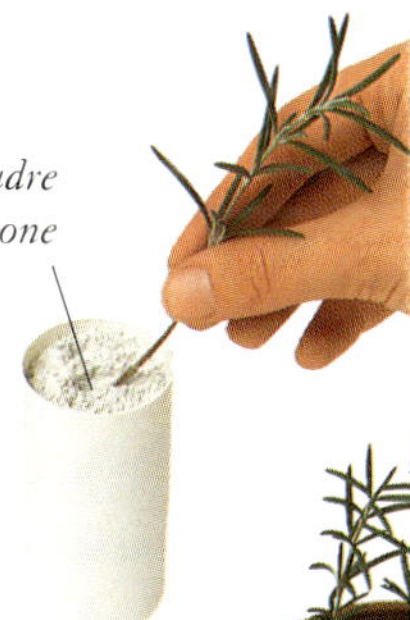

2 Plongez le bout coupé de la pousse dans la poudre d'hormone.

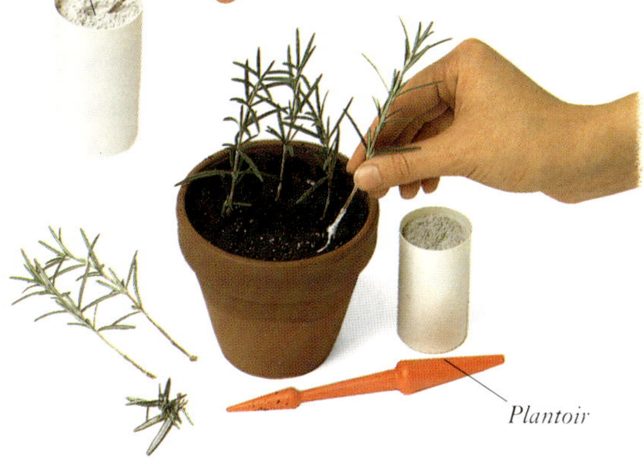

3 Remplissez de compost un pot de 10 cm de diamètre. Faites un petit trou avec le plantoir, glissez-y la bouture. Procédez ainsi jusqu'à ce que le pot soit garni, arrosez abondamment. Quelques semaines plus tard, des racines apparaîtront. Rempotez alors chaque bouture.

RÉCOLTER & FAIRE SÉCHER

LE PHÉNOMÈNE des saisons ne permet pas de disposer de végétaux frais toute l'année, ce qui implique de les récolter, de les faire sécher et de les conserver. Plus tôt une plante est mise à sécher, moins vite elle perd ses principes aromatiques et ses composants les plus importants.

La période de ramassage d'une plante influe considérablement sur la concentration de ses principes actifs. Dans de nombreuses cultures, les rites qui accompagnent la récolte relèvent de traditions magiques mais reflètent également une bonne connaissance botanique : le moment choisi correspond à celui où le végétal développe des capacités maximales.

La récolte s'effectue par temps sec, après disparition de la rosée matinale et quand la plante est idéalement mûre. Le séchage doit ensuite s'effectuer rapidement, à l'abri du soleil et dans un endroit bien aéré. Un placard-séchoir est tout à fait adapté, mais une pièce chaude ou une remise de jardin équipée d'un petit ventilateur conviennent également. En revanche, il est déconseillé de faire sécher des plantes dans un garage où les gaz d'échappement risquent de les contaminer. La température doit être comprise entre 20 et 32 °C.

Généralement, le temps de séchage n'excède pas 5 ou 6 jours ; il est un peu plus élevé pour les semences. Accélérer le processus en utilisant un four à micro-ondes est tout à fait déconseillé : des scientifiques ont établi que les radiations émises modifiaient la composition chimique des plantes.

Période de récolte

De très nombreuses espèces se ramassent en été, avant ou pendant la floraison. Les graines et la plupart des écorces seront recueillies au début de l'automne, les racines au printemps ou au début de l'automne. Les feuilles persistantes (romarin, sauge, thym...) peuvent être collectées en toute saison ; mais limitez la récolte s'il y a risque de gel.

DÉBUT DU PRINTEMPS

Racines : pissenlit.

FIN DU PRINTEMPS

Parties aériennes pendant la floraison : pulmonaire, violette.
Fleurs : primevère, sureau noir, tussilage.

DU DÉBUT AU MILIEU DE L'ÉTÉ

Écorce pendant la floraison : viorne obier.
Fleurs/sommités fleuries : bourrache, camomille, chèvrefeuille, millepertuis, souci, tilleul.
Parties aériennes/feuilles avant la floraison : aigremoine, ail, alchémille, aneth, angélique, cataire, fenouil, gaillet, hysope, léonure, marrube blanc, mélisse, menthe poivrée, ortie, patience, persil, pissenlit, plantain, sauge, tanaisie.

DU MILIEU À LA FIN DE L'ÉTÉ

Feuilles après floraison : bouillon-blanc, bourrache, fenugrec, primevère, pulmonaire, tussilage, violette.
Fleurs : houblon, lavande.
Parties aériennes pendant la floraison : absinthe, achillée, armoise, bétoine, bourse-à-pasteur, guimauve, laitue vireuse, marjolaine, mélilot, pavot de Californie, pensée sauvage, reine-des-prés, scutellaire, thym, verveine.

AUTOMNE

Graines/fruits à maturité : aneth, aubépine, céleri, fenouil, fenugrec, livèche, orange amère, sureau noir.
Racines/bulbes après dessèchement des feuilles : ail, angélique (1re année), aunée (racines de 2 ou 3 ans), bardane (1re année), cimicaire, consoude, échinacea, guimauve, hydrastis, livèche, primevère, saponaire, tormentille, valériane.

Fleurs

En général, les tête se cueillent quand la plante est en pleine floraison (page 54) et sont mises à sécher entières. Recueillez-les le matin après disparition de la rosée, quand elles sont grandes ouvertes. Séparer avec soin la tige de la fleur, débarrassez cette dernière des insectes et particules étrangères et posez-la sur un plateau tapissé d'un papier absorbant. Les fleurs de petite taille (lavande, etc.) se sèchent comme les semences : elles sont suspendues tête en bas, les fleurs tombant peu à peu dans un sac en papier

Faire sécher

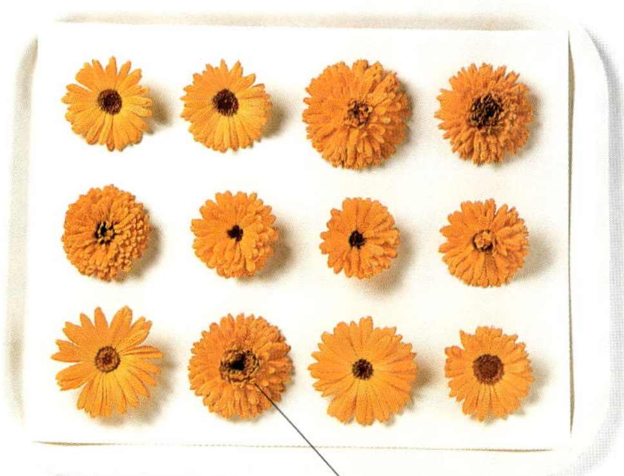

Fleurs de soucis

1 Posez délicatement les têtes sur un plateau recouvert de papier (peu importe si elles se touchent). Mettez-les à sécher dans un endroit chaud et sec, comme un placard-séchoir, et retournez-les régulièrement.

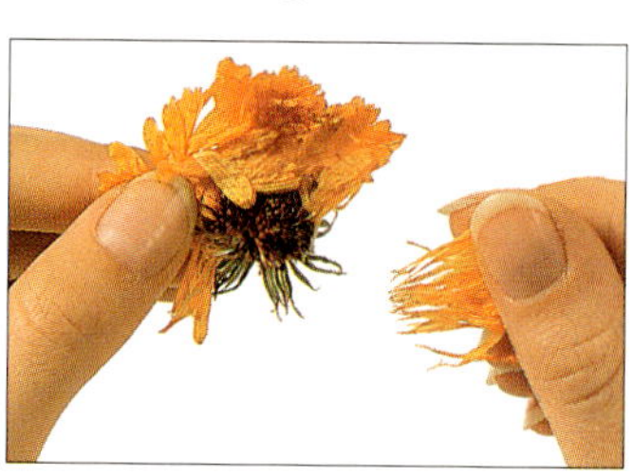

2 Après séchage complet, conservez les fleurs dans un récipient hermétique et opaque. Pour les soucis, ne conservez que les pétales après les avoir détachés de la partie centrale.

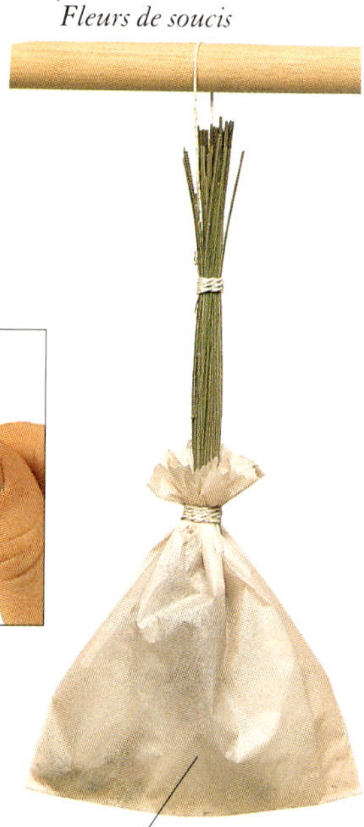

Lavande mise à sécher, tête en bas, dans un sac en papier

Parties aériennes & feuilles

Les feuilles des plantes caduques se ramassent juste avant la floraison, celles des végétaux persistants toute l'année (page 54). Quand elles sont de grande taille (bardane), elles peuvent être cueillies et séchées une à une ; plus petites (mélisse), elles se font sécher avec leur tige. Si vous utilisez toutes les parties aériennes, procédez à la récolte lors de la floraison pour avoir à la fois feuilles, fleurs, tiges et semences.

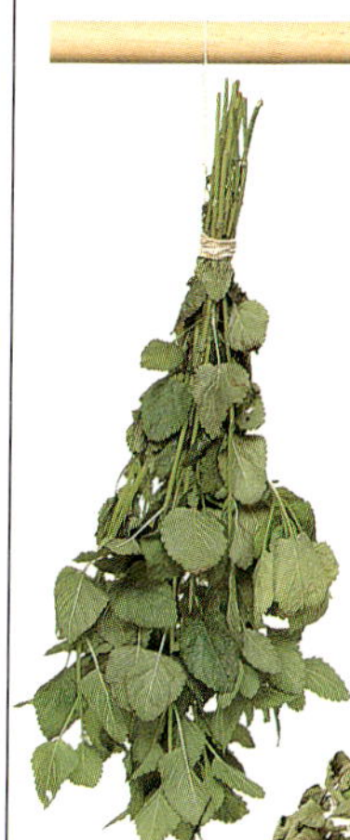

Bouquet de mélisse mis à sécher

Faire sécher

1 Composez de petits bouquets de 5 à 10 tiges chacun, selon la taille, suspendez-les tête en bas et mettez-les à sécher dans un endroit chaud et sec ou un placard-séchoir.

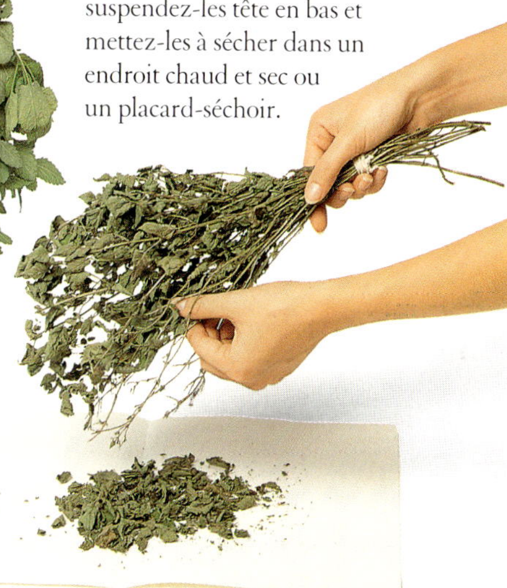

2 Au bout de 5 ou 6 jours, les feuilles deviennent friables au toucher sans pour autant se réduire en poudre. Pour les détacher, frottez-les avec les doigts et jetez les morceaux de tige les plus gros. Recueillez les feuilles sur un papier. Si vous utilisez toutes les parties aériennes, effritez le tout.

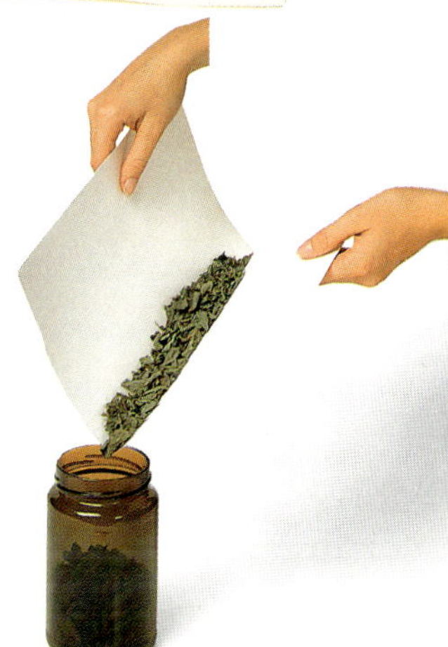

3 Conservez les herbes séchées dans un récipient hermétique et à l'abri de la lumière.

Graines

Elles se recueillent généralement au début de l'automne (page 54). Quand elles atteignent leur stade de maturité, coupez de 15 à 20 cm de tige, composez des petits bouquets et ficelez-les avant de les suspendre tête en bas au-dessus d'un plateau recouvert de papier. Une fois sèches, les semences tombent d'elles-mêmes.

Faire sécher

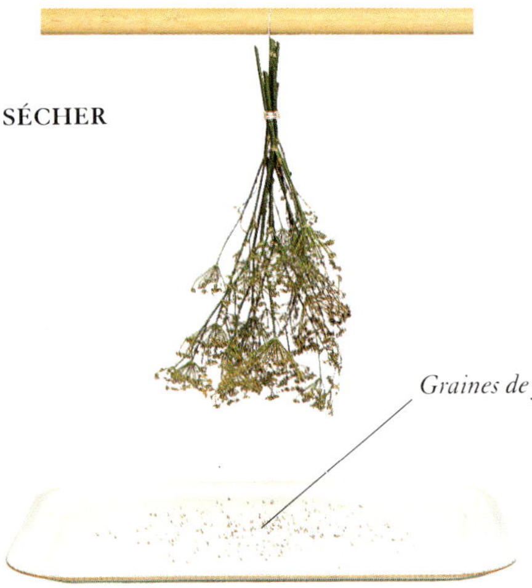

Graines de fenouil

Baies

On les ramasse au début de l'automne, quand elles sont parvenues à maturité sans être ni molles ni sèches. Écartez toutes celles qui sont abîmées, disposez les autres sur un plateau recouvert de papier. Chauffez un four, puis éteignez-le et mettez-y le plateau pour 3 ou 4 heures, porte entrouverte. Transférez les baies dans un placard-séchoir, retournez-les régulièrement pour assurer un séchage uniforme.

Faire sécher

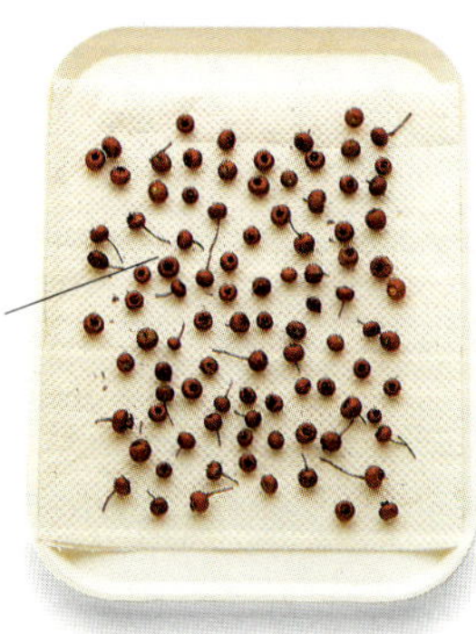

Baies d'aubépine

Racines

Excepté les racines de pissenlit qui se recueillent au printemps, les autres se collectent en automne, quand les parties aériennes sont flétries et que la terre n'est pas encore trop dure à travailler. Les racines absorbant l'humidité ambiante même après séchage, il convient de les trier régulièrement et d'écarter celles qui sont devenues molles ou qui présentent des signes de pourriture.

Faire sécher

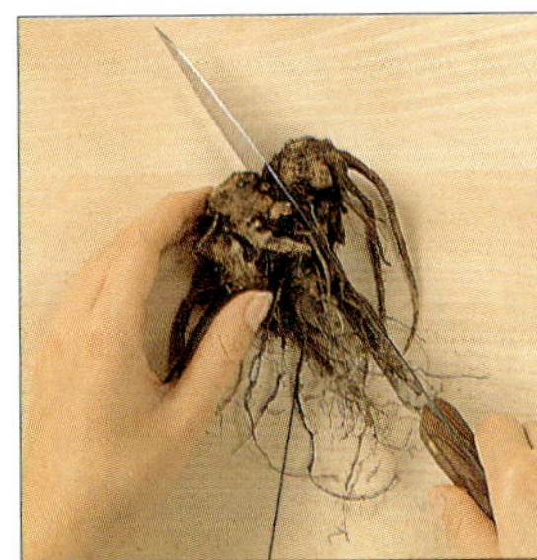

1 Lavez soigneusement les racines afin d'éliminer toutes les impuretés. Découpez celles de grande taille pour accélérer leur séchage.

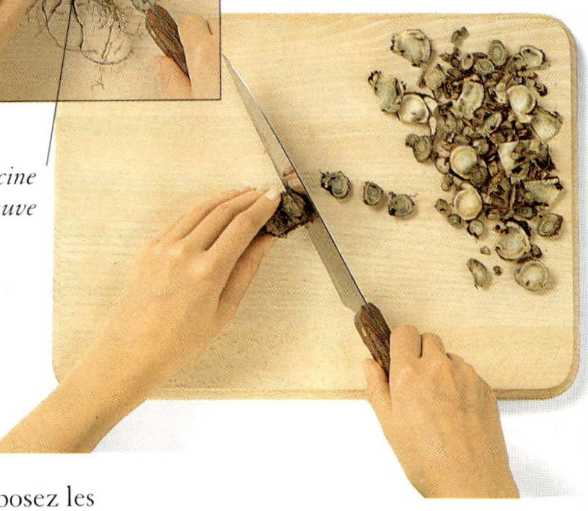

Racine de guimauve

2 Disposez les morceaux sur un plateau recouvert de papier. Chauffez un four, puis éteignez-le, mettez-y le plateau pour 3 ou 4 heures porte entrouverte. Transférez-les dans un endroit chaud et sec jusqu'à séchage complet.

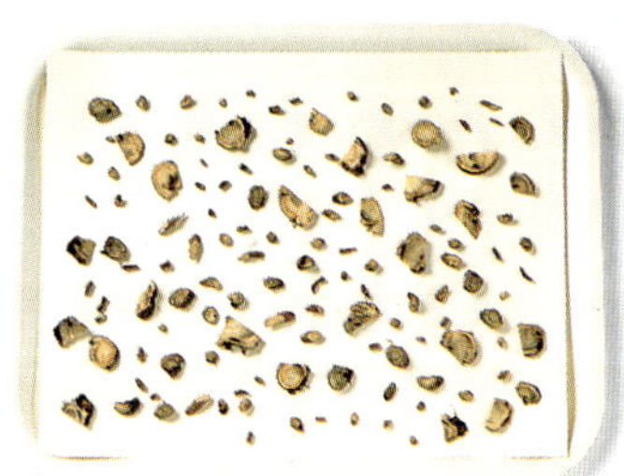

Bulbes

Ils doivent être déterrés après floraison, quand les parties aériennes ont flétri. Recueillez sans tarder les gousses d'ail qui ont tendance à s'enfoncer dans le sol à cette période.

Écorce

Pour éviter d'endommager la plante, prélevez l'écorce en automne, à la descente de la sève. N'ôtez jamais l'écorce entière ni une bande d'écorce ceinturant l'arbre. Essuyez-la et nettoyez-la pour la débarrasser des mousses et des insectes, en veillant à ne pas trop la détremper. Découpez-y des petits carrés de 2 à 5 cm de côté, disposez-les sur un plateau recouvert de papier ; mettez-les à sécher dans un placard-séchoir.

Sève & suc

De nombreux arbres et plantes donnent de la sève. Pour en prélever à un arbre, pratiquez dans son écorce une incision profonde au couteau ou au foret selon l'espèce, et attachez au tronc une tasse ou un seau. Cette opération ne doit pas s'effectuer en automne, pour éviter d'endommager l'arbre. La sève existe aussi chez les végétaux à latex, comme la laitue vireuse ou la chélidoine. Elle s'extrait alors par simple pression ; munissez-vous toujours de gants, certains sucs sont corrosifs. Quant au gel d'*Aloe vera*, il entre dans la composition des pommades et se révèle très utile pour les premiers secours (page 136).

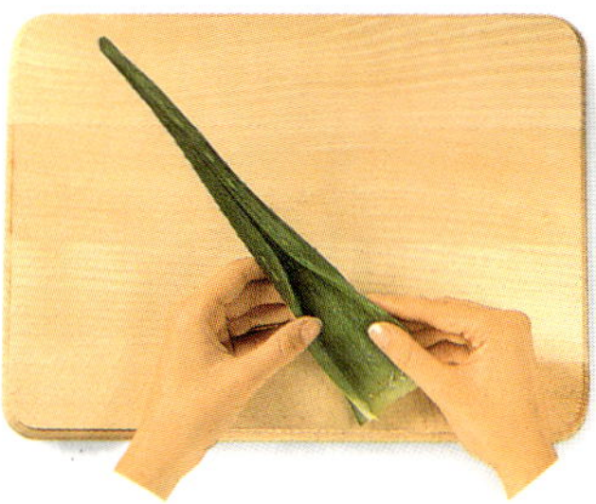

RECUEILLIR LE SUC

1 Ouvrez avec soin une feuille dans le sens de la longueur en déroulant les bords.

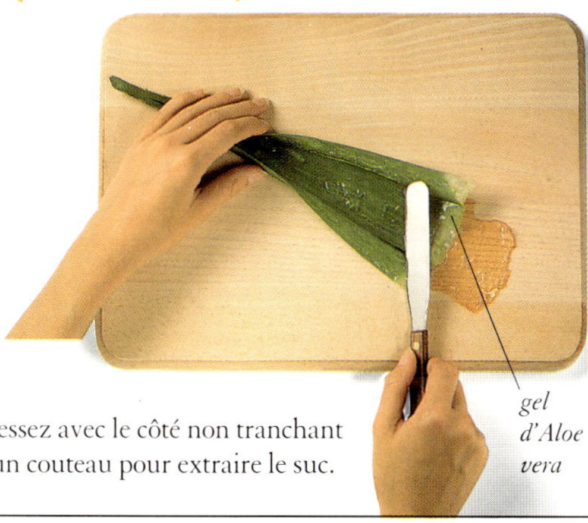

gel d'Aloe vera

2 Pressez avec le côté non tranchant d'un couteau pour extraire le suc.

Congeler les plantes

Il est possible de congeler des plantes en petites quantités, mais cette méthode est plutôt réservée aux herbes condimentaires, utilisées en cuisine, et qui se gardent dans des sacs en plastique.

Acheter des herbes sèches

Pour des raisons de climat ou d'espace, il n'est pas toujours possible de cultiver toutes les plantes dont on a besoin ; dans ce cas, l'achat de plantes séchées s'avère nécessaire.

- N'achetez que la juste quantité dont vous avez besoin, pour limiter le temps de stockage.
- Boudez les magasins qui proposent des plantes dans des pots translucides, laissés en plein soleil ou qui ont l'air de traîner là depuis longtemps. Dans de mauvaises conditions de conservation, les plantes ont tendance à se décolorer. Un aspect terne ou poussiéreux n'annonce donc rien de bon.
- Évitez les plantes incorrectement collectées ou conservées ; cherchez les traces d'insectes, d'excréments, de pourriture, ou l'apparition d'un autre végétal qui s'est développé anormalement : par exemple, de l'herbe mélangée à de l'euphraise.
- Vérifiez que les plantes sont correctement étiquetées, une erreur étant toujours possible. Certaines s'identifient facilement grâce à leur odeur ou à leur aspect — ainsi, la cosse est caractéristique de la scutellaire et de la bourse-à-pasteur. Fournissez-vous auprès d'un magasin spécialisé ou d'une entreprise réputée, et essayez de vous documenter sur la plante avant de l'acheter.

Conserver les plantes

Les plantes doivent être gardées au sec, au frais et à l'abri du soleil, dans des récipients hermétiques. La plupart peuvent se conserver un an sans altération notable. Il est préférable de les mettre dans des récipients en verre teinté ou en faïence ; si ces derniers sont en verre transparent ou clair, entreposez-les dans un placard. Assurez-vous régulièrement qu'il n'y a ni pourriture ni insectes — vérifiez bien l'absence d'œufs et de larves, notamment si les plantes ont été importées ou cultivées organiquement. Étiquetez bien tous vos pots. Note : pour la conservation des infusions, teintures, pommades, onguents, etc., reportez-vous aux pages 62 à 79.

TISANES

LES INFUSIONS de plantes, appelées également tisanes, se prennent bien sûr pour traiter des affections particulières ; mais ce sont également des boissons saines et délicieuses qui peuvent remplacer le thé ou le café pendant la journée ou après les repas. Ces infusions proposent des saveurs très variées, que vous pourrez mélanger et associer selon vos goûts. Ces plantes s'achètent en sachets prêts à l'emploi ou se préparent «artisanalement» après cueillette et séchage. Bien souvent, le goût des infusions commercialisées est dû aux fruits des plantes et à leurs écorces, ce qui expliquent qu'elles soient très riches en sucre ; attention aux contre-indications, dans le cas de la candidose par exemple.

Karkadé

C'est avec cette infusion traditionnelle qu'on accueille souvent les voyageurs au Moyen-Orient. Délicieuse boisson aux pétales d'hibiscus séchés, elle est aussi dépurative.

~ INGRÉDIENTS ~

50 g d'hibiscus (pétales)
25 g de sucre ou de miel
2 litres d'eau

~ CONFECTION ~

Laissez macérer les pétales 1 ou 2 h dans 1 litre d'eau froide, puis portez à ébullition ; filtrez, réservez le liquide. Remettez les pétales dans une casserole avec 1 litre d'eau fraîche, portez à ébullition, filtrez. Mélangez les deux liquides, ajoutez le sucre ou le miel. Cette boisson peut se servir froide ou chaude.

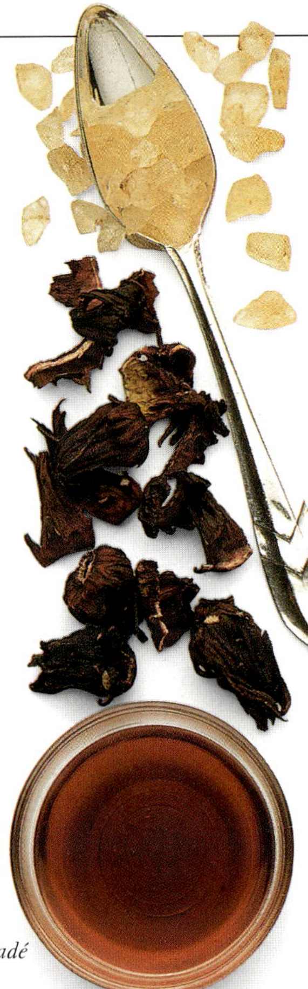

Karkadé

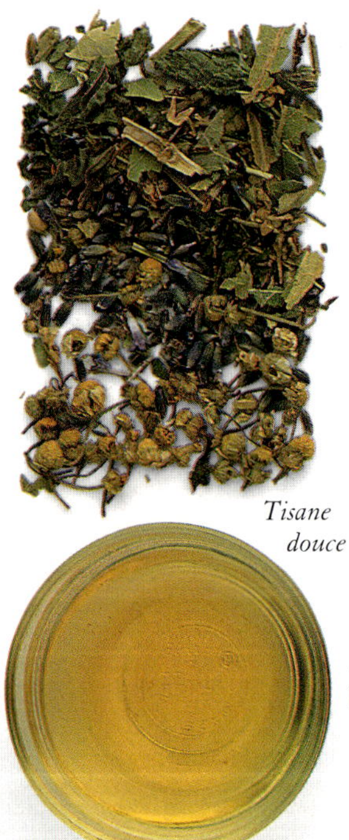

Tisane douce

Tisane douce

Ce mélange reconstituant, composé de plantes séchées et réputées pour donner bon moral, améliore l'état de bien-être.

~ INGRÉDIENTS ~

25 g de camomille (fleurs)
50 g de verveine
50 g de menthe (feuilles)
50 g de tilleul (fleurs effritées)
25 g de lavande
25 g de mélisse (feuilles)
eau

~ CONFECTION ~

Mélangez les plantes, conservez-les dans un bocal opaque. Mettez 1 ou 2 cuillerées à café dans une tisanière, ajoutez 1 tasse d'eau bouillante, laissez infuser de 5 à 10 mn, filtrez.

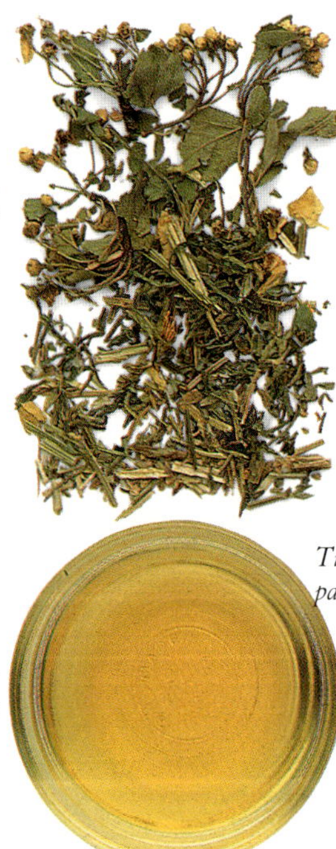

Tisane au pavot

Tisane au pavot

Rien de tel qu'une infusion bien chaude de plantes relaxantes pour passer une bonne nuit. La recette ci-dessous est adaptée d'une recette de Maurice Mességué.

~ INGRÉDIENTS ~

25 g de pavot de Californie
50 g de laitue vireuse
25 g d'aubépine (fleurs)
25 g de mélilot
eau

~ CONFECTION ~

Mélangez les plantes séchées, conservez-les dans un bocal opaque. Mettez 1 ou 2 cuillerées à café dans une tisanière, ajoutez 1 tasse d'eau bouillante, laissez infuser de 5 à 10 mn, filtrez. Buvez au coucher.

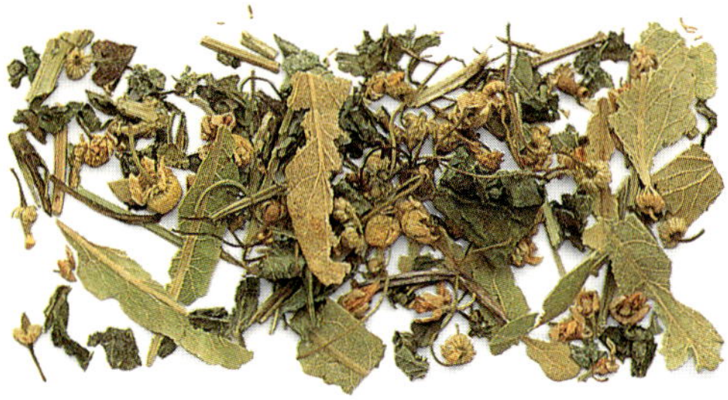

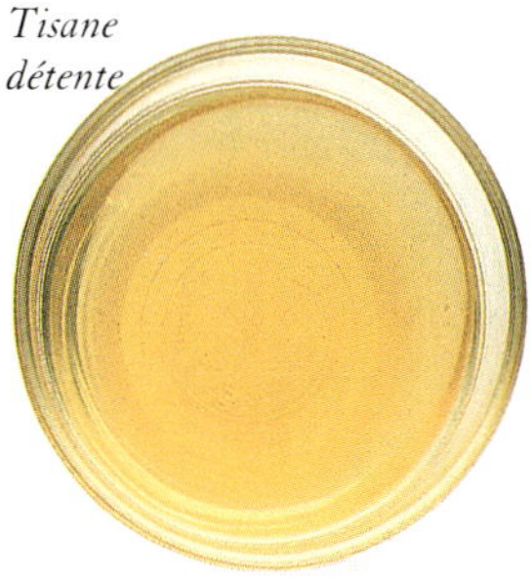

Tisane détente

Tisane du matin

Ce mélange de plantes séchées, stimulantes, digestives et rafraîchissantes, est idéal pour démarrer la journée avec entrain.

~ INGRÉDIENTS ~

25 g de menthe (feuilles)
50 g d'hibiscus (pétales)
50 g de fraisier (feuilles effritées)
25 g de framboisier (feuilles effritées)
25 g de souci (pétales)
25 g de camomille (fleurs)
25 g de bleuet (fleurs)
eau

~ CONFECTION ~

Mélangez les plantes, conservez-les dans un bocal en céramique ou en verre teinté. Mettez 1 ou 2 cuillerées à café dans une tisanière, ajoutez 1 tasse d'eau bouillante, laissez infuser de 5 à 10 mn, filtrez. Buvez au lever.

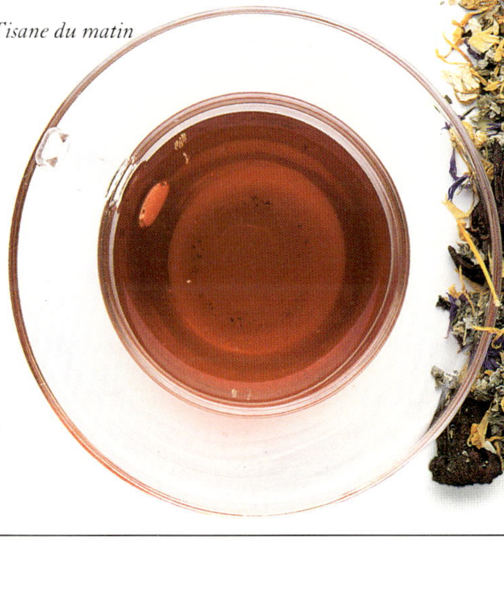

Tisane du matin

Tisane détente

Ce mélange composé de plantes séchées, sédatives et apaisantes, favorisera la détente après le travail.

~ INGRÉDIENTS ~

50 g de mélisse (feuilles)
50 g de camomille (fleurs)
50 g de tilleul (fleurs effritées)
eau

~ CONFECTION ~

Mélangez les plantes, conservez-les dans un bocal opaque. Mettez 1 ou 2 cuillerées à café dans une petite théière, ajoutez 1 tasse d'eau bouillante, laissez infuser de 5 à 10 mn, filtrez.

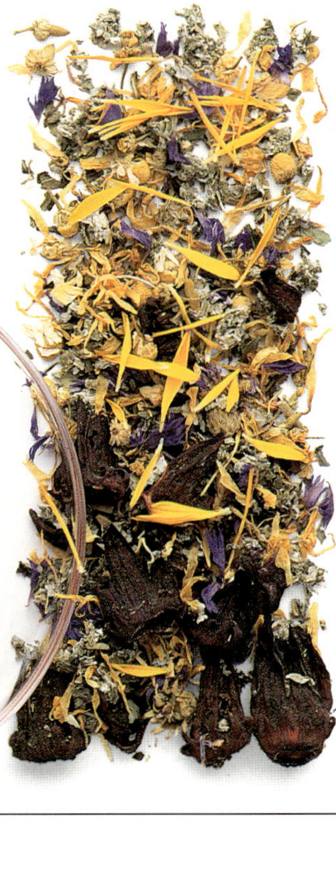

En sachets

La plupart des plantes et herbes médicinales séchées existent en sachets prêts à infuser. S'ils procurent sans doute moins de plaisir qu'une tisane réalisée avec des produits cultivés et fraîchement séchés par soi-même, ils sont en revanche très pratiques en voyage ou au bureau.

BÉTOINE — *excellente tisane sédative et relaxante.*
CAMOMILLE — *très relaxante, apaisante, carminative. La saveur des fleurs fraîches, délicieuse et forte, est supérieure à celle, parfois décevante, des fleurs séchées. Ajoutez alors un peu de thé de Ceylan.*
FENOUIL — *idéal en cas de mauvaise digestion, à prendre après les repas.*
HIBISCUS & CYNORRHODON — *mélange «industriel» fréquent, très rafraîchissant par grosse chaleur.*
MÉLISSE — *plante rafraîchissante, donnant bon moral et permettant de bien commencer la journée. En infusion digestive, souvent associée au fenouil.*
MENTHE POIVRÉE — *très répandue, soulage la mauvaise digestion et le rhume de cerveau. Attention, l'abus de menthe provoque des irritations.*
PASSIFLORE — *généralement mélangée à d'autres plantes (tilleul, camomille) dans les infusions sédatives.*
SUREAU NOIR — *ses fleurs, au goût très particulier, sont efficaces pour le catarrhe et le rhume des foins.*
TILLEUL — *donne une infusion relaxante après le dîner ; son goût est souvent relevé par celui de la menthe.*
VERVEINE — *stimulant hépatique et sédatif des nerfs, très apprécié le soir. L'association verveine-menthe est également fréquente.*

Herbes en sachet

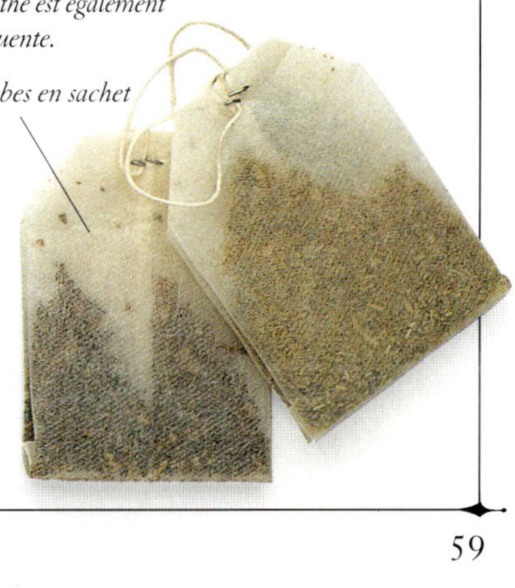

SALADES SANTÉ

AU MOYEN ÂGE, on confectionnait de savoureuses «salades vertes» composées de feuilles très parfumées et accompagnées de légumes crus émincés, appréciées pour leur action dépurative, salutaire au printemps après les nourritures pauvres de l'hiver. Aujourd'hui encore, ces salades restent très prisées en raison de leurs nombreuses vertus thérapeutiques. La chicorée est un stimulant de la sécrétion biliaire et un laxatif, le fenouil soulage les troubles digestifs, le cresson de fontaine est riche en minéraux et vitamines. Quant au chou, il a des applications multiples, soulageant aussi bien les problèmes d'arthrose que les ascaris.

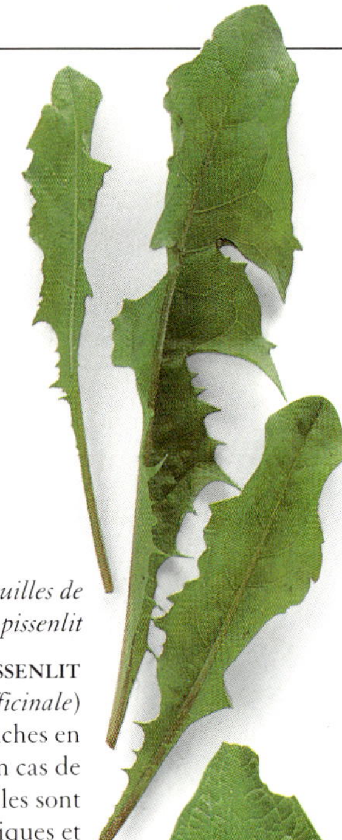

Feuilles de pissenlit

PISSENLIT (*Taraxacum officinale*) Ses feuilles sont riches en potassium. Utiles en cas de rétention d'eau, elles sont diurétiques et digestives (tonique hépatique).

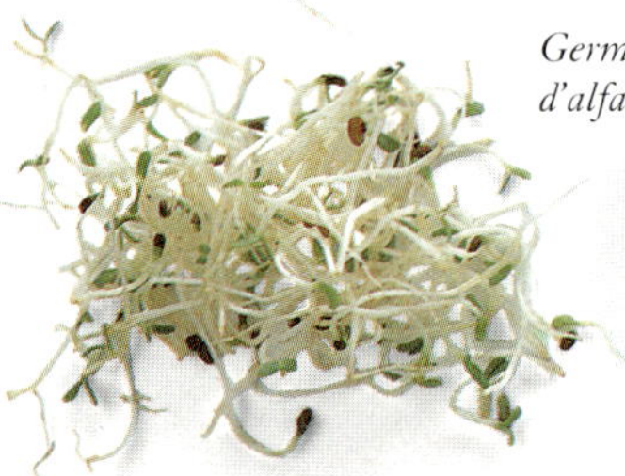

Germes d'alfalfa

ALFALFA (*Medicago sativa*) Les germes sont riches en calcium, magnésium, phosphore, potassium, et contiennent presque toutes les vitamines. Dans la médecine orientale, l'alfalfa est considéré comme un dépuratif du sang.

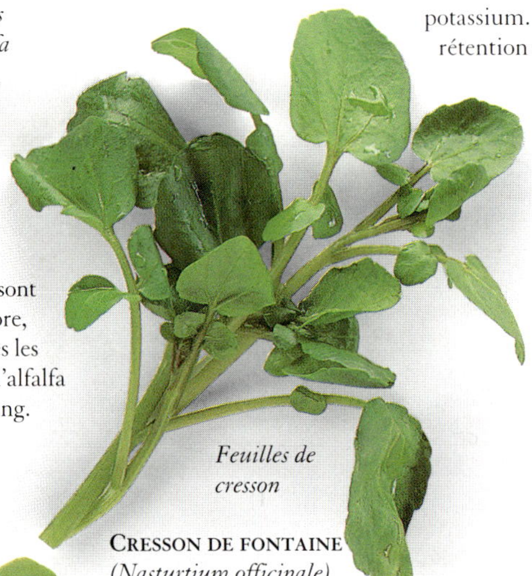

Feuilles de cresson

CRESSON DE FONTAINE (*Nasturtium officinale*) Riche en minéraux et en vitamine C, le cresson est un tonique idéal en cas d'anémie.

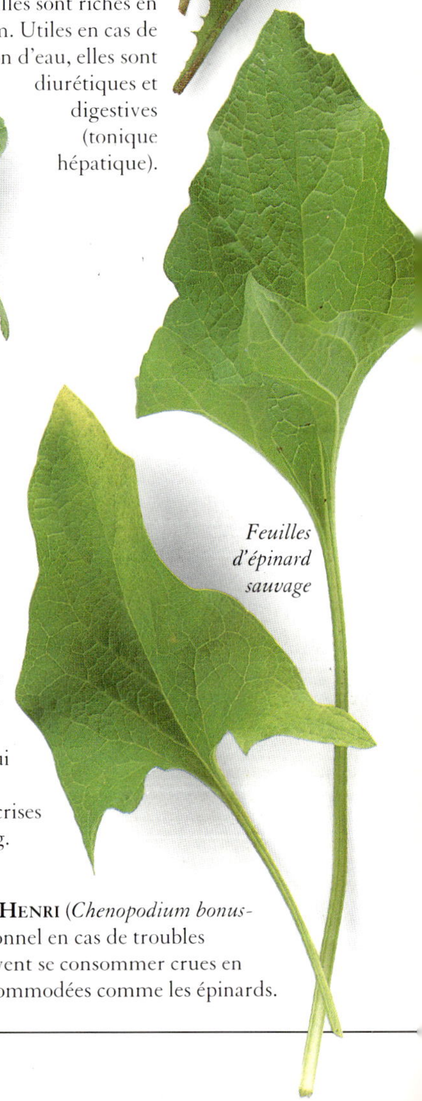

Feuilles d'épinard sauvage

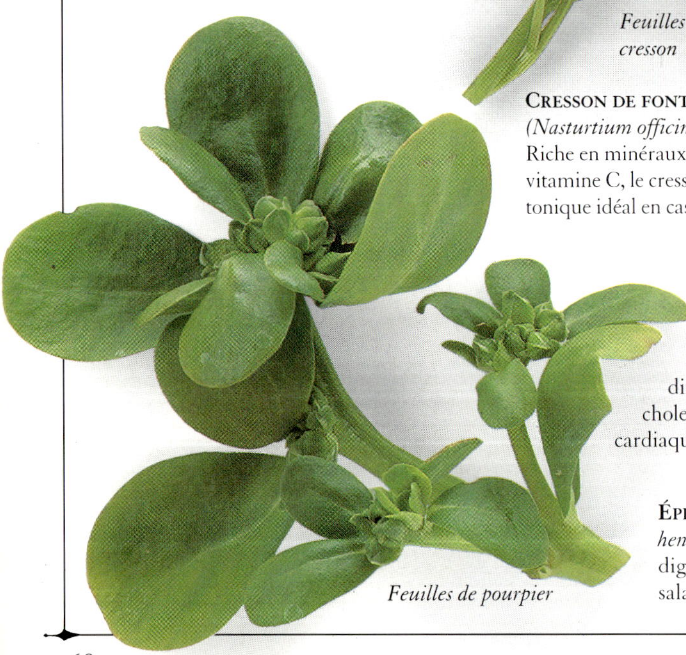

Feuilles de pourpier

POURPIER (*Portulaca oleracea*) Prisé pour sa forte teneur en acides gras omega-3 qui diminuent le taux de cholestérol et les risques de crises cardiaques en fluidifiant le sang.

ÉPINARD SAUVAGE, BON-HENRI (*Chenopodium bonus-henricus*) Remède traditionnel en cas de troubles digestifs. Les feuilles peuvent se consommer crues en salade ou en omelette accommodées comme les épinards.

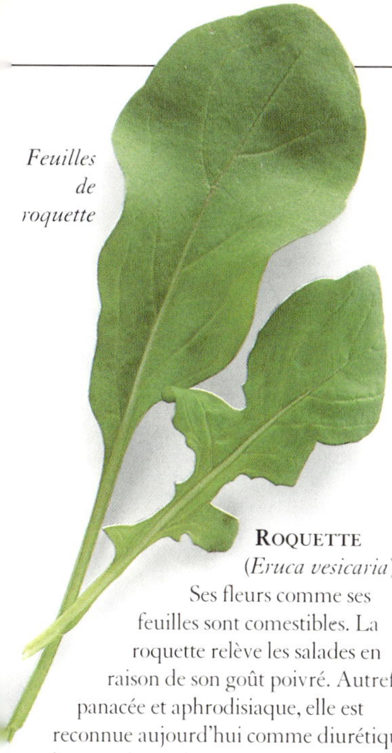

ROQUETTE (*Eruca vesicaria*)
Ses fleurs comme ses feuilles sont comestibles. La roquette relève les salades en raison de son goût poivré. Autrefois panacée et aphrodisiaque, elle est reconnue aujourd'hui comme diurétique léger, riche également en vitamine C.

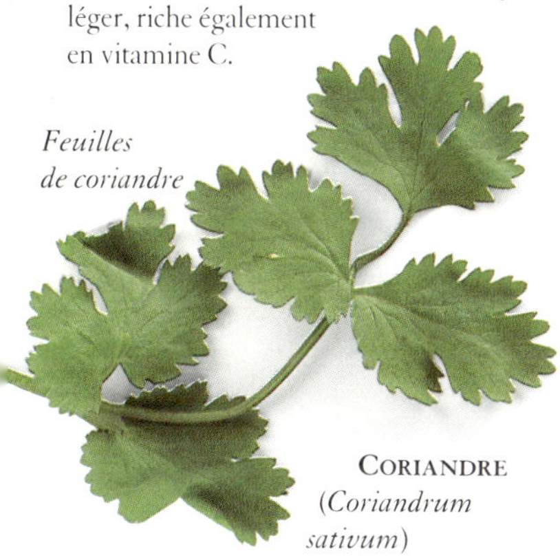

CORIANDRE (*Coriandrum sativum*)
En Inde, elle est couramment utilisée pour les troubles digestifs et les infections urinaires.

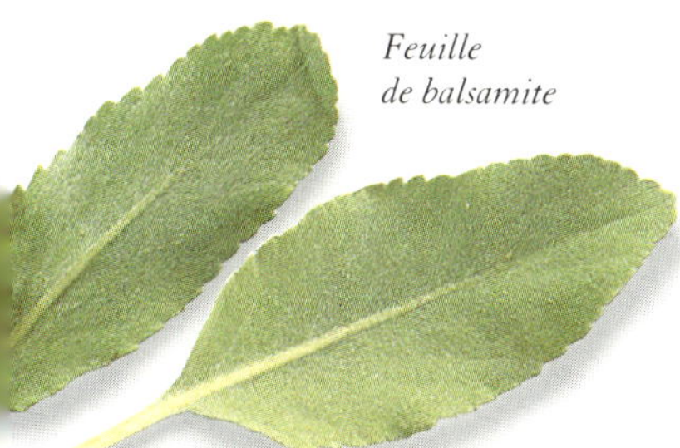

BALSAMITE (*Tanacetum balsamita*)
Elle a des propriétés astringentes et constitue un digestif léger. Attention, ses feuilles ressemblent énormément à celles du camphre.

Recettes

Pour apporter une touche santé à un repas, vous avez la possibilité de mélanger quantités de salades et légumes. Vous pouvez partir d'une laitue et y ajoutez ensuite les ingrédients correspondant à vos goûts ou à vos besoins. Les salades médicinales ayant souvent une saveur prononcée, prévoyez-en une quantité modérée, surtout si vous n'êtes pas habitué à leur goût. Si vous êtes grand consommateur de cette salade, réduisez les stimulants puissants de la digestion tels que pissenlit, chicorée ou cresson.

SALADE TONIQUE

Cette salade, composée de plantes riches en minéraux et en vitamines, stimulera en outre le foie et les surrénales.

~ CONFECTION ~

Prenez une laitue (romaine de préférence) et quelques germes d'alfalfa. Ajoutez des feuilles coupées plus ou moins grossièrement de basilic, d'épinard sauvage, de pissenlit et des brins de persil. Assaisonnez de jus de citron et d'huile d'olive, décorez de fleurs de cresson, de bourrache ou de ciboulette.

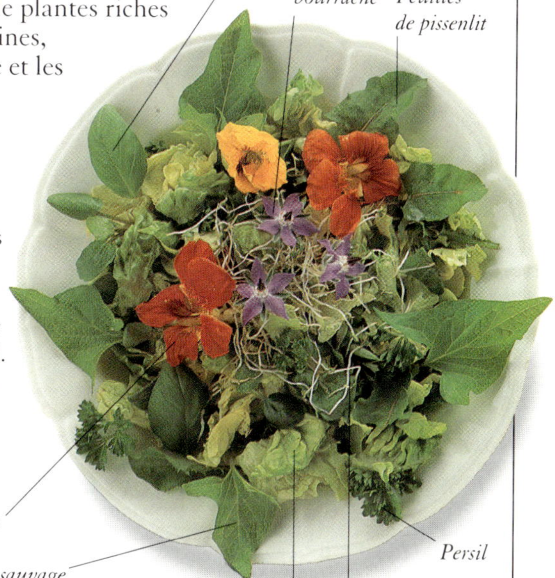

SALADE DIGESTIVE

Cette salade possède des vertus carminatives qui soulagent les troubles digestifs et régulent le transit intestinal en stimulant la sécrétion biliaire en douceur.

~ CONFECTION ~

Coupez en tranches fines un bulbe de fenouil, mélangez avec des feuilles de chicorée. Ajoutez 1 ou 2 feuilles de balsamite, 1 petite poignée de feuilles de mélisse. Assaisonnez de jus de citron et d'huile d'olive, décorez de graines de sésame ou de fleurs de roquette.

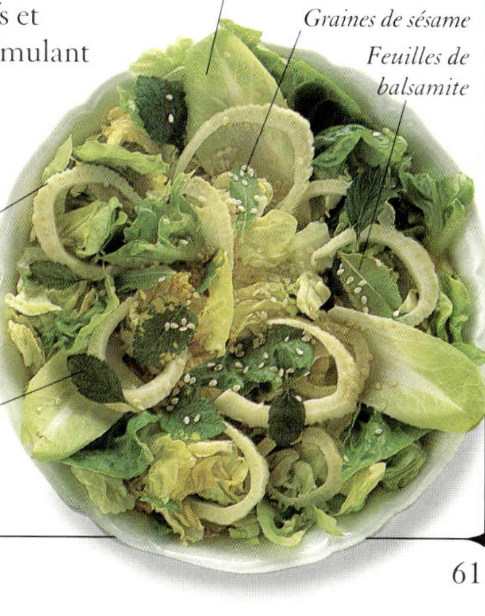

Préparer ses remèdes

Matériel

- Utilisez des ustensiles en fonte, émail, verre, faïence ou acier inoxydable. Évitez ceux en aluminium : de nombreuses plantes absorbent les éléments de ce métal potentiellement toxique. Prenez des spatules en bois ou en inox, des couteaux en inox, des filtres en plastique ou en Nylon. Ne conservez pas trop longtemps les plantes dans des récipients en plastique, car ce matériau absorbent leurs principes actifs.
- Veillez à ce que tous vos ustensiles soient propres et les flacons stérilisés avant usage. Si vous préparez régulièrement des remèdes à base de plantes, constituez-vous donc une batterie de cuisine que vous ne réserverez qu'à cet usage, afin d'éviter toute contamination bactérienne. À défaut, nettoyez tout le matériel à l'eau très chaude, séchez à fond toutes les spatules et casseroles en métal dans un four avant de vous en servir. Adoptez une théière particulière pour les infusions.
- Étiquetez soigneusement tous vos ingrédients et remèdes.

Peser & mesurer

Peser les plantes Les balances de cuisine suffisent généralement. Les modèles électroniques sont d'emploi plus facile et sont précis à 0,1 g près. Si votre balance n'indique pas les poids au-dessous de 10 g, pesez le double des quantités indiquées puis partagez-le en deux ; vous réserverez la seconde moitié à un usage ultérieur.

Mesurer les liquides Les verres et tubes gradués sont faciles à utiliser (page 74). Pour de très petites quantités, prenez un compte-gouttes, sachant que 20 gouttes d'une pipette équivalent environ à 1 ml.

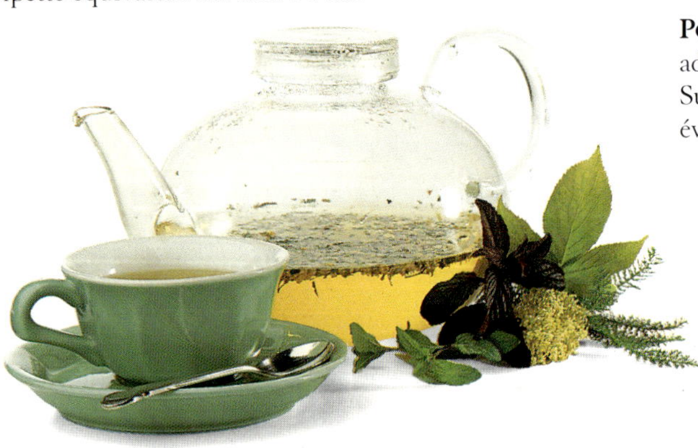

Stérilisation

De nombreuses préparations s'abîment rapidement si elles ont été mises dans des récipients ou bocaux non stérilisés. Il en va ainsi notamment pour les pommades et sirops ; les teintures sont moins sensibles car l'alcool détruit les bactéries.

Les produits vendus pour stériliser les biberons — souvent à base d'eau de Javel ou de métabisulphite de sodium — sont parfaitement adaptés. Juste avant de les utiliser, mettez à tremper les récipients et les couvercles dans une solution diluée et laissez-les au moins 30 mn (sauf instructions contraires du fabricant) ; rincez à l'eau bouillante, faites sécher dans un four chaud.

Vous pouvez aussi nettoyer à fond les récipients en verre à l'eau bouillante, et les mettre 1 h dans un four (160 °C, thermostat 3). Attendez qu'ils soient bien refroidis avant de vous en servir.

Précautions d'emploi

Récolte des plantes Si vous faites des préparations avec des herbes fraîches sauvages, vérifiez dans un guide, dès que vous les avez récoltées, qu'il s'agit bien des bonnes plantes : ainsi la digitale (toxique) est souvent confondue avec la consoude, la buglosse avec la bourrache. Vous trouverez page 135 une liste de plantes à manier également avec précaution.

Huiles essentielles Préférez celles qui proviennent de marques réputées, les huiles du commerce étant souvent altérées par des ingrédients synthétiques bon marché. Ne les utilisez jamais par voie interne, sauf avis contraire d'un spécialiste.

Posologie Les doses standard indiquées sont destinées à un adulte ; réduisez-les pour un enfant ou une personne âgée. Suivez les conseils donnés pages 128 et 83, et en cas de grossesse, évitez les teintures et les plantes mentionnées page 126.

MESURES STANDARD

1 ml = 20 gouttes	60 à 75 ml = 1 verre à porto
20 ml = 1 cuillerée à soupe	10 ml = 1 cuillerée à dessert
5 ml = 1 cuillerée à café	150 ml = 1 tasse à thé ou 1 verre à vin

Sirops

L'AJOUT DE MIEL ou de sucre roux à une infusion ou une décoction permet de confectionner un sirop. Celui-ci conserve bien les principes actifs tout en masquant le goût de certaines plantes, comme l'hydrastis, et plaît particulièrement aux enfants grâce à sa douceur. Le miel possède de surcroît des vertus adoucissantes ; il est ainsi souvent associé à des plantes qui favorisent l'expectoration en sirop pour la toux.

Matériel

• Théière • Casserole • Passoire (Nylon ou plastique) • Carafe • Cuiller en bois • Flacons de verre teinté, hermétiques et stérilisés, avec bouchon • Entonnoir

Éléments de base

Parties aériennes, écorce, fleurs, feuilles, racines.

Composition

500 ml d'infusion ou de décoction, 500 g de miel ou de sucre roux.

Posologie

De 5 à 10 ml, 3 fois par jour.

Conservation

Jusqu'à 3 mois, dans des flacons de verre teinté stérilisés avec bouchon.

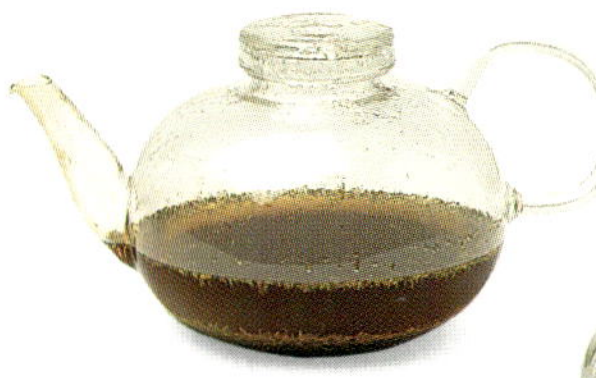

1 Préparez 500 ml d'une infusion ou décoction de votre choix (pages 64 à 67).

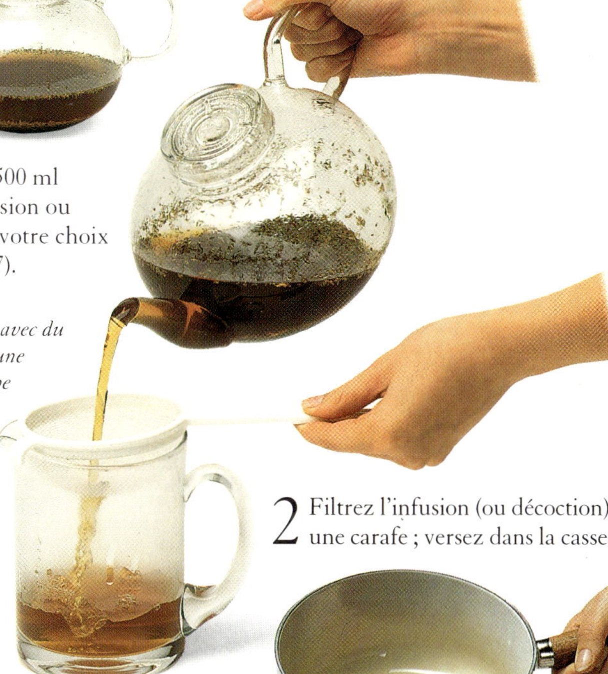

Ce sirop est fait avec du miel liquide et une infusion d'hysope (Hyssopus officinalis).

2 Filtrez l'infusion (ou décoction) dans une carafe ; versez dans la casserole.

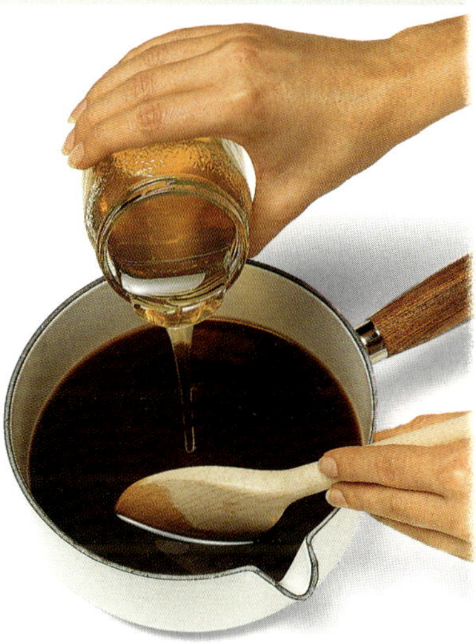

3 Pour 500 ml d'infusion, ajoutez 500 g de miel liquide ou de sucre roux, remuez bien jusqu'à complète dissolution. Laissez frémir à feu doux jusqu'à obtenir la consistance d'un sirop ; laissez refroidir.

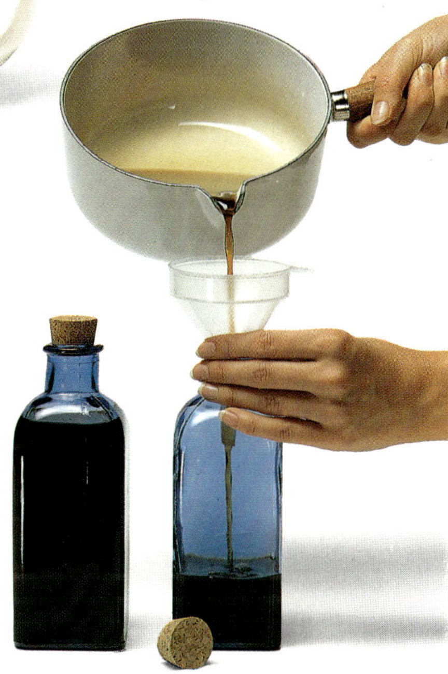

4 Remplissez les flacons, fermez-les avec un bouchon en liège et non avec une capsule qui provoquerait l'éclatement du flacon en cas de fermentation.

INFUSIONS

FACILE À RÉALISER, l'infusion peut servir à soigner tel ou tel problème de santé ou tout simplement à procurer un agréable moment de détente revigorante. Elle se prépare comme un thé, avec des herbes fraîches ou séchées. L'eau doit être frémissante et non bouillante afin d'éviter la dispersion dans la vapeur d'un certain nombre de précieuses huiles volatiles. Elle se fait généralement avec une ou plusieurs plantes et se boit froide ou chaude. Il est conseillé de la préparer chaque jour.

La tisanière

Il est souvent plus commode de ne préparer qu'une seule tasse de tisane : pour cela, on utilise soit une petite théière, soit une tisanière (ci-contre) en vente dans de nombreux magasins.

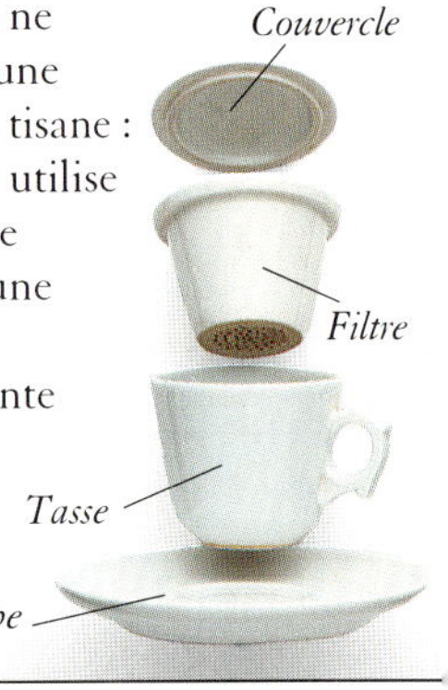

MATÉRIEL

• Bouilloire • Théière (céramique ou verre) d'au moins 500 ml • Passoire (Nylon ou plastique) • Tasse • Cuiller à café • Carafe avec bouchon

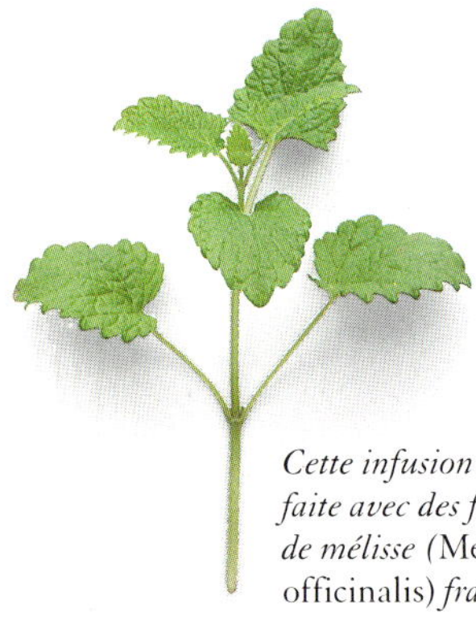

*Cette infusion est faite avec des feuilles de mélisse (*Melissa officinalis*) fraîches.*

ÉLÉMENTS DE BASE

Feuilles, fleurs, parties aériennes (séchées ou fraîches).

COMPOSITION

Pour la plupart des infusions médicinales, 25 g de plantes séchées ou 75 g de plantes fraîches ajoutées à 500 ml d'eau font 3 doses. Si vous faites un mélange de plusieurs plantes, veillez à ce que le poids total corresponde au poids standard.

POSOLOGIE

1 tasse ou 1 verre à vin, 3 fois par jour (l'infusion peut être réchauffée). Adoucissez avec du miel ou du sucre roux. Pour les enfants et les personnes âgées, réduisez les proportions (pages 128 et 83).

CONSERVATION

Jusqu'à 48 heures, dans une carafe avec bouchon, au frais ou au froid.

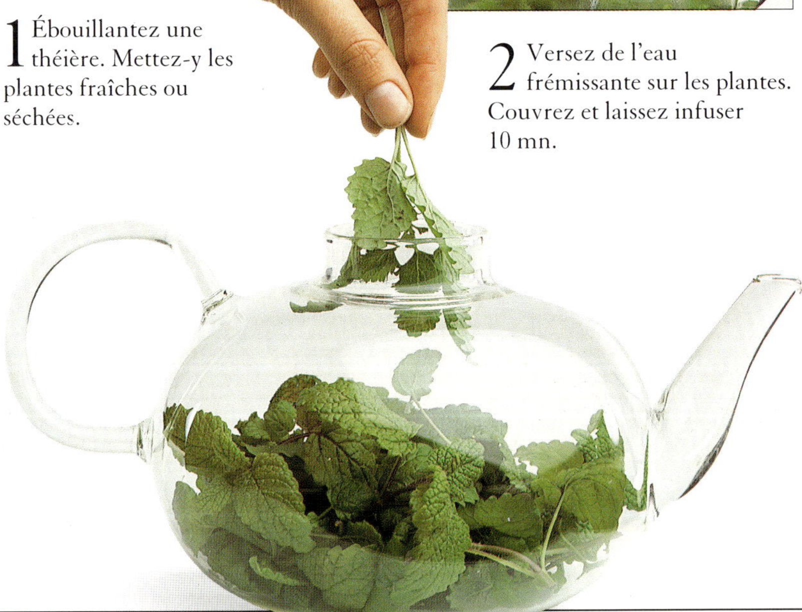

1 Ébouillantez une théière. Mettez-y les plantes fraîches ou séchées.

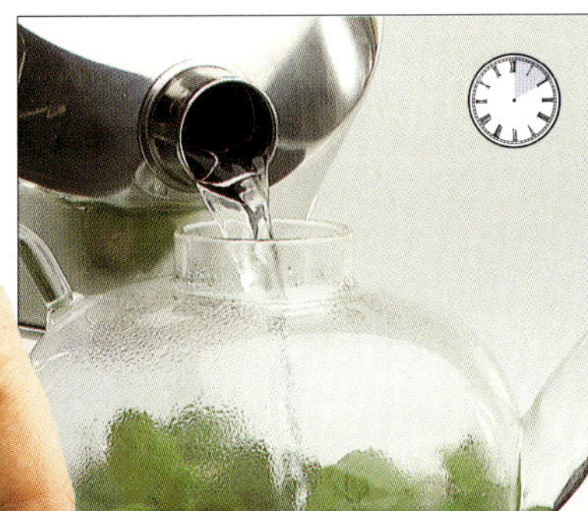

2 Versez de l'eau frémissante sur les plantes. Couvrez et laissez infuser 10 mn.

1 Versez 2 cuillerées à café de plantes séchées dans le filtre ; remettez-le dans la tasse.

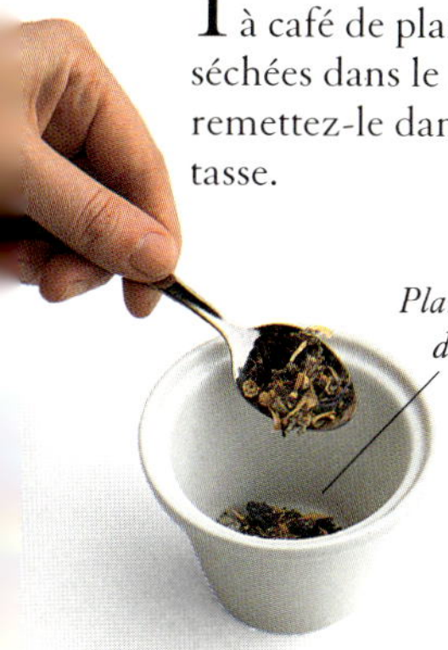

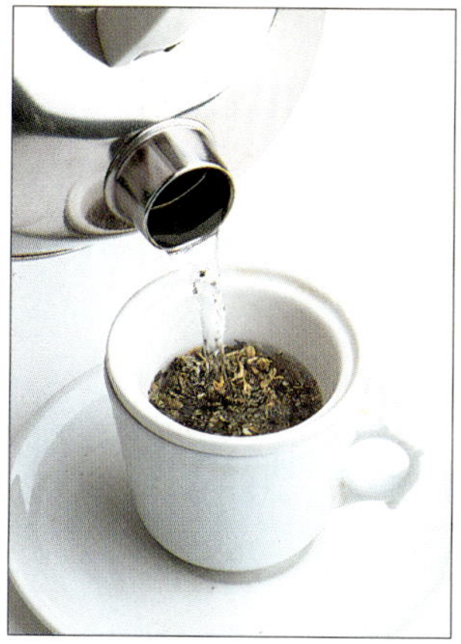

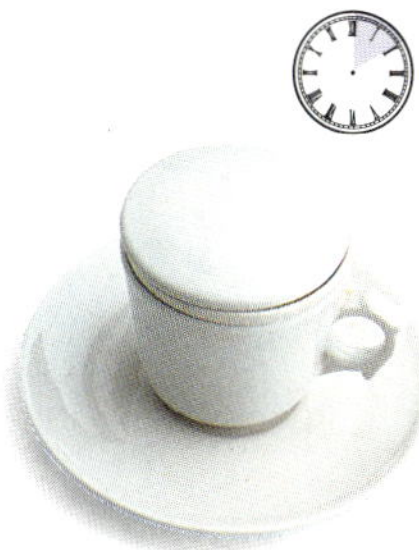

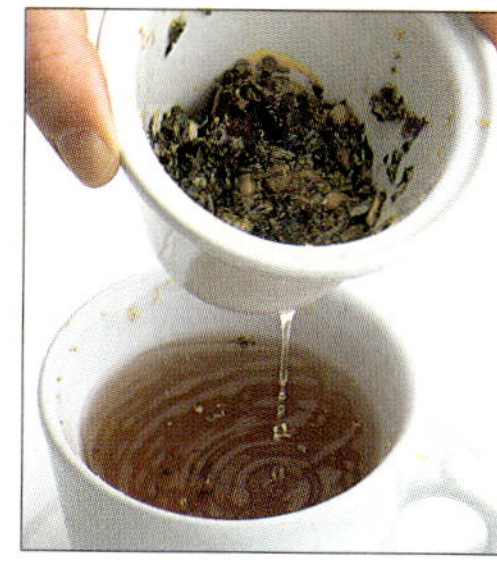

2 Versez-y de l'eau bouillante. Couvrez, laissez infuser 10 mn, retirez doucement le filtre.

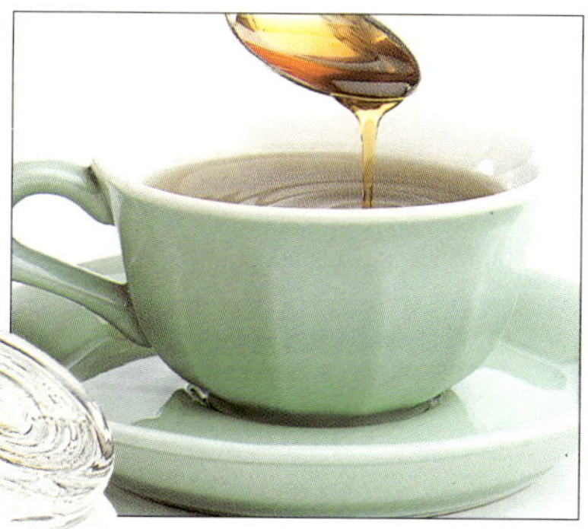

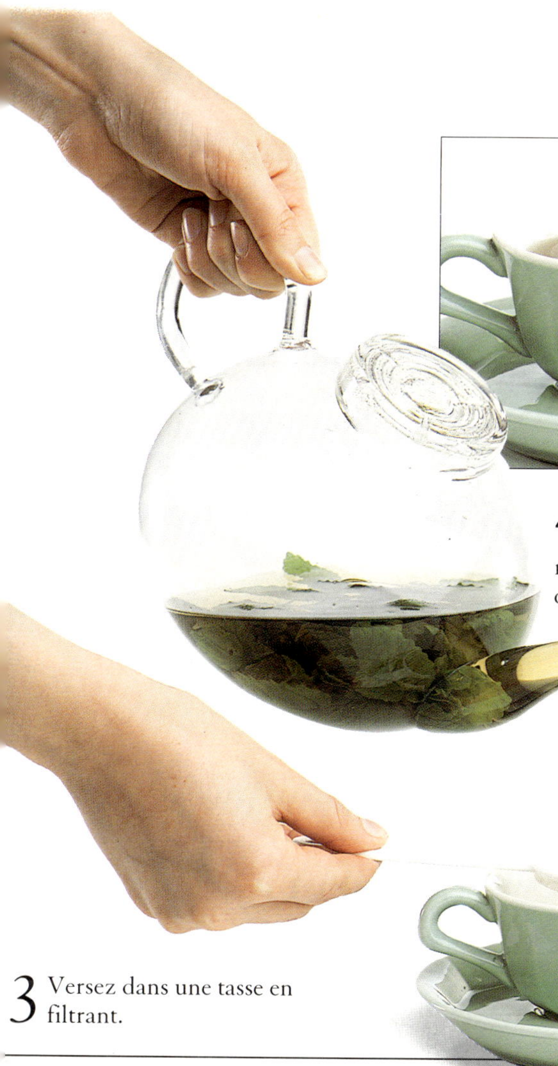

4 Ajoutez un peu de miel ou de sucre roux. Filtrez le reste dans une carafe, fermez avec le bouchon et conservez au frais ou au réfrigérateur.

3 Versez dans une tasse en filtrant.

Sachet maison

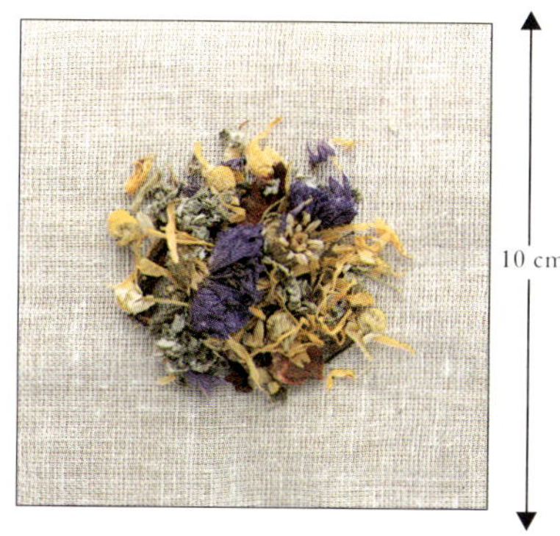

Les sachets faits maison sont très pratiques en voyage. Découpez un petit carré de mousseline, versez au centre 1 ou 2 cuillerées à café de plantes. Nouez avec de la ficelle fine. Laissez infuser ce petit sachet 10 mn dans une tasse avec de l'eau chaude.

DÉCOCTIONS

POUR OBTENIR une décoction, plongez les éléments de la plante sélectionnés dans de l'eau froide, portez à ébullition puis laissez cuire à feu doux de 20 à 40 mn. La décoction s'utilise pour les parties des végétaux dont la fermeté (écorces, baies, racines…) nécessite un mode d'extraction plus puissant que l'infusion, et se fait avec une ou plusieurs plantes fraîches ou séchées. Le mélange standard, qui doit être préparé chaque jour, correspond à trois doses qui peuvent être bues indifféremment froides ou chaudes. Les décoctions, comme les infusions, servent souvent de base à la préparation de remèdes comme les sirops.

MATÉRIEL

- *Casserole (en céramique, poterie, émail ou acier inoxydable, mais surtout pas en aluminium)*
- *Passoire (Nylon ou plastique)*
- *Carafe avec bouchon*

ÉLÉMENTS DE BASE

Écorce, baies, racines (fraîches ou non).

COMPOSITION

30 g de plantes séchées ou 60 g de plantes fraîches pour 750 ml d'eau froide (réduction à 500 ml environ après cuisson). Si vous faites un mélange de plusieurs plantes, veillez à ce que le poids total n'excède pas le poids standard.

POSOLOGIE

1 tasse ou 1 verre à vin, 3 fois par jour (la décoction peut être réchauffée). Adoucissez avec du miel ou du sucre roux ou relevez avec un filet de jus de citron. Pour les enfants et les personnes âgées, réduisez les proportions (pages 128 et 83).

CONSERVATION

Jusqu'à 48 heures, dans une carafe avec bouchon, au frais ou au réfrigérateur.

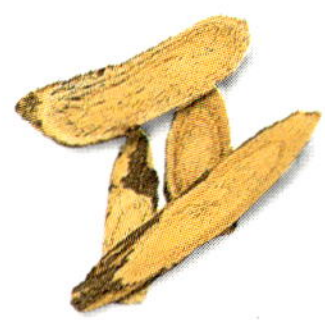

Racine de réglisse

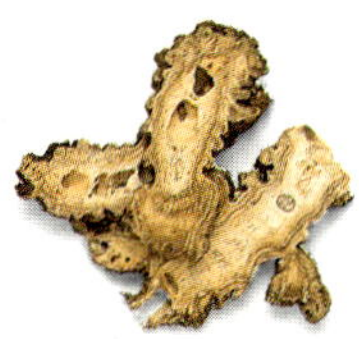

Gao Ben

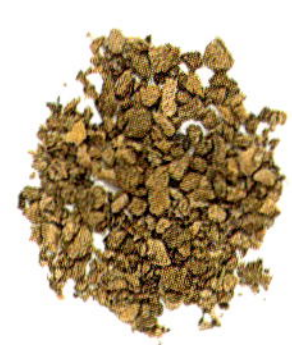

Griffe-du-diable

Cette décoction est faite avec de la racine de réglisse (Glycyrrhiza uralensis) *séchée, du* Gao Ben (Ligusticum sinense) *séché et de la griffe-du-diable* (Harpagophytum procumbens) *séchée.*

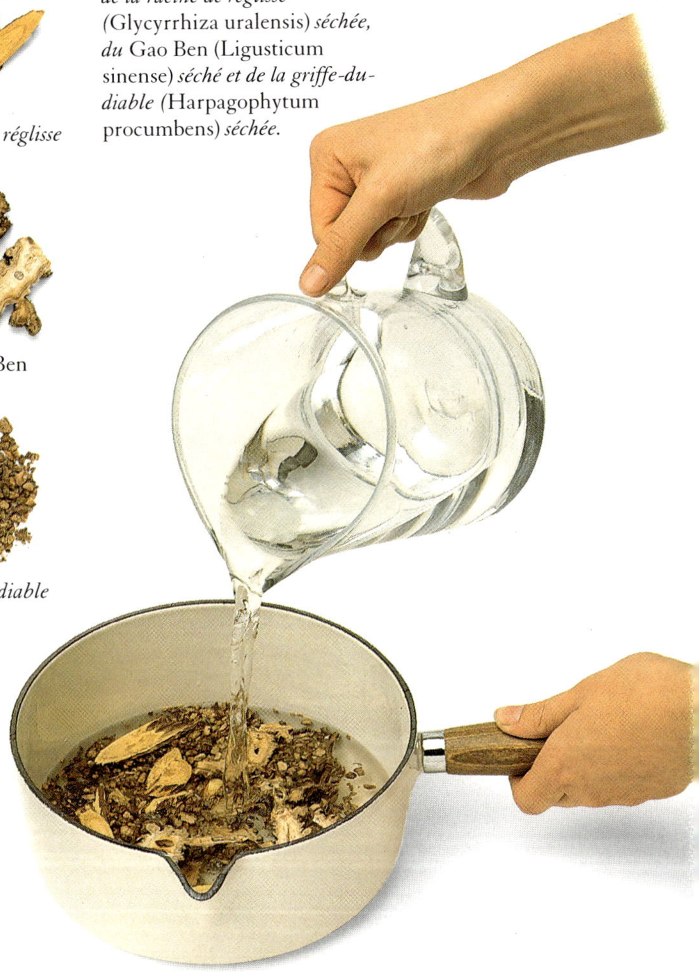

1 Mettez les éléments dans une casserole et couvrez d'eau froide.

2 Portez à ébullition, laissez frémir sur feu doux de 20 à 40 mn, jusqu'à ce que le mélange ait réduit d'un tiers.

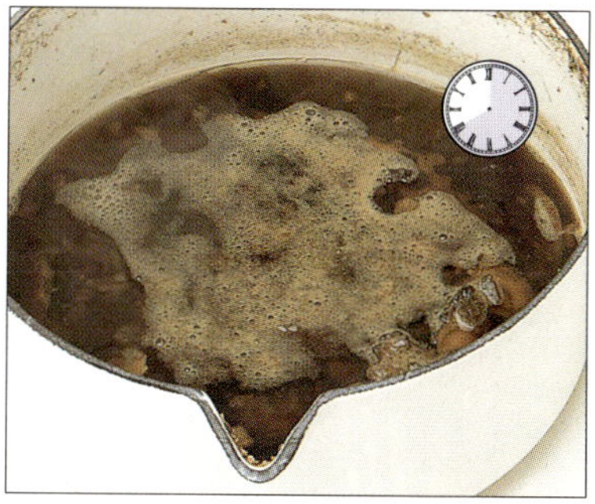

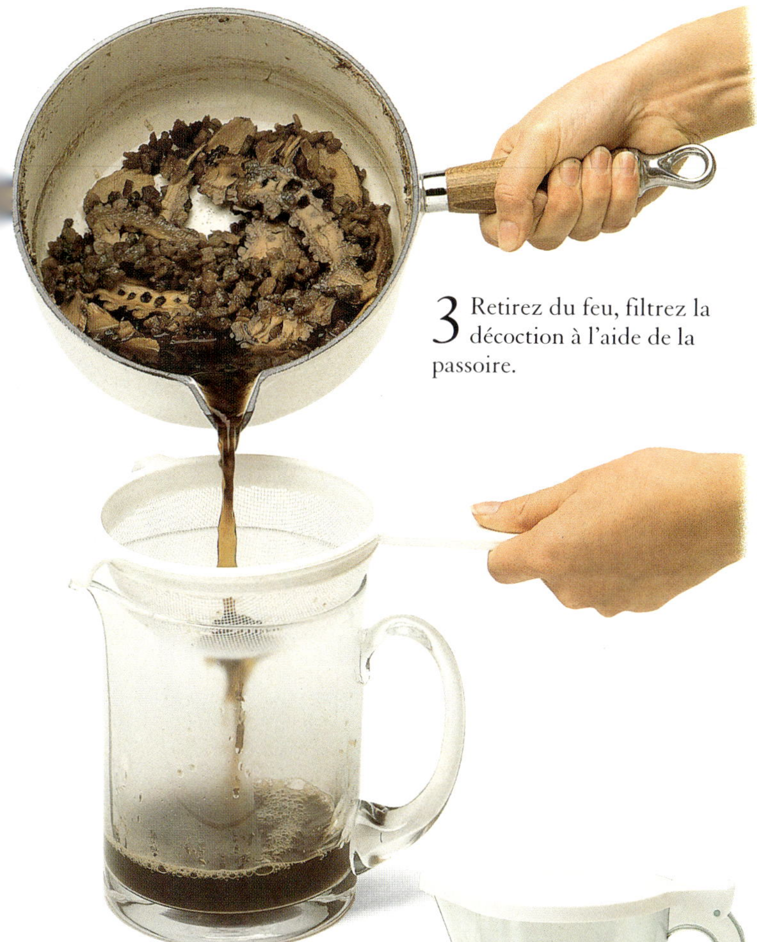

3 Retirez du feu, filtrez la décoction à l'aide de la passoire.

4 Transvasez dans une carafe, couvrez, conservez au frais ou au réfrigérateur.

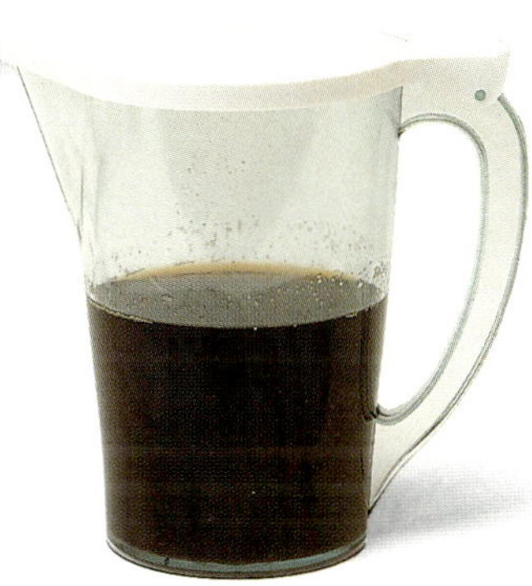

Mélange décoction/infusion

Pour les remèdes dont la préparation exige à la fois des écorces, baies ou racines et des fleurs ou feuilles.

1. Mettez les écorces, les baies et les racines dans une casserole en émail, fonte ou acier inoxydable. Mélangez et recouvrez avec 750 ml d'eau froide.
2. Portez à ébullition, laissez sur feu doux de 20 à 40 mn jusqu'à ce que le mélange ait réduit d'un tiers. (Le processus de décoction est engagé.)
3. Pendant ce temps, mettez les fleurs ou les feuilles dans une théière en verre ou en céramique, mélangez le tout.
4. Versez la décoction chaude sur les plantes de la théière en la filtrant, et laissez infuser de 10 à 15 mn.
5. Passez le tout dans une carafe, fermez et conservez au frais. Adoucissez le mélange avec un peu de miel ou de sucre roux. Buvez 1 tasse, 3 fois par jour.

Macération

Elle convient mieux à certaines plantes, comme la racine de valériane *(Valeriana officinalis)*. Mettez dans une casserole 25 g de plantes séchées, couvrez avec 500 ml d'eau froide et laissez macérer une nuit au frais. Filtrez à l'aide d'une passoire.

Décoction chinoise

Les Chinois ont surtout recours aux décoctions, et leurs préparations sont nettement plus concentrées qu'en Occident. Mettez jusqu'à 150 g de plantes séchées pour 1 litre d'eau, faites réduire jusqu'à 300 ou 400 ml (3 doses). Diluez éventuellement par la suite, selon votre goût.

Teintures

Elles s'obtiennent par macération dans un mélange d'alcool et d'eau. On procède plante par plante, quitte à faire ensuite des associations. L'alcool permet d'extraire les principes actifs et d'assurer la durée de conservation des teintures (jusqu'à 2 ans). En général, 1 litre de liquide de macération comprend 25% d'alcool et 75% d'eau ; pour certaines plantes résineuses, on ira jusqu'à 45% d'alcool. Les teintures du commerce sont à base d'alcool éthylique, mais lorsqu'on les réalise soi-même on peut prendre de la vodka (parfaite car sans additif) ou du rhum (qui masque le goût désagréable de certaines plantes).

Les teintures & leurs ratios

La composition des teintures est souvent formulée ainsi : «Prenez 5 ml d'une teinture 1:4… ». Ce ratio est celui du poids par rapport au volume. Ainsi une teinture à 1:4 signifie qu'elle est réalisée avec 1 kg de plantes et 4 litres de mélange eau-alcool (ou 100 g de plantes et 400 ml de liquide). Ce ratio indique donc simplement une proportion.

Matériel

• *Verre gradué* • *Bocal à large col avec bouchon à vis.* • *Sac en mousseline* • *Pressoir* • *Carafe* • *Flacons stérilisés de verre teinté avec bouchon à vis* • *Entonnoir (facultatif)*

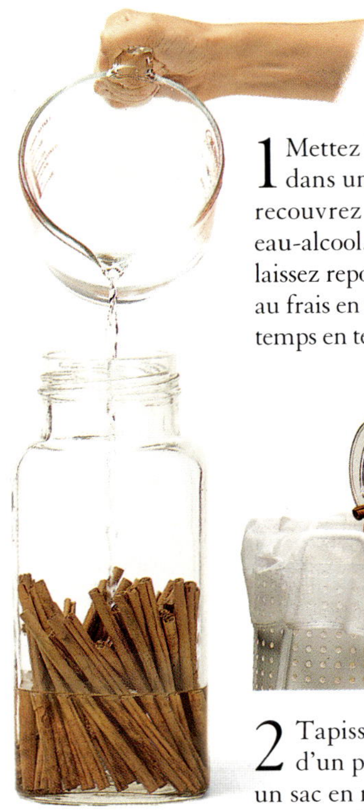

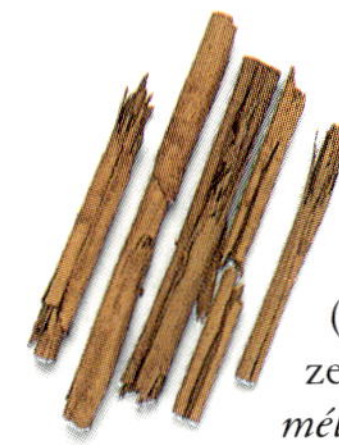

Cette teinture est préparée avec des bâtons de cannelle (Cinnamomum zeylanicum) *et un mélange eau-vodka.*

1 Mettez les plantes dans un grand bocal, recouvrez du mélange eau-alcool. Fermez bien, laissez reposer 2 semaines au frais en remuant de temps en temps.

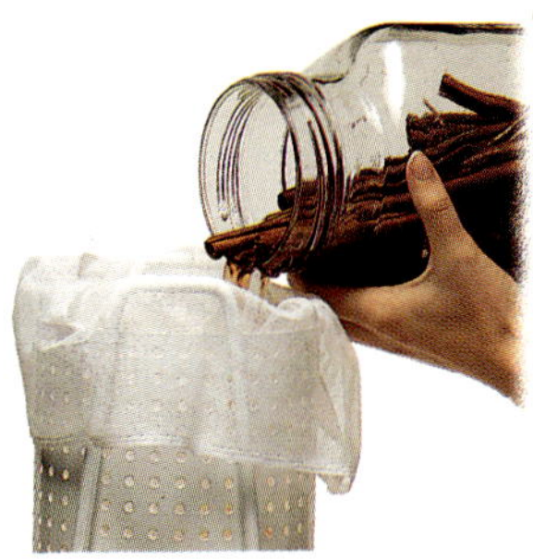

2 Tapissez l'intérieur d'un pressoir avec un sac en mousseline. Versez-y le mélange.

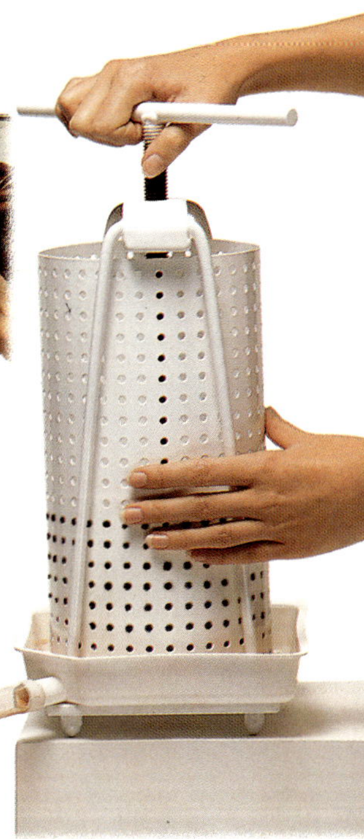

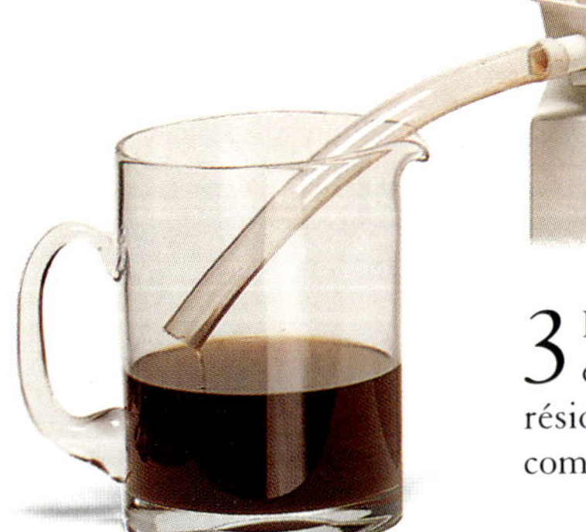

3 Pressez le tout. Gardez éventuellement le résidu pour enrichir un compost.

Éléments de base

Toutes les parties, fraîches ou séchées.

Composition

200 g de plantes séchées ou 600 g de plantes fraîches pour 1 litre de liquide (25% d'alcool pur, 75% d'eau — si la vodka titre 37,5°, rajoutez 500 ml d'eau). Voyez page 69 les alcools proscrits.

Posologie

5 ml dilués dans un peu d'eau chaude, 3 fois par jour. Un peu de miel ou de jus de fruit améliore le goût. Voyez page 69 comment réduire le degré d'alcool.

Conservation

Jusqu'à 2 ans dans des flacons de verre teinté.

Réduire le degré d'alcool

Du fait de leur teneur en alcool, les teintures sont déconseillées en cas de grossesse, d'inflammations gastriques ou hépatiques, dans le traitement des enfants et des alcooliques sevrés. Pour diminuer le taux d'alcool, ajoutez de 25 à 50 ml d'eau frémissante à 5 ml de teinture (1 dose) ; en refroidissant, la plus grande partie de l'alcool s'évaporera et le mélange conviendra mieux à ces cas limites.

Précautions d'emploi

- *N'utilisez jamais ni alcool industriel, ni alcool à brûler (alcool méthylique), ni alcool à 90° : ils sont tous extrêmement toxiques.*
- *Avant d'administrer une teinture aux enfants, aux femmes enceintes et aux anciens alcooliques, lisez le paragraphe ci-dessus «Réduire le degré d'alcool».*

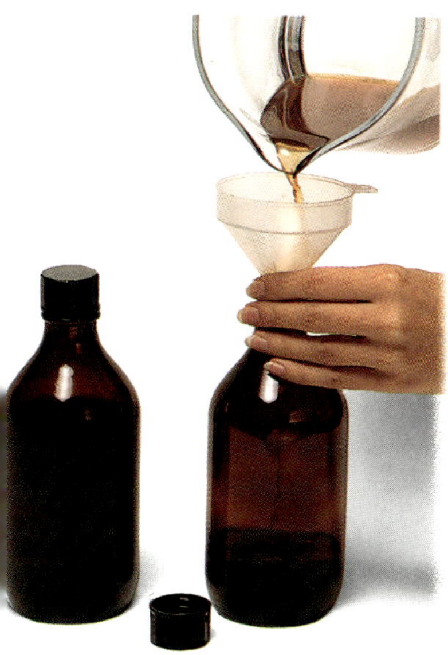

4 Versez dans des flacons stérilisés en verre teinté, au besoin avec un entonnoir.

Vins toniques

Il s'agit de vins dans lesquels les plantes sont mises à macérer et dont on absorbe de petites doses quotidiennement. Reconstituants, ils sont utilisés dans de nombreux pays. Les plantes chinoises suivantes entrent généralement dans leur préparation : *Dang Gui*, *Dang Shen*, *He Shou Wu* et ginseng de Corée ; mais il est aussi possible de prendre l'aunée de nos régions, un tonique pulmonaire efficace pour les personnes sujettes à la toux. Le récipient idéal est un vinaigrier en grès dont le robinet permet un prélèvement aisé. Veillez à ce que les plantes baignent toujours dans le vin, faute de quoi elles pourriraient, rendant le liquide imbuvable.

Matériel

• *Vinaigrier* • *À défaut, un bocal avec couvercle à vis hermétique, qui devra être remué avant d'en prélever 1 dose.*

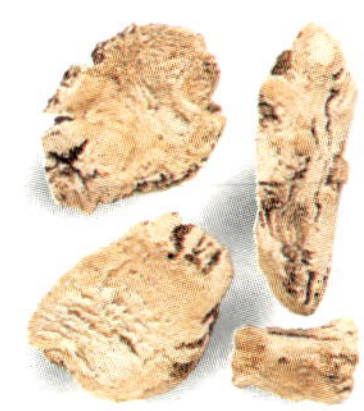

Ce vin tonique comporte du Dang Gui *(angélique chinoise -* Angelica sinensis*) et du vin rouge.*

Éléments de base

Racines (séchées).

Composition

Remplissez le vinaigrier au moins aux trois quarts et versez un bon vin rouge ou blanc sur les racines afin de les recouvrir. Complétez jusqu'à remplir le récipient.

Posologie

1 verre à porto par jour.

Conservation

Jusqu'à 3 ou 4 mois si l'on veille à remplir le vinaigrier après chaque prélèvement. Jetez le vin si les plantes viennent à pourrir.

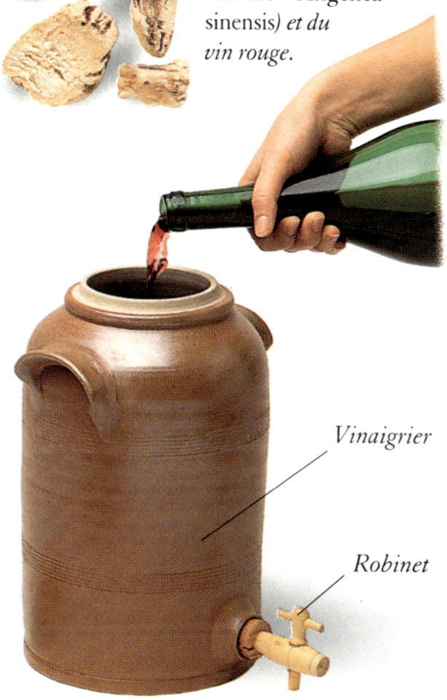

1 Remplissez aux trois quarts au moins le vinaigrier avec les plantes choisies. Versez le vin jusqu'à les couvrir complètement.

2 Laissez macérer 2 semaines, puis prélevez chaque jour 1 dose au robinet. Rajoutez régulièrement du vin dans le vinaigrier et veillez à ce que les plantes soient sans cesse noyées.

GÉLULES

LES PLANTES peuvent être prises sous forme de poudre à répandre sur les aliments ou à mélanger dans de l'eau ; il est également possible de les mettre en gélules, faciles à transporter et particulièrement indiquées pour les plantes au goût désagréable. Utilisez de préférence des poudres toutes faites (page 140). Les gélules vides (en gélatine ou végétales) s'achètent dans les magasins spécialisés.

MATÉRIEL

• Soucoupe ou récipient plat
• Gélules • Bocaux hermétiques, opaques ou teintés

ÉLÉMENTS DE BASE
Toutes les parties de la plante (séchées ou en poudre).

COMPOSITION
200 à 250 mg de poudre par gélule (calibre 00) en gélatine.

POSOLOGIE
2 ou 3 gélules, 2 ou 3 fois par jour.

CONSERVATION
Jusqu'à 3 ou 4 mois au frais, dans des récipients hermétiques opaques.

Cette gélule contiendra de la poudre de gingembre (Zingiber officinalis).

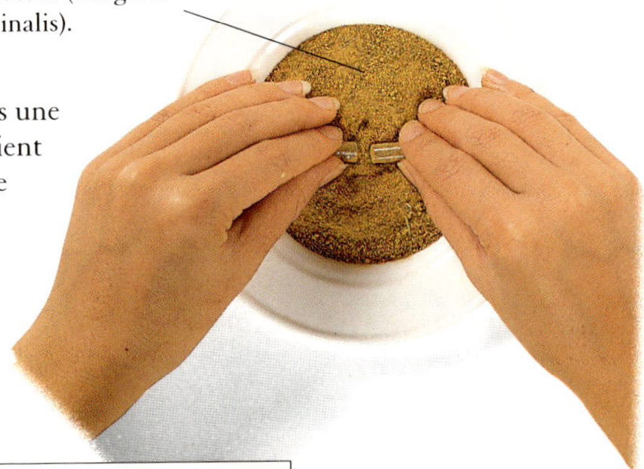

1 Versez la poudre dans une soucoupe ou un récipient plat. Prenez dans chaque main 1/2 gélule, remplissez chaque moitié en les glissant l'une vers l'autre dans la poudre.

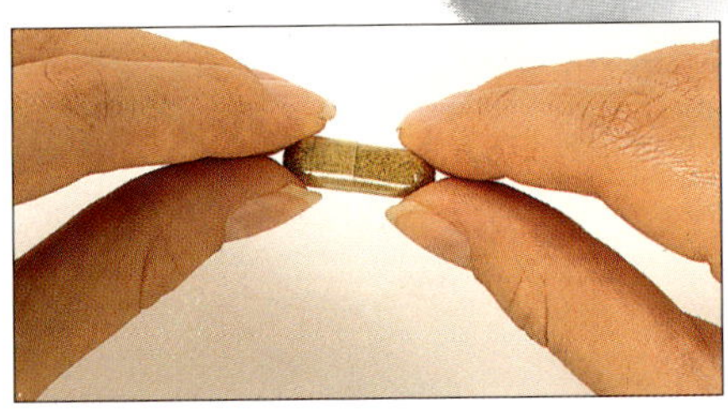

2 Fermez la gélule pleine ; conservez au frais, dans un récipient opaque.

OVULES & SUPPOSITOIRES

L'OVULE EST un petit solide de forme ovoïde d'aspect cireux, contenant une préparation qui, introduite dans le vagin, fond à température du corps libérant ainsi les substances actives qui permettent de lutter localement contre une infection ou une irritation. Les suppositoires s'imposent, eux aussi, quand les médicaments ne peuvent être administrés par voie orale, la digestion réduisant ou annihilant leur action.

1 Pour préparer des ovules, achetez un moule à ovules dans un magasin spécialisé ou fabriquez 24 cônes avec du papier d'aluminium (2 cm de long, 1 cm de diamètre se réduisant à 0,5 cm à un bout). Placez-les sur la grille du four. Préparez un lubrifiant avec 10 g de savon liquide, 50 ml de glycérine et 40 ml d'alcool dénaturer. Versez dans les moules, laissez quelques secondes et videz.

2 Faites fondre 20 g de beurre de cacao dans une casserole à fond épais. Hors du feu, ajoutez 30 gouttes d'huile essentielle. Répartissez ce mélange dans les moules, laissez prendre 3 h. Ouvrez, puis retirez délicatement le papier d'aluminium.

3 Conservez ces ovules au frais, dans un récipient tapissé de papier sulfurisé.

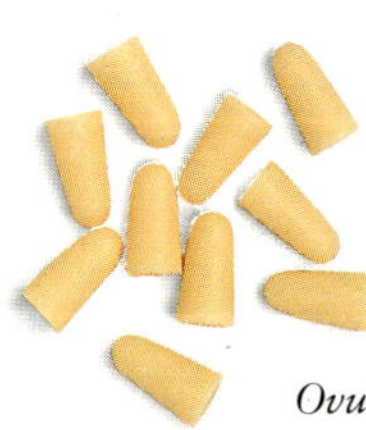

Ovules au souci & au thym

Compresses

Une compresse est un linge (mousseline ou coton enveloppé de gaze chirurgicale) que l'on trempe dans un extrait végétal chaud ou froid. Elle s'applique sur des articulations et muscles douloureux, et sur des éruptions ou irritations cutanées ; froide, elle permet de soulager les maux de tête. Le linge pourra être plongé dans une infusion, une décoction ou une teinture diluée, froide ou chaude.

Matériel

• *Linge* • *Jatte*

Composition
500 ml d'infusion ou de décoction ou 50 ml de teinture diluée dans 500 ml d'eau froide ou chaude.

Application
Aussi souvent que nécessaire.

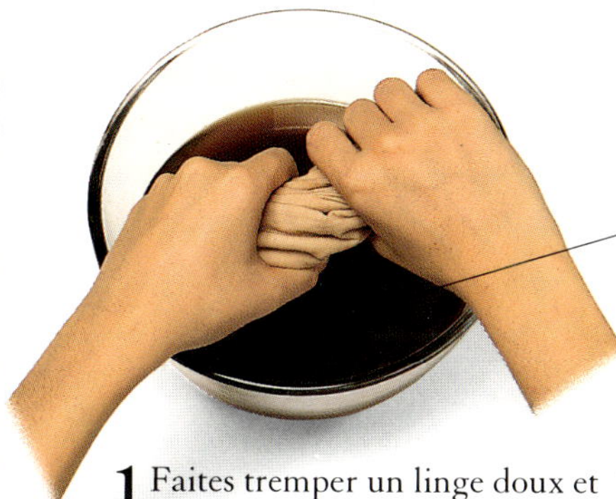

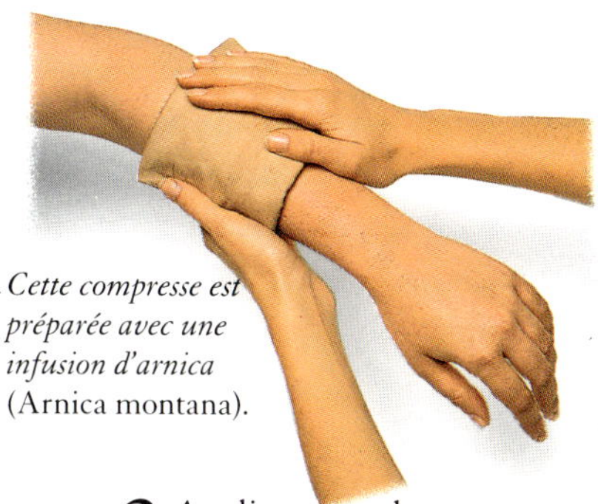

Cette compresse est préparée avec une infusion d'arnica (Arnica montana).

1 Faites tremper un linge doux et propre dans le liquide chaud adéquat. Essorez pour ôter le surplus.

2 Appliquez sur la peau. Quand le liquide a refroidi ou s'est évaporé, retrempez le linge dans le liquide chaud.

Cataplasmes

Autrefois, il était répandu de traiter les petites blessures et indispositions bénignes avec un cataplasme de pain ou de pomme de terre écrasée trempé dans un extrait végétal. Aujourd'hui, les cataplasmes se font généralement avec des plantes fraîches hachées, que l'on applique chaudes.

Matériel

• *Casserole* • *Bandes (gaze ou coton)*

Éléments de base
Toute la plante (fraîche ou non), hachée.

Quantité
Suffisamment pour couvrir la région à traiter.

Application
Toutes les 2 ou 4 heures, plus fréquemment si nécessaire.

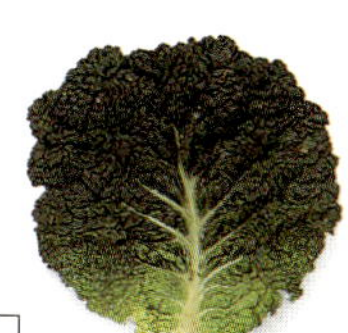

Ce cataplasme est réalisé avec du chou (Brassica oleracea) *frais haché.*

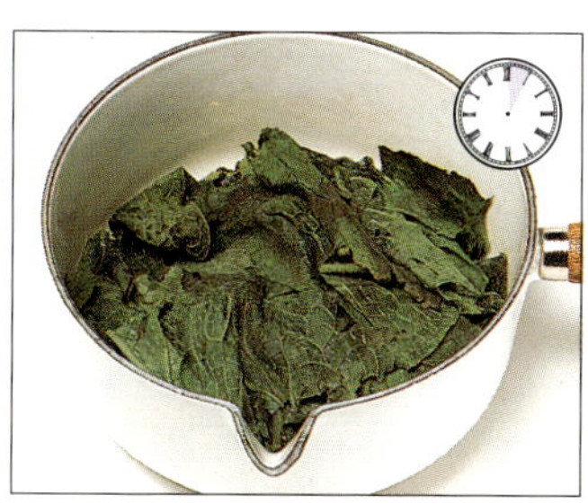

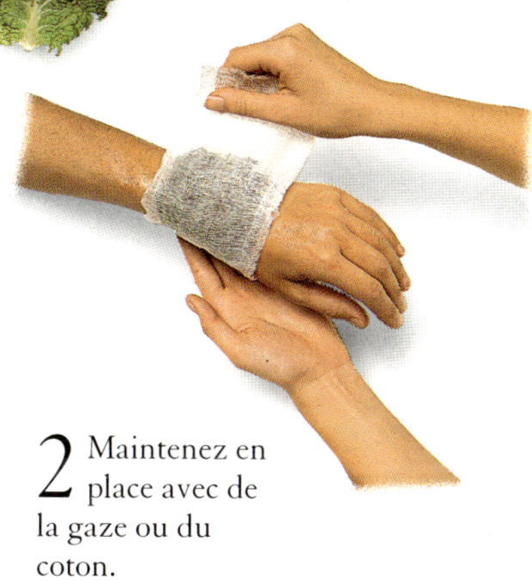

1 Faites bouillir les plantes fraîches, pressez-les pour extraire le surplus d'eau et appliquez sur la peau légèrement huilée afin d'éviter que la plante ne colle.

2 Maintenez en place avec de la gaze ou du coton.

HUILES MACÉRÉES À CHAUD

ON PEUT EXTRAIRE les principes actifs des plantes dans une huile à utiliser en usage externe (pommade, onguent...). Les huiles macérées se conservent jusqu'à un an à l'abri de la lumière et de la chaleur. Mais il vaut mieux procéder par petites quantités et à intervalles réguliers, car l'efficacité diminue avec le temps. La macération à chaud s'applique aux plantes sans fleurs (consoude, mouron, ortie, romarin…).

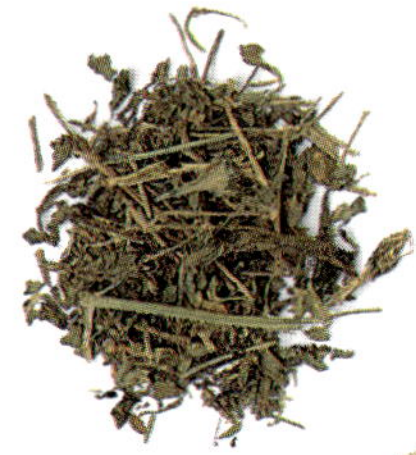

Cette huile macérée à chaud est préparée avec du mouron blanc (Stellaria media) *séché.*

MATÉRIEL

- *Jatte en verre et casserole*
- *Mousseline et pressoir (ou chausse pour filtrer la gelée)*
- *Grand récipient*
- *Flacons stérilisés en verre teinté*
- *Entonnoir (facultatif)*

ÉLÉMENTS DE BASE
Parties aériennes, feuilles (séchées).

COMPOSITION
250 g de plantes séchées,
500 ml d'huile de tournesol.

CONSERVATION
Jusqu'à 1 an, dans des flacons sombres, hermétiques et stérilisés, à l'abri de la chaleur et de la lumière.

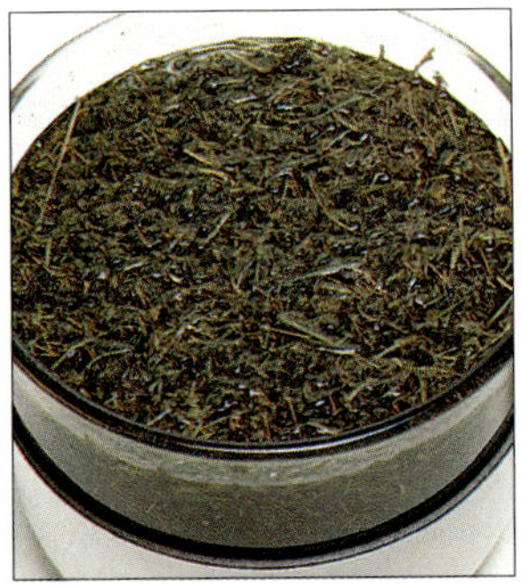

1 Mettez l'huile et les plantes dans une jatte en verre et laissez mijoter doucement 3 h au bain-marie dans une casserole à fond épais.

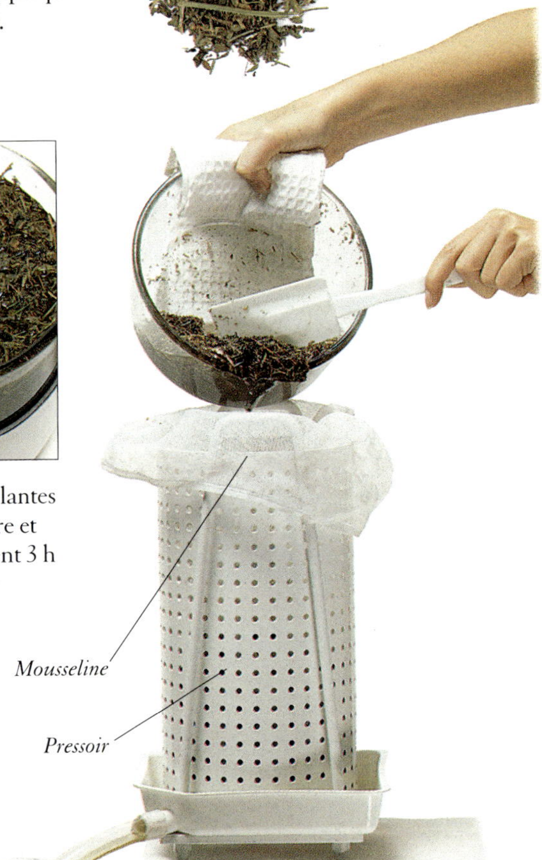

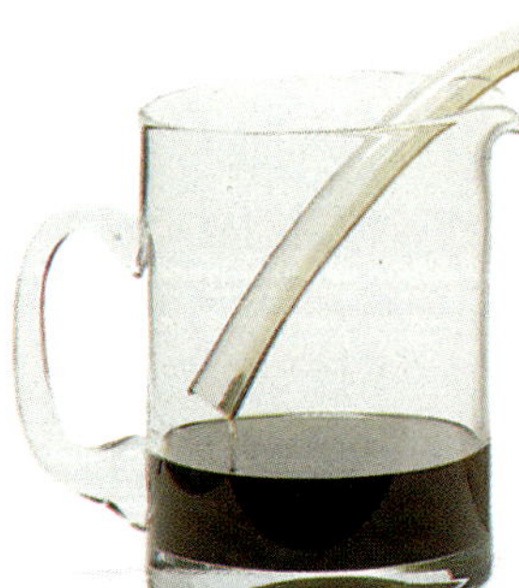

2 Tapissez un pressoir de mousseline et filtrez le mélange dans une carafe. Éventuellement, prenez une chausse à gelée si vous n'avez pas de pressoir (page 73).

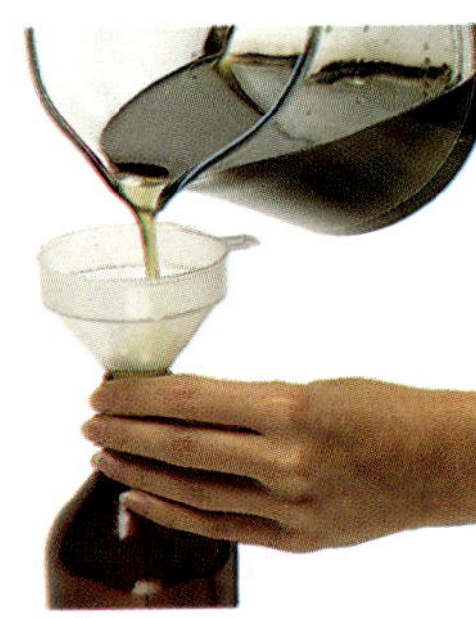

3 Transvasez dans des flacons, à l'aide d'un entonnoir si nécessaire.

Plantes adaptées

Les plantes auxquelles s'adressent surtout la macération à chaud sont :

- *Consoude* : ecchymose, foulure, arthrose.
- *Gaillet* : psoriasis.
- *Mouron blanc* : eczéma irritant.
- *Ortie* : irritation cutanée et eczéma d'origine allergique.
- *Romarin* : maux et douleurs.
- *Varech* : douleurs arthritiques.

HUILES MACÉRÉES À FROID

CETTE MÉTHODE d'extraction convient aux fleurs telles que le souci ou le millepertuis. Il s'agit d'un processus lent, car les fleurs doivent macérer plusieurs semaines dans l'huile ; celle-ci est alors réutilisée avec des plantes fraîches afin que la plus grande quantité possible de principes actifs soit libérée. Les huiles macérées à froid s'utilisent en huiles de massage ou pour confectionner onguents et pommades.

MATÉRIEL

• Bocal avec bouchon à vis • Chausse à gelée et ficelle • Carafe • Flacons hermétiques stérilisés en verre teinté • Entonnoir (facultatif)

ÉLÉMENTS DE BASE

Parties aériennes, fleurs (fraîches ou séchées).

COMPOSITION

Bourrez un bocal de plantes fraîches ou séchées et ajoutez-y (selon sa taille) environ 1 litre d'huile pressée à froid (de noix ou de carthame) pour le remplir complètement.

CONSERVATION

Jusqu'à 1 an, dans des flacons hermétiques et stérilisés, à l'abri de la lumière et de la chaleur.

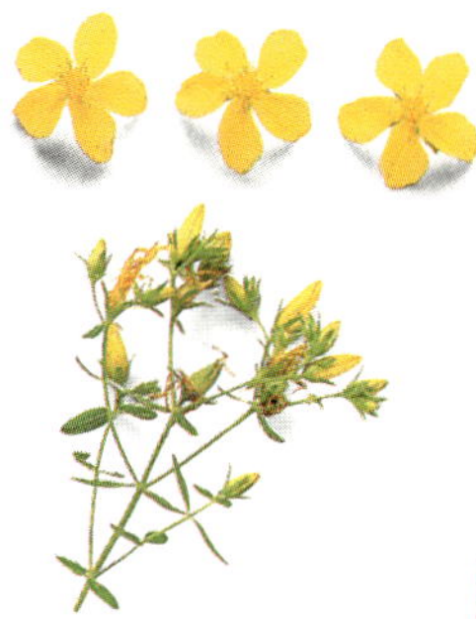

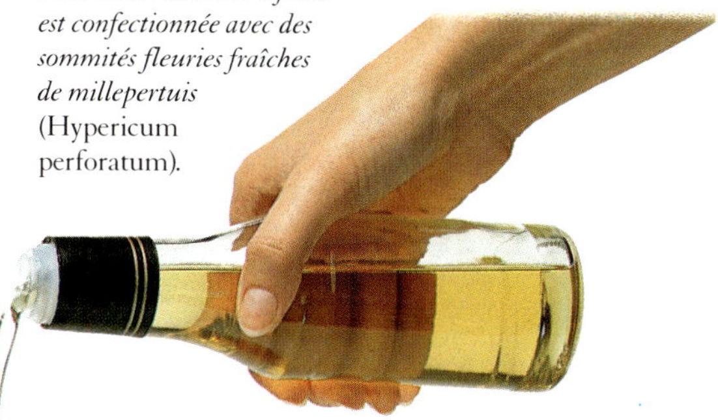

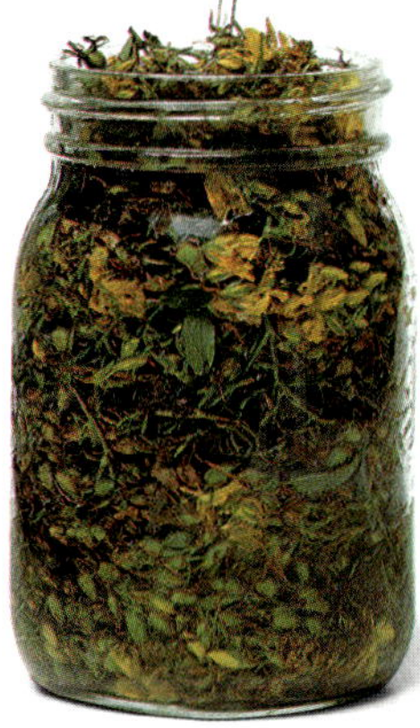

Cette huile macérée à froid est confectionnée avec des sommités fleuries fraîches de millepertuis (Hypericum perforatum).

1 Bourrez un bocal de plantes et recouvrez complètement d'huile. Vissez le couvercle, laissez macérer 2 ou 3 semaines dans une serre ou un endroit ensoleillé.

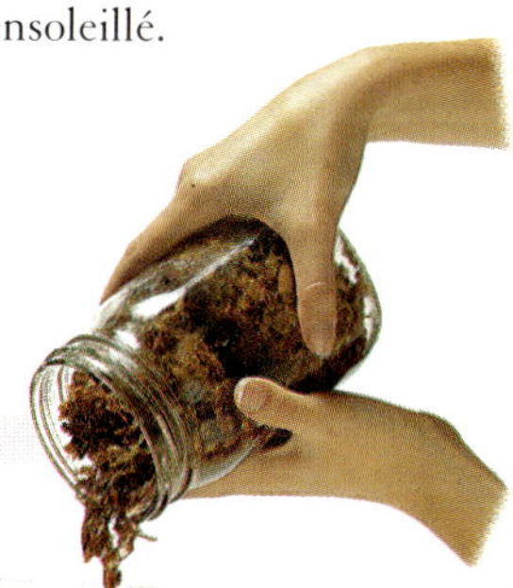

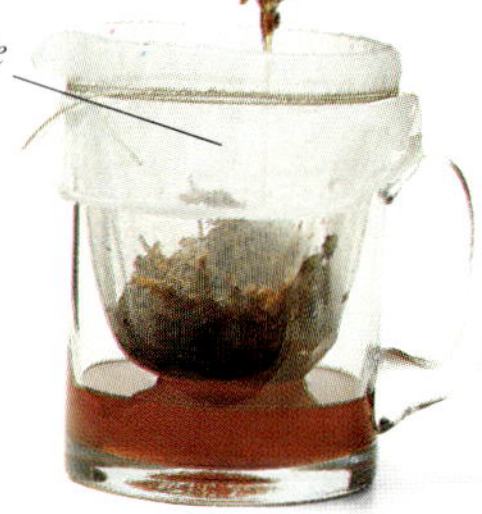

Chausse à gelée

2 Versez dans une chausse à gelée fixée au récipient avec un élastique ; vous pouvez aussi utiliser un pressoir et une mousseline (page 72).

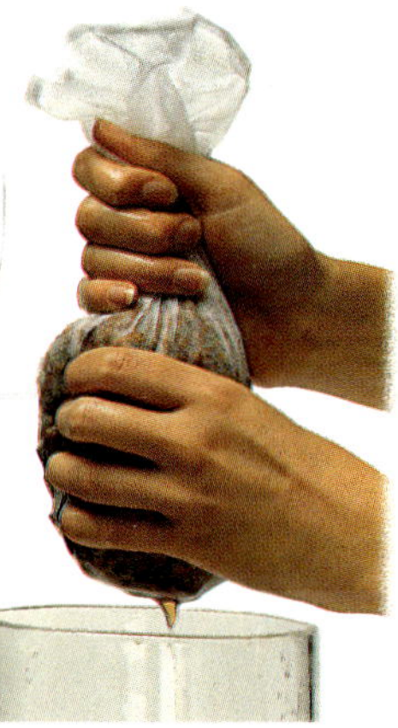

3 Pressez la chausse pour bien extraire l'huile. Renouvelez l'opération (étapes 1 et 2) avec l'huile récupérée et de nouvelles plantes. Quelques semaines plus tard, filtrez et conservez dans des flacons hermétiques.

Plantes adaptées

Les plantes qui se prêtent le mieux au mode de macération à froid sont :

- *Mélilot* séché : eczéma variqueux.
- *Millepertuis* : coup de soleil, petite brûlure, plaie bénigne, inflammation des articulations (utilisez les sommités fleuries fraîches).
- *Souci* : petite plaie, eczéma sec, infections comme le muguet (utilisez les pétales, séchés ou frais).

HUILES DE MASSAGE

ELLES SE COMPOSENT de quelques gouttes d'essence ou huile essentielle diluées dans une huile de support (généralement d'amande douce ou de germe de blé) ou des huiles macérées. Les principes actifs se dégradant rapidement après dilution, préparez régulièrement de petites quantités d'huile de massage. Lisez attentivement les précautions d'emploi figurant ci-dessous.

MATÉRIEL

• Tubes gradués • Flacon (50 ml) stérilisé hermétique, en verre teinté • Entonnoir (facultatif)

ÉLÉMENT DE BASE
Huile essentielle.

COMPOSITION
En règle générale, la concentration en huile essentielle ne doit pas excéder 10% du mélange (par exemple, pas plus de 5 ml d'huile essentielle pour 45 ml d'huile de support). Réduisez à 5% pour les enfants, les personnes âgées ou celles qui ont la peau sensible. Choisissez une huile essentielle de bonne qualité.

APPLICATION
Versez dans le creux de la paume de 2 à 5 ml (1/2 à 1 cuillerée à café) et massez doucement. N'appliquez jamais directement sur le corps.

CONSERVATION
Dans un flacon stérilisé en verre teinté, hermétique, au frais.

PRÉCAUTIONS D'EMPLOI

- *Pas de massage sur une femme enceinte sans l'avis d'un professionnel ; évitez absolument les huiles essentielles les 3 premiers mois de la grossesse.*
- *Ne massez pas une personne présentant une infection, une maladie contagieuse, des douleurs dans le dos (surtout si elles irradient les membres), des états inflammatoires ou souffrant d'épilepsie.*
- *Ne touchez pas aux ecchymoses.*

Cette huile de massage est composée d'un mélange d'huiles essentielles de lavande (Lavandula angustifolia)*, de thym* (Thymus vulgaris) *et d'huile de germe de blé.*

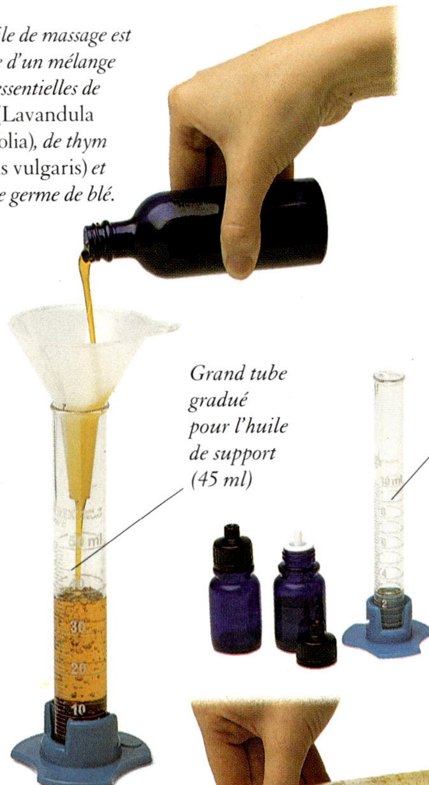

Grand tube gradué pour l'huile de support (45 ml)

Petit tube gradué pour les huiles essentielles (5 ml)

1 Dosez l'huile de support dans le grand tube gradué, les huiles essentielles dans le petit ; aidez-vous au besoin d'un entonnoir.

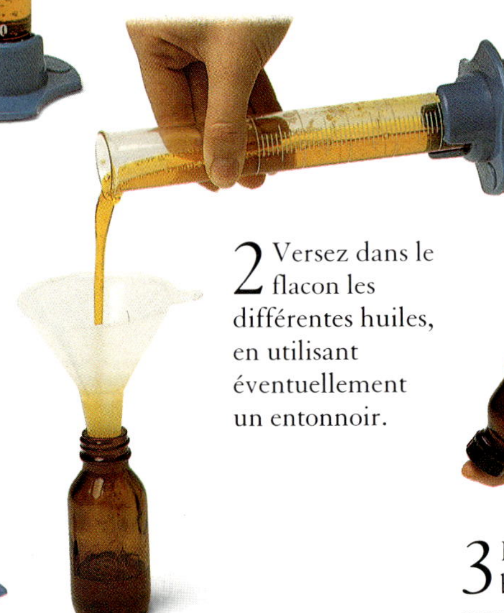

2 Versez dans le flacon les différentes huiles, en utilisant éventuellement un entonnoir.

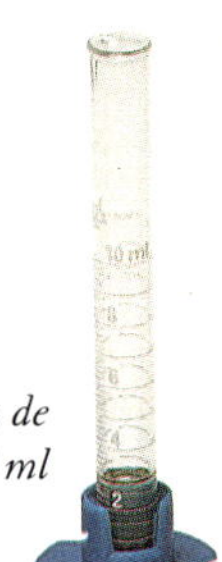

Graduation de 1 à 10 ml

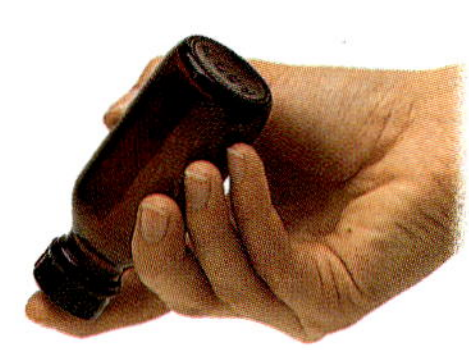

3 Bouchez, agitez bien le flacon pour mélanger.

ONGUENTS

LES ONGUENTS contiennent des huiles ou autres corps gras, mais pas d'eau. À la différence des pommades, ils ne pénètrent donc pas la peau, mais restent à la surface de l'épiderme où ils forment une couche protectrice pour les peaux douces ou fragiles. Ils étaient préparés autrefois avec des graisses animales, désormais délaissées au profit de la vaseline ou de la paraffine. Les plantes peuvent être remplacées par des huiles macérées (page 76).

MATÉRIEL

• Jatte en verre et casserole • Cuiller en bois • Chausse en gelée et ficelle (ou mousseline et pressoir) • Carafe • Gants de caoutchouc • Pots en verre teinté stérilisés avec couvercle

ÉLÉMENTS DE BASE
Toutes les parties (séchées, fraîches).

COMPOSITION
500 g de vaseline ou de paraffine, 60 g de plantes séchées ou 150 g de plantes fraîches.

APPLICATION
Un peu d'onguent sur la région à traiter, 2 ou 3 fois par jour.

CONSERVATION
Jusqu'à 3 ou 4 mois au frais dans un pot stérilisé et hermétique.

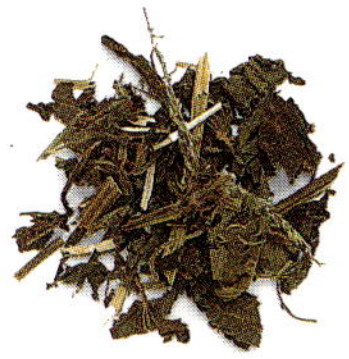

Cet onguent est réalisé avec de l'ortie (Urtica dioica) *séchée.*

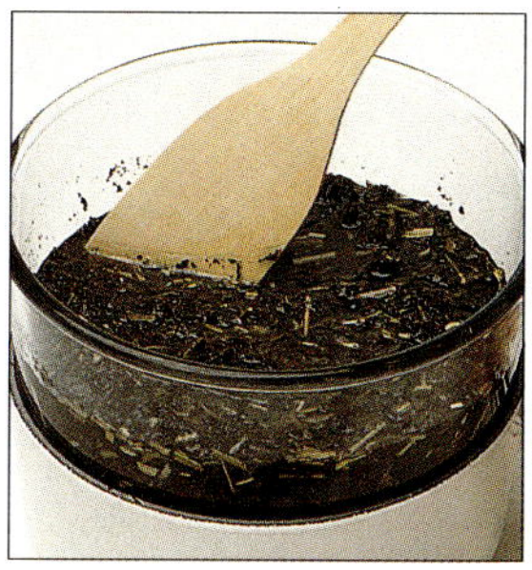

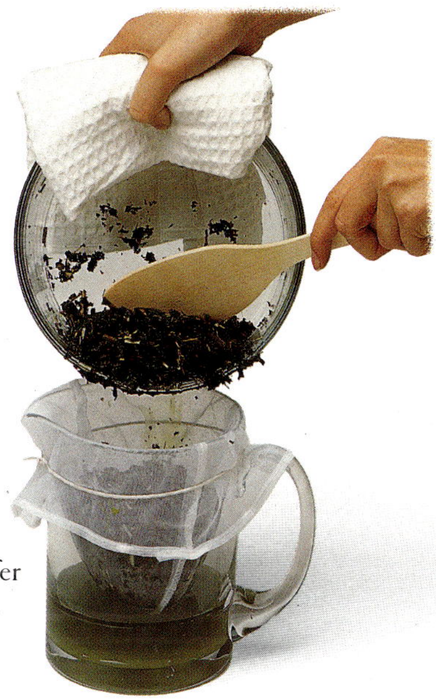

1 Faites fondre la vaseline ou la paraffine au bain-marie dans une casserole à fond épais. Ajoutez les plantes, faites chauffer 2 h (les plantes doivent devenir croquantes). Surveillez le bain-marie.

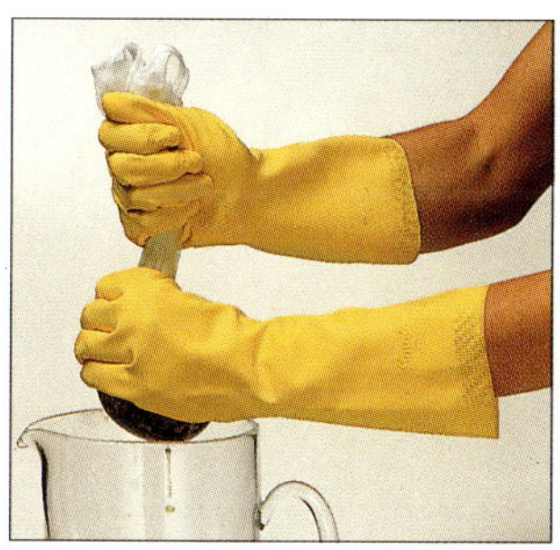

2 Versez le mélange dans une chausse à gelée ficelée au goulot de la carafe, ou dans un pressoir tapissé d'une mousseline (page 72).

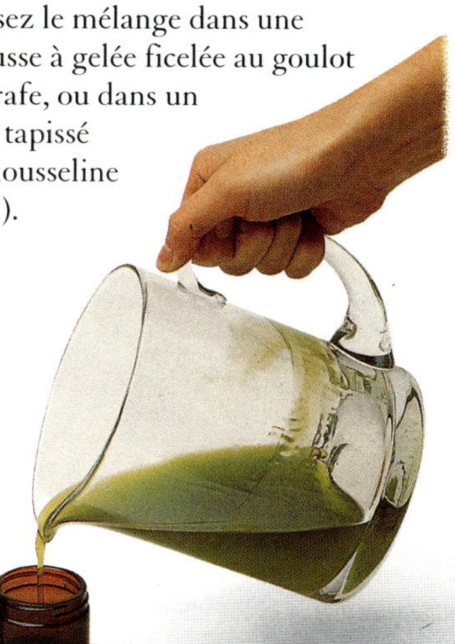

3 Si vous utilisez une chausse à gelée, enfilez des gants de caoutchouc afin d'éviter de vous brûler. Pressez-la.

4 Répartissez sans attendre dans les pots tant que le mélange est encore chaud.

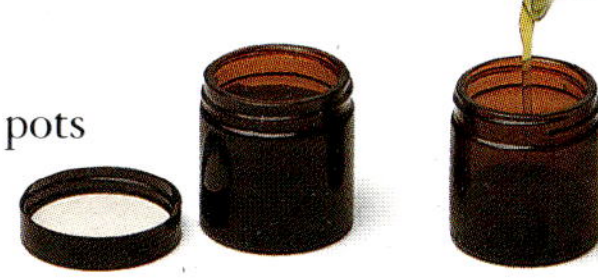

Plantes adaptées

- *Arnica* : ecchymose, foulure, engelure (n'appliquez pas sur une plaie).
- *Camomille* : eczéma, autres problèmes dermatologiques d'origine allergique.
- *Mélilot* : tumescence, eczéma variqueux.
- *Mouron blanc* : eczéma irritant, cor, furoncle, écharde.
- *Ortie* : eczéma, hémorroïdes.
- *Pensée sauvage* : éruption cutanée.
- *Piment* : zona.
- *Plantain* : eczéma sec.
- *Sureau noir* : gerçure aux mains.

POMMADES

UNE POMMADE est un produit à base d'eau et d'huiles ou autres corps gras, qui pénètre la peau et l'adoucit. Elle se réalise avec une base émulsifiante — mélange d'huiles et de cires —, disponible en pharmacie, qui se mélange avec l'eau ou les teintures. Les pommades se conservent plusieurs mois, et leur durée de vie sera prolongée si vous les maintenez au frais ou si vous y ajoutez quelques gouttes de teinture de benjoin. Attention cependant, celles à base de corps gras de nature organique se conservent moins longtemps. La méthode présentée ici s'applique à la majorité des plantes.

MATÉRIEL

• Jatte en verre et casserole • Cuiller ou spatule en bois • Pressoir et mousseline (ou chausse à gelée et carafe) • Bol • Petite palette plate • Petits pots stérilisés, en verre teinté, avec couvercles hermétiques

ÉLÉMENTS DE BASE

Toutes les parties des plantes (fraîches ou séchées).

COMPOSITION

150 g de base émulsifiante, 70 ml de glycérol, 80 ml d'eau, 30 g de plantes séchées ou 75 g de fraîches.

APPLICATION

Un peu de pommade sur la région à traiter, 2 ou 3 fois par jour.

CONSERVATION

Jusqu'à 3 mois dans des pots en verre teinté stérilisés, hermétiques.

POMMADES & ONGUENTS À BASE D'HUILES

Dans les pommades et onguents, il est possible de remplacer les plantes par des huiles macérées (pages 72-73). Pour faire une pommade, faites fondre 25 g de cire d'abeille et 25 g de lanoline anhydre (faciles à trouver dans le commerce), ajoutez 100 ml d'huile macérée et 50 ml de teinture de plante (page 68). Filtrez, remuez. Quand la pommade a pris, mettez en pots à l'aide d'une petite palette. Pour préparer un onguent, faites fondre 25 g de cire d'abeille et 25 g de lanoline anhydre, ajoutez 100 ml d'huile macérée. Répartissez aussitôt dans des pots en verre teinté stérilisés.

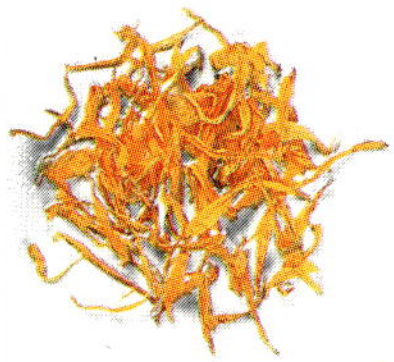

Cette pommade est réalisée avec des pétales de souci (Calendula officinalis) *séchés.*

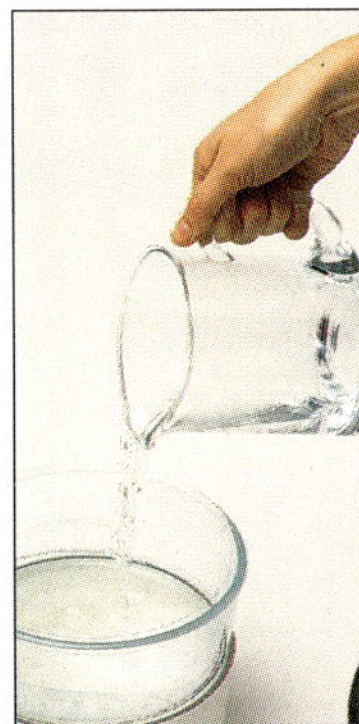

1 Faites fondre la base émulsifiante au bain-marie dans une casserole à fond épais. Versez le glycérol et l'eau, remuez bien. Vous constaterez alors une légère solidification : remuez, toujours au bain-marie, afin que le mélange se liquéfie.

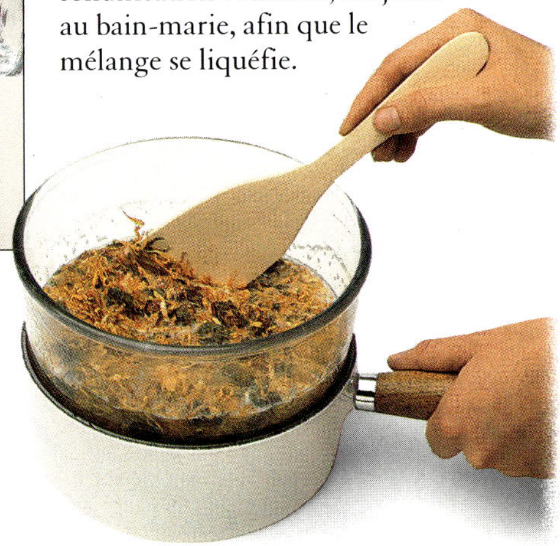

2 Ajoutez les plantes, mélangez. Laissez mijoter 3 h en rajoutant régulièrement de l'eau pour maintenir le bain-marie à bonne hauteur.

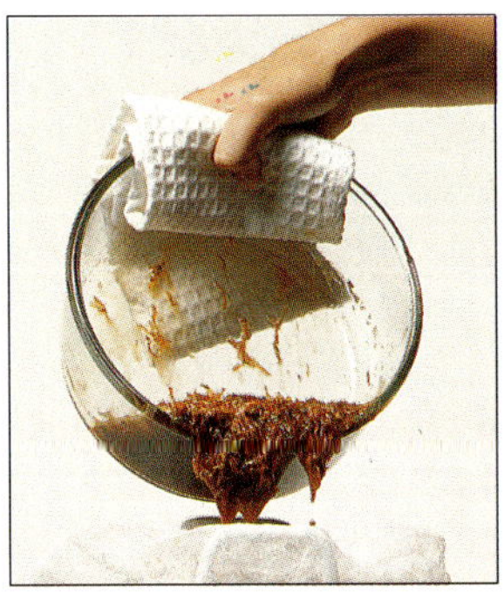

3 Avec un pressoir, passez sans tarder le mélange en recueillant le liquide dans un bol. Laissez refroidir en remuant sans cesse afin que le mélange reste homogène. Sinon, remettez au bain-marie en rajoutant de 10 à 20 g de base émulsifiante.

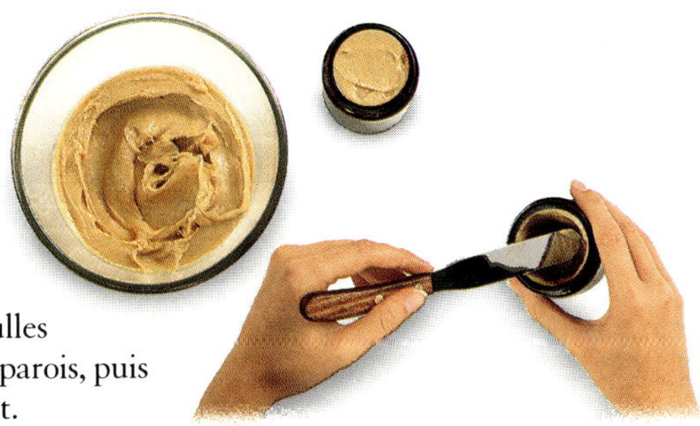

4 Lorsque la pommade a pris, mettez en pots à l'aide d'une petite palette. Pour éviter la formation de bulles d'air, enduisez-en d'abord les parois, puis continuez vers le centre du pot.

LOTIONS & ÉMULSIONS

UNE LOTION est un mélange aqueux destiné à rafraîchir ou à apaiser une peau irritée ou enflammée. L'effet rafraîchissant peut être accru par un ajout de mélanges à base d'alcool, comme les teintures. Outre de l'eau, les émulsions, quant à elles, renferment également de l'huile, ce qui donne une substance en suspension quand on agite le mélange. Lotions et émulsions se préparent selon le même principe et se gardent jusqu'à 3 mois.

MATÉRIEL

- *Verre ou tube gradué*
- *Flacons en verre teinté stérilisés*
- *Entonnoir (facultatif)*

ÉLÉMENTS DE BASE

Toutes les parties de la plante (fraîches ou séchées).

COMPOSITION

Elle dépend de l'usage que l'on veut faire de la lotion ou de l'émulsion. La lotion présentée ici est destinée à une peau irritée : 40 ml d'hamamélis de Virginie distillé, 40 ml d'eau de rose, 20 ml de teinture de mouron blanc. Pour une émulsion contre les verrues, mélangez 5 ml d'huile essentielle de leptospermum et 5 ml de teinture de thuya.

APPLICATION

Les lotions et émulsions étant généralement douces, on peut en user sans restriction.

CONSERVATION

Jusqu'à 3 mois, au frais, dans des flacons en verre teinté.

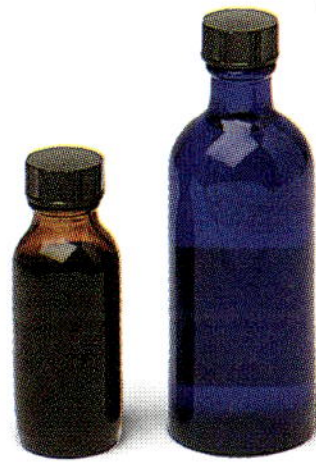

Cette lotion est faite avec de la teinture de mouron blanc (Stellaria media).

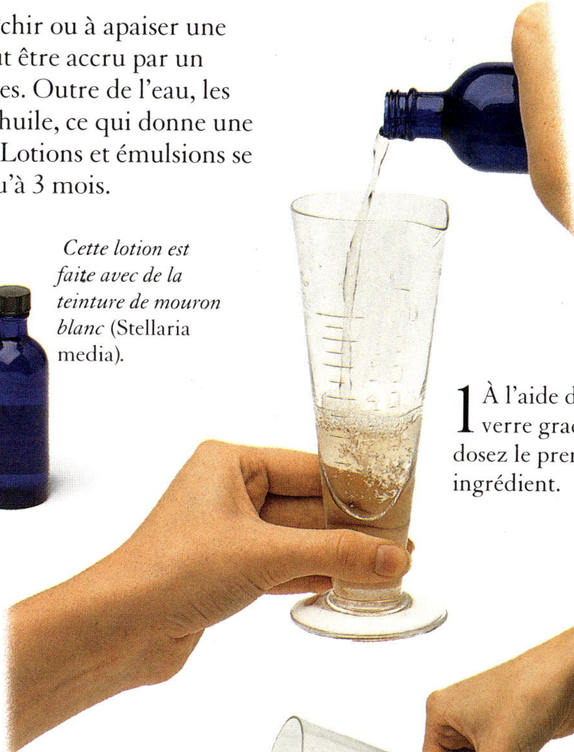

1 À l'aide d'un verre gradué, dosez le premier ingrédient.

2 Versez dans un flacon en verre, en utilisant au besoin un entonnoir. Renouvelez l'opération (points 1 et 2) avec les autres ingrédients.

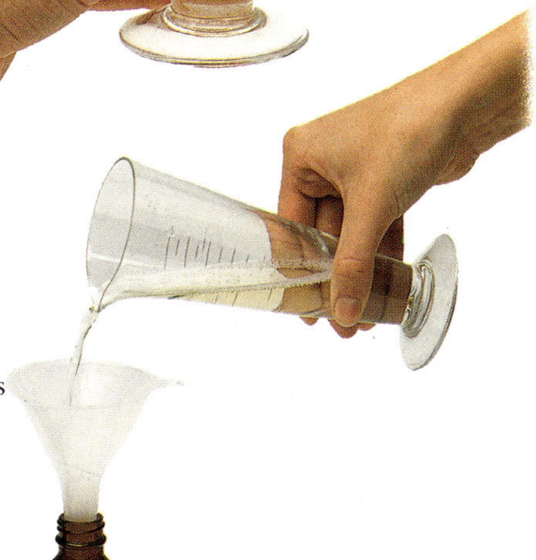

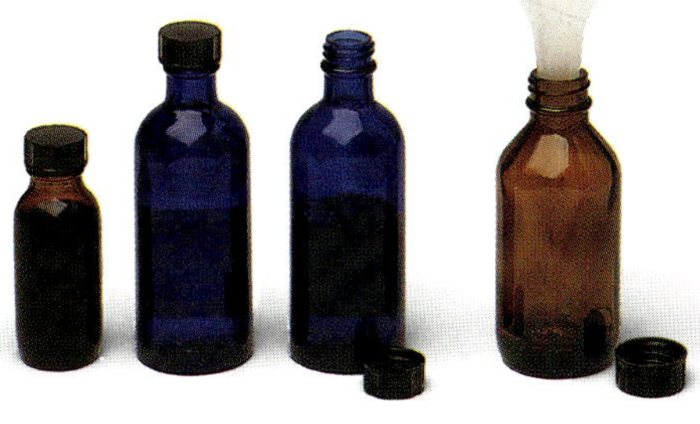

3 Secouez bien.

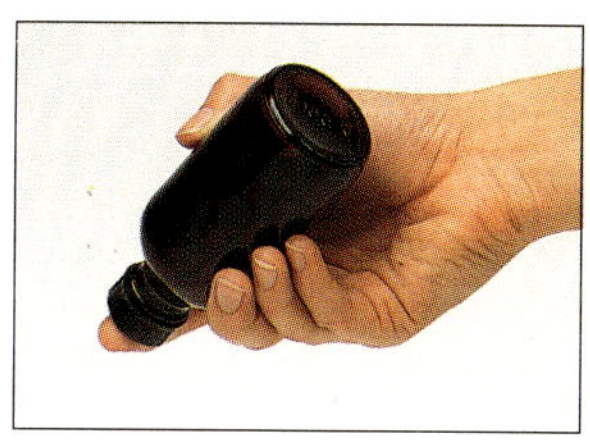

INHALATIONS

EN DÉGAGEANT l'excès de mucus des voies respiratoires, les inhalations soulagent un certain nombre d'affections comme le catarrhe, la sinusite, la bronchite ou l'asthme. Elles se font à partir de plantes aux vertus antihistaminiques et anti-inflammatoires. Après une inhalation, restez 30 mn dans une pièce chaude afin de laisser vos voies respiratoires se réadapter progressivement.

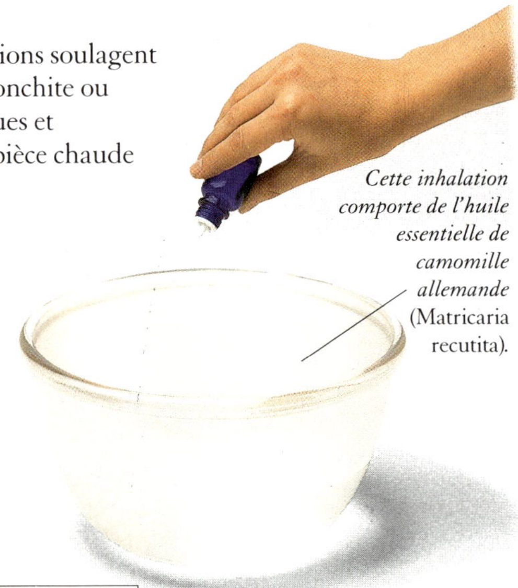

Cette inhalation comporte de l'huile essentielle de camomille allemande (Matricaria recutita).

MATÉRIEL

• Bouilloire • Cuvette • Serviette

1 Remplissez à demi une cuvette d'eau bouillante. Ajoutez 500 ml d'infusion, ou de 5 à 10 gouttes d'huile essentielle (ou encore un complexe d'huiles essentielles).

ÉLÉMENTS DE BASE
Huile essentielle ou infusion.

COMPOSITION
500 ml d'infusion (page 64) ou jusqu'à 10 gouttes d'une huile essentielle de bonne qualité (voir les précautions d'emploi à la page 62) pour une cuvette d'eau bouillante.

POSOLOGIE
Faites 1 ou 2 fois par jour une inhalation de 10 mn.

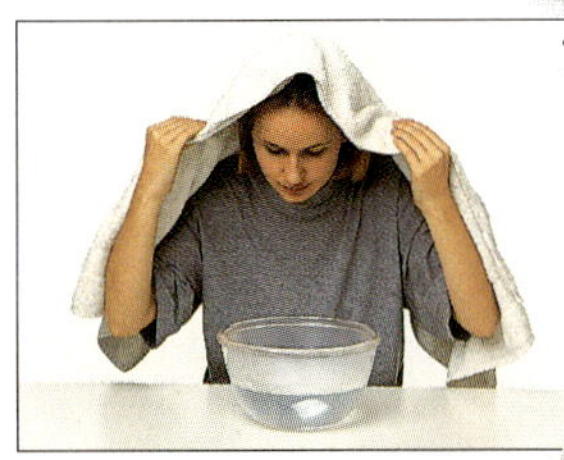

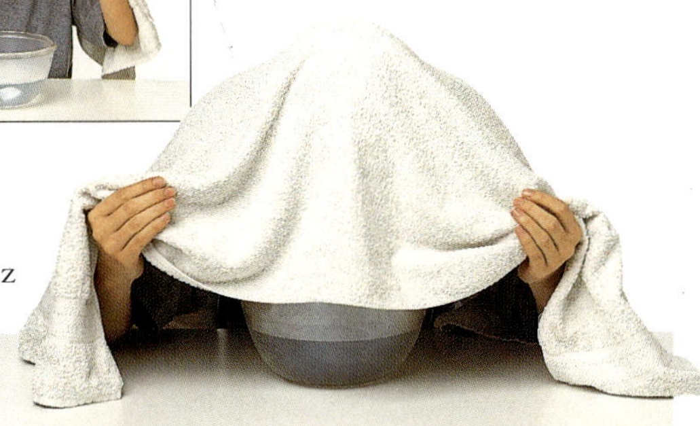

2 La tête couverte d'une serviette, penchez-vous au-dessus de la cuvette. Restez ainsi 10 mn en respirant normalement par le nez.

BAINS & ABLUTIONS

ON PEUT ENRICHIR un bain d'huiles essentielles pour se détendre, calmer un membre douloureux et soulager un certain nombre de problèmes bénins. Versez dans l'eau de 2 à 5 gouttes d'huile, mélangez bien. Parmi les huiles essentielles les plus efficaces, citons :

- Camomille : anxiété, insomnie, règles douloureuses.
- Eucalyptus : toux, rhume, douleurs.
- Lavande : maux de tête, douleurs, stress.
- Menthe poivrée : fatigue, nez congestionné.
- Romarin : fatigue, règles ou articulations douloureuses.

Bains de pieds

Ils sont parfaits pour apaiser une douleur ou stimuler la circulation. Aujourd'hui encore, on recourt au traditionnel bain sinapisé (1 cuillerée à dessert de farine de moutarde dissoute dans une bassine d'eau chaude). Le brusque passage de l'eau chaude à l'eau froide atténuant les hématomes et calmant les foulures, mettez les pieds de 3 à 5 mn dans une eau très chaude contenant une grosse poignée de romarin, puis de 2 à 3 mn dans une bassine d'eau glacée. Répétez l'opération aussi longtemps que vous pouvez le supporter.

Bains d'yeux

Ils sont simples à faire et très efficaces dans le cas de nombreux maux oculaires. Attention cependant, un bain ne doit jamais piquer les yeux ; si tel est le cas, diluez encore plus le mélange en fonction de votre sensibilité. Utilisez de l'eau bouillie et versez-y une infusion ou une décoction légère ou 2 gouttes de teinture.

Mise en garde

Il est essentiel de veiller à bien stériliser (page 62) l'œillère entre chaque application sur l'œil, notamment en cas d'infection.

Matériel

• *Casserole* • *Passoire* • *Carafe* • *Œillère*

Composition

400 ml de décoction faite avec 15 g de plantes séchées et 600 ml d'eau (page 66), ou 400 ml d'infusion faite avec 15 g de plantes séchées et 500 ml d'eau (page 64), ou 2 gouttes de teinture (page 68) dans une œillère remplie d'eau bouillie.

Posologie

Baignez l'œil 3 à 5 fois par jour.

Conservation

Dans une carafe couverte, au frais. Refaites chaque jour une préparation fraîche.

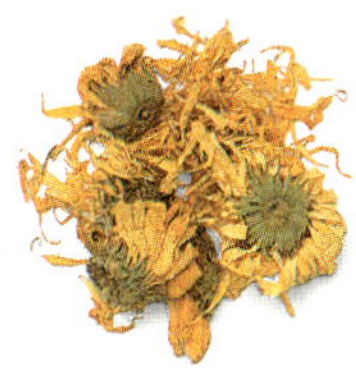

Ce mélange est composé d'une décoction de souci (Calendula officinalis) *et d'euphraise* (Euphrasia officinalis).

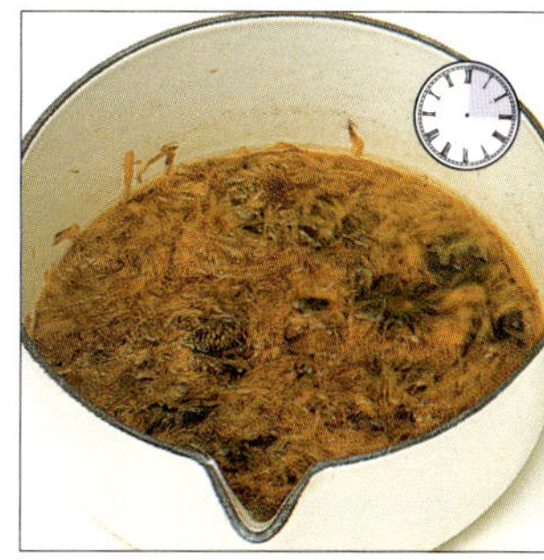

1 Faites une infusion ou une décoction de plantes de votre choix. Stérilisez en laissant de 10 à 15 mn sur le feu.

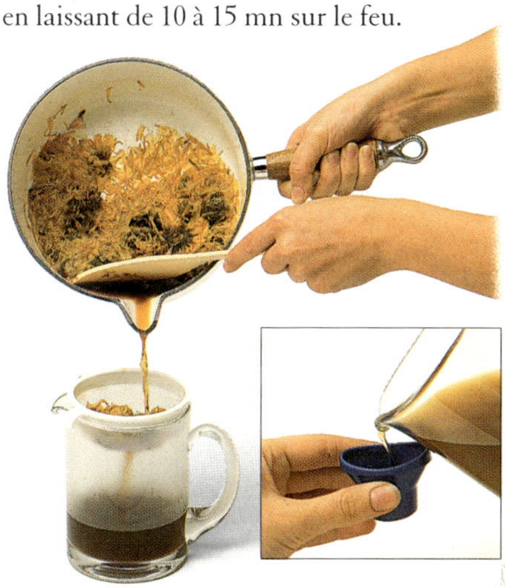

2 À l'aide d'une fine passoire, filtrez soigneusement en veillant à ce qu'il ne reste aucune particule végétale pouvant irriter l'œil.

3 Laissez tiédir, puis remplissez-en l'œillère.

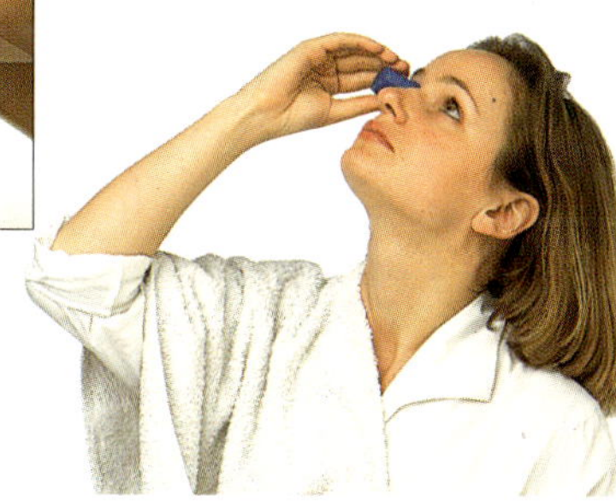

4 Appliquez-la sur l'œil, renversez la tête en arrière, battez plusieurs fois de la paupière.

Gargarismes & bains de bouche

Ils peuvent être réalisés à partir d'infusions ou de décoctions (pages 64 à 67) ou bien de teintures diluées (page 68). Dans le premier cas, veillez à bien filtrer le mélange, laissez-le refroidir et versez-en 1 dose dans un verre à vin. Si vous choisissez une teinture, diluez-en 5 ml dans un verre à vin rempli d'eau tiède. Après un gargarisme ou un bain de bouche, avalez le liquide si vous le souhaitez : l'action des plantes continuera à s'exercer pendant la digestion.

PRODUITS DES OFFICINES

AUJOURD'HUI, les remèdes médicinaux sont largement disponibles dans le commerce. Le marché de ce type de produits est gigantesque, mais ne facilite pas pour autant le choix. Dans la plupart des pays, les plantes et herbes médicinales sont soumises à une réglementation stricte : en Europe, les remèdes ne peuvent être mis en vente sans autorisation et leur efficacité doit être prouvée. Pour des raisons juridiques, l'étiquette qui y est apposée ne comporte pas les indications d'utilisation ; mais le nom en lui-même de ces préparations est souvent suggestif. Vérifiez alors les propriétés de chaque plante mentionnée sur le conditionnement. Choisissez de préférence d'acheter vos remèdes chez des fournisseurs bénéficiant d'une bonne réputation ou prenez l'avis d'un herboriste professionnel. Suivez la posologie indiquée si elle est indiquée sur le conditionnement ; sinon, assurez-vous des doses correctes à prendre en consultant un spécialiste.

Comprimés & gélules

Les remèdes sont généralement vendus sous forme de comprimés ou gélules. Dans la plupart des magasins de diététique, vous trouverez à la fois des conseils et des mélanges prêts à l'emploi. Voici une liste de plantes les plus usitées :

AGNUS CASTUS OU GATTILIER — *conseillé en cas de problèmes gynécologiques ; une surconsommation provoque des fourmillements.*
AIL — *réduit le taux de cholestérol ; bon pour les rhumes.*
BARDANE — *laxatif doux.*
BOLDO — *stimulant de la digestion, antiseptique des voies urinaires ; parfois utilisé pour la cystite.*
BOURRACHE — *huile riche en acide gamma-linoléique, préconisée en cas de troubles menstruels et de maladies de la peau.*
BUSSEROLE OU UVA URSI — *présente dans de nombreuses préparations diurétiques pour la rétention d'eau prémenstruelle.*
CASCARA SAGRADA — *laxatif, déconseillé pendant la grossesse.*
DAMIANA — *vendu comme tonique général de l'organisme et, parfois, comme aphrodisiaque.*
DANG GUI — *tonique présent dans certaines préparations destinées aux femmes.*
ÉCHINACEA — *stimule les défenses immunitaires.*
ÉPHÉDRA OU MA HUANG — *entre dans les préparations pour sinusite et catarrhe.*
FENUGREC — *utilisé dans les préparations stimulantes de la digestion et de la lactation.*
FICAIRE — *vendue parfois, en usage interne, pour les hémorroïdes.*
GÉRANIUM ROBERT — *astringent, souvent utilisé dans les médicaments pour les diarrhées.*
GINGEMBRE — *pour le mal des voyages.*
GINKGO — *pour les troubles circulatoires.*
GINSENG — *tonique général de l'organisme.*
GOTU KOLA — *tonique de la convalescence.*
GRIFFE-DU-DIABLE — *recommandée pour l'arthrite.*
GUARANA — *tonique général.*

COMPRIMÉS & GÉLULES
Les comprimés se vendent en flacons ou en boîtes.

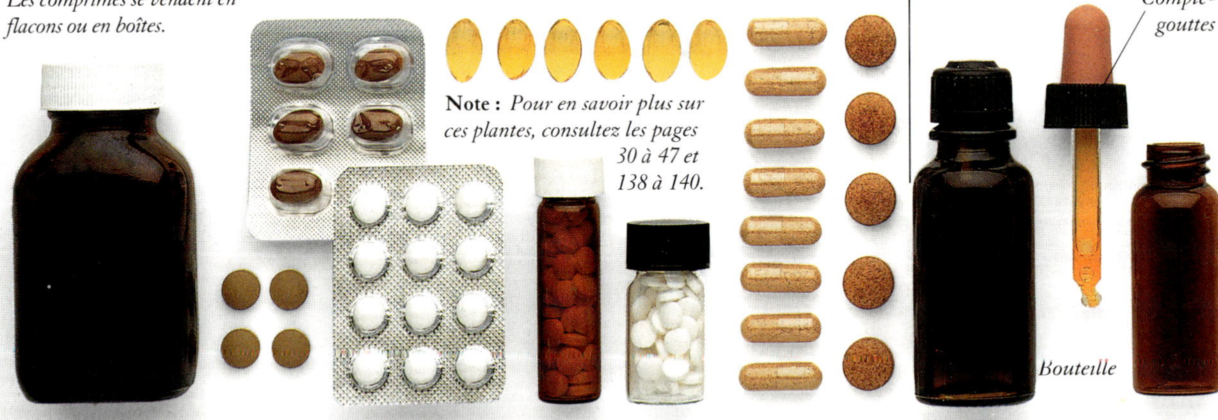

Poudres et huiles en gélules

Note : *Pour en savoir plus sur ces plantes, consultez les pages 30 à 47 et 138 à 140.*

HUILES

Compte-gouttes

Bouteille

He Shou Wu ou Fo Ti — *tonique chinois ; utilisé parfois dans les laxatifs en Occident, mais surtout comme tonique rénal.*
Hélonias — *présent dans les remèdes pour problèmes gynécologiques.*
Huang Qi ou astragale — *racine très utilisée comme tonique en Chine.*
Hydrastis — *tonique du foie et anticatarrheux ; vendu aussi pour les troubles digestifs.*
Iris commun — *pour les maladies de peau bénignes.*
Onagre — *huile riche en acide gammalinoléique, vendue comme complément alimentaire (troubles menstruels, problèmes de peau).*
Orme — *pour les problèmes digestifs et les maux de gorge.*
Papaye — *digestif.*
Persil — *souvent présent dans les mélanges diurétiques (troubles prémenstruels).*
Psyllium — *ses graines sont laxatives.*
Séné — *laxatif ; déconseillé pendant la grossesse.*
Tanaisie — *pour les migraines et les rhumatismes.*
Valériane — *entre dans les mélanges sédatifs pour l'insomnie et la tension nerveuse.*
Varech vésiculeux — *stimulant du métabolisme.*

Huiles

Achetez des huiles essentielles de marques réputées et fiables. Vérifiez dans un ouvrage spécialisé leurs propriétés spécifiques. Ne les utilisez en usage interne que sur l'avis d'un thérapeute.

Onguents & pommades

Les onguents et pommades à base de plantes vendus dans le commerce concernent surtout des produits de forte diffusion. Il est possible de se les procurer dans des pharmacies spécialisées. Voici une liste de plantes que vous n'aurez aucun mal à obtenir en onguents ou en pommades :

Aloe vera — *entre dans la composition des cosmétiques, utile aussi pour les coups de soleil et boutons de fièvre.*
Arnica — *excellent pour les ecchymoses et les blessures ; ne pas utiliser sur une plaie.*
Grande consoude — *plante interdite dans certains pays, malgré un usage externe efficace et sans danger sur les ecchymoses et foulures.*
Leptospermum — *puissant antiseptique en cas de plaies et d'infections cutanées.*
Millepertuis ou hypericum — *souvent associé au souci pour traiter les maladies de peau et les brûlures sans gravité.*
Mouron blanc — *draine le pus hors des plaies, soulage les irritations cutanées.*
Ortie — *vendue généralement dans les magasins homéopathiques, permet de combattre les irritations cutanées.*
Sauge — *utilisée pour les piqûres d'insecte et les maladies de peau.*
Souci ou calendula — *antiseptique et antifongique, utile aussi pour les peaux sèches.*

Sirops, jus & extraits

Leur disponibilité et le panel proposé évoluent considérablement d'un pays à l'autre. En Allemagne par exemple, les variétés sont multiples et fréquemment prescrites. Dans d'autres pays, le choix est nettement plus limité. On peut consommer les jus de plantes seuls ou en association avec des teintures ou des sirops. Le conditionnement ne portant pas toujours la mention des effets thérapeutiques, renseignez-vous avant l'achat.

Ail des ours — *ail sauvage ayant les mêmes propriétés que l'ail, mais plus atténuées ; utile pour le rhume, stimule le système immunitaire.*
Argentine ou ansérine — *anticatarrheux de la même famille que la rose ; utile quand les sinus sont pris.*
Artichaut — *stimulant du foie et remède digestif.*
Avoine — *nervin tonique utile en cas de dépression.*
Bourrache — *stimulant des glandes surrénales ; en usage externe, calme les irritations cutanées.*
Prêle des champs — *riche en silice, efficace en cas de problèmes pulmonaires graves.*
Radis noir — *digestif.*

Gélules huileuses

Onguents & pommades

Sirops, jus & extraits

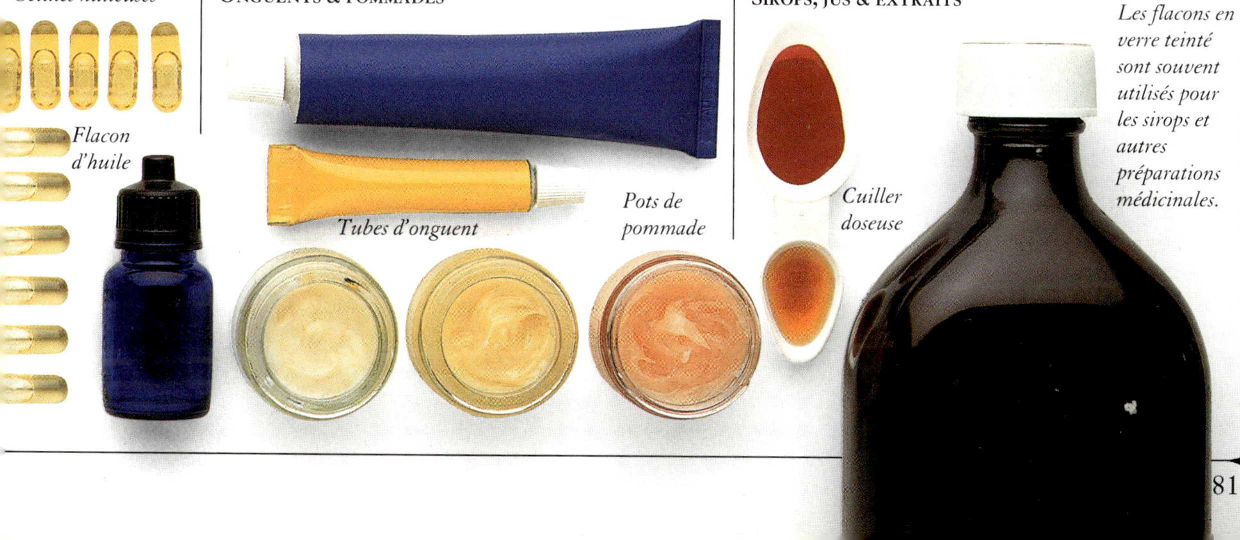

Flacon d'huile

Tubes d'onguent

Pots de pommade

Cuiller doseuse

Les flacons en verre teinté sont souvent utilisés pour les sirops et autres préparations médicinales.

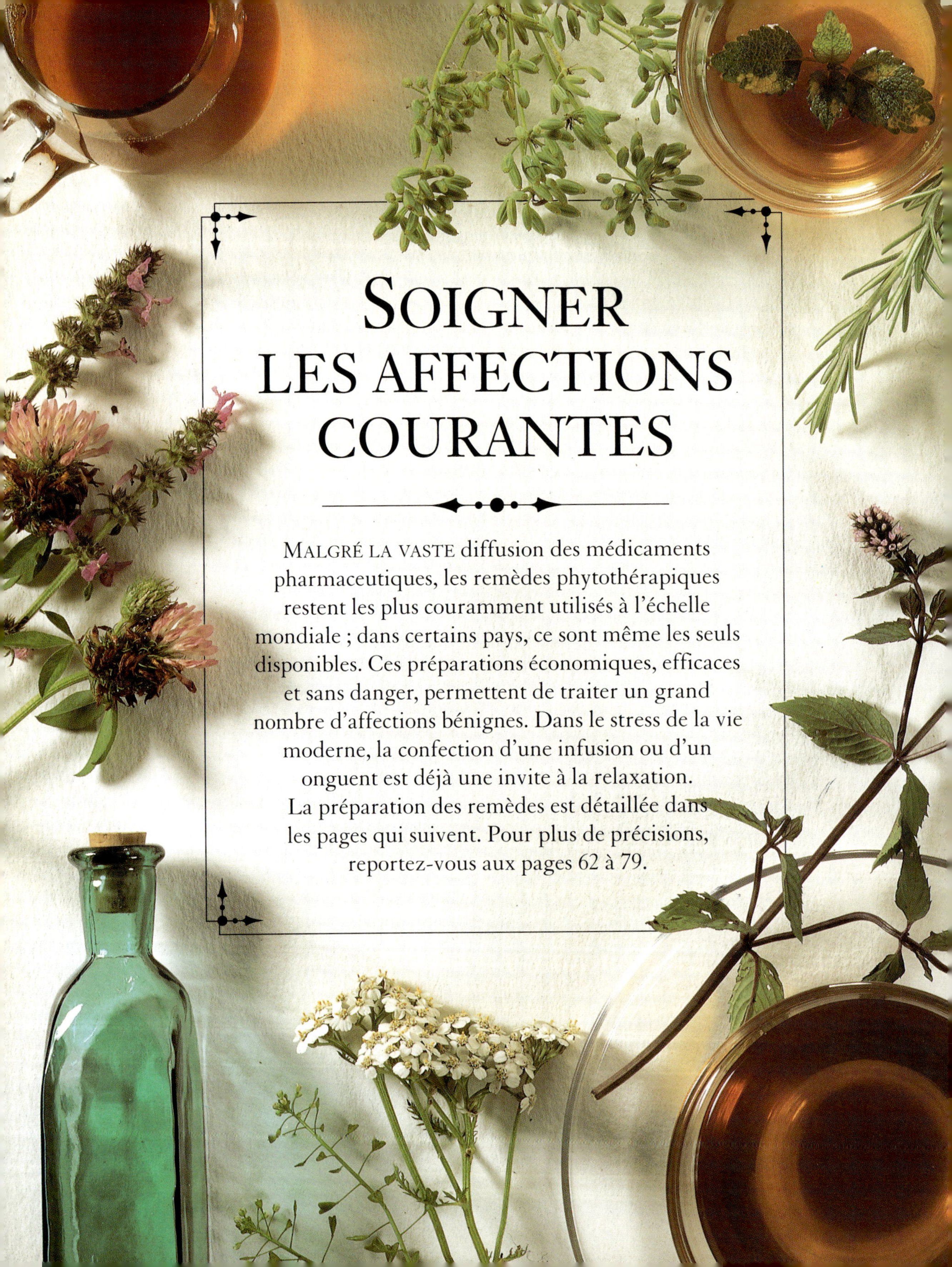

SOIGNER LES AFFECTIONS COURANTES

MALGRÉ LA VASTE diffusion des médicaments pharmaceutiques, les remèdes phytothérapiques restent les plus couramment utilisés à l'échelle mondiale ; dans certains pays, ce sont même les seuls disponibles. Ces préparations économiques, efficaces et sans danger, permettent de traiter un grand nombre d'affections bénignes. Dans le stress de la vie moderne, la confection d'une infusion ou d'un onguent est déjà une invite à la relaxation.

La préparation des remèdes est détaillée dans les pages qui suivent. Pour plus de précisions, reportez-vous aux pages 62 à 79.

Recommandations

Traitement & posologie

Si les remèdes proposés dans ce livre sont inoffensifs, un usage excessif peut cependant s'avérer nocif ; ne dépassez donc pas les doses prescrites, en pensant que, doublées, elles seront deux fois plus efficaces.
Les recettes et quantités indiquées s'adressent à des adultes. Pour les enfants, réduisez les posologies (page 128). Les personnes âgées, ayant un métabolisme plus lent, devront elles aussi les diminuer. Par ailleurs, figure page 126 la liste des plantes dont l'utilisation est proscrite aux femmes enceintes. Avant de confectionner une préparation, vérifiez plante par plante les précautions d'emploi mentionnées (pages 30 à 47 et pages 138 à 140).

Les principaux remèdes et compléments alimentaires peuvent se prendre seuls ou associés à d'autres. Sauf indications contraires, la durée d'un traitement varie de 4 à 6 semaines. Si au bout de ce temps, vous ne constatez aucune amélioration, consultez un professionnel. Certains végétaux ayant des interactions avec d'autres médications, assurez-vous que votre traitement peut être associé aux remèdes phytothérapiques, et ne cessez pas la prise de médicaments sans avis médical. Lorsque plusieurs parties d'une plante sont disponibles, celles à utiliser (fleur, etc.) sont indiquées.
Huiles essentielles En usage interne, prenez-les sous contrôle d'un professionnel.

Compléments de vitamines & minéraux

Les précautions d'emploi ou mises en garde sont mentionnées quand une supplémentation en vitamines et minéraux permet de traiter une affection spécifique. Si vous en prenez pour renforcer simplement votre organisme, veillez à ne pas créer de déséquilibre, en achetant des préparations de multivitamines ou multiminéraux proposées par des marques fiables. Si vous poursuivez cette cure plus de 2 ou 3 mois, prenez l'avis d'un professionnel. Ne dépassez pas les doses prescrites. Une prise excessive de compléments minéraux peut s'avérer néfaste : si les vitamines solubles dans l'eau (B et C) sont éliminées, celles qui sont liposolubles (A, D, E et K) peuvent être préjudiciables pour le foie. Aussi, ne les prenez pas plus de 3 ou 4 semaines sans avis médical. Les doses recommandées varient d'une vitamine à l'autre, mais de façon générale respectez les quantités suivantes :

Vitamine A — 10 000 UI pour les enfants et les femmes enceintes ou risquant de l'être. 20 000 UI pour les autres adultes.
Vitamine B^{6} — 50 mg par jour.
Vitamine D — 400 UI par jour.
Vitamine E — 600 UI par jour. Si vous êtes sous traitement anticoagulant, ne prenez de vitamine E que sous strict contrôle médical.

Abréviations :
UI = Unité Internationale. La puissance des vitamines est parfois exprimée en UI, et leur correspondance en grammes varie selon l'extrait vitaminique utilisé.
mg = milligramme (millième de gramme).
µg = microgramme (millionième de gramme).

TOUX, GRIPPES & RHUMES

LA MÉDECINE CONVENTIONNELLE de même que la phytothérapie partent du principe que plus le stress augmente, plus les virus et bactéries en profitent pour se développer engendrant toux, grippes et rhumes ou intolérances alimentaires. Certains psychologues y voient l'occasion de prendre un repos rendu nécessaire par le poids des responsabilités quotidiennes. Ces affections doivent être traitées au plus tôt sous peine de s'aggraver.

LA RÉGLISSE *expectorante et apaisante, est idéale pour les toux persistantes ; elle parfume agréablement les mélanges.*

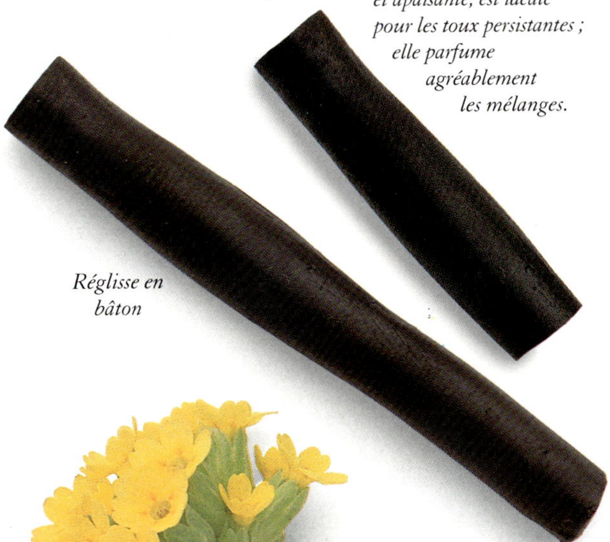

Réglisse en bâton

Toux

Les toux peuvent être grasses et profondes, avec des expectorations blanchâtres, jaunâtres ou verdâtres. Les expulsions colorées peuvent indiquer une infection ou une bronchite.

—— *SIROP AU THYM & À LA PULMONAIRE* ——

Ce mélange expectorant et apaisant est à base de thym, un puissant antiseptique des voies respiratoires, et de feuilles de pulmonaire qui, disait-on jadis, ressemblent à un poumon malade.

~ INGRÉDIENTS ~

10 g de bâton de réglisse (*Glycyrrhiza glabra*)
10 g de thym (*Thymus vulgaris*) séché
10 g de feuilles de pulmonaire (*Pulmonaria officinalis*) séchées
10 g de fleurs de primevère (*Primula veris*) séchées
5 g de graines d'anis (*Pimpinella anisum*)
500 g de miel liquide
750 ml d'eau

~ CONFECTION ~

[1] Mettez la réglisse dans une casserole, ajoutez l'eau, et faites fondre jusqu'à dissolution complète.

[2] Mélangez les plantes et les graines, ajoutez-les au jus de réglisse chaud. Laissez infuser 10 mn, filtrez.

[3] Remettez sur le feu le liquide filtré (environ 500 ml), ajoutez le miel. Faites frémir doucement en remuant sans cesse jusqu'à ce que le miel soit dissous. Laissez refroidir, versez dans des flacons en verre teinté et stérilisés et fermez bien avec des bouchons en liège.

POSOLOGIE *5 ml, jusqu'à 6 fois par jour tant que les symptômes persistent.*

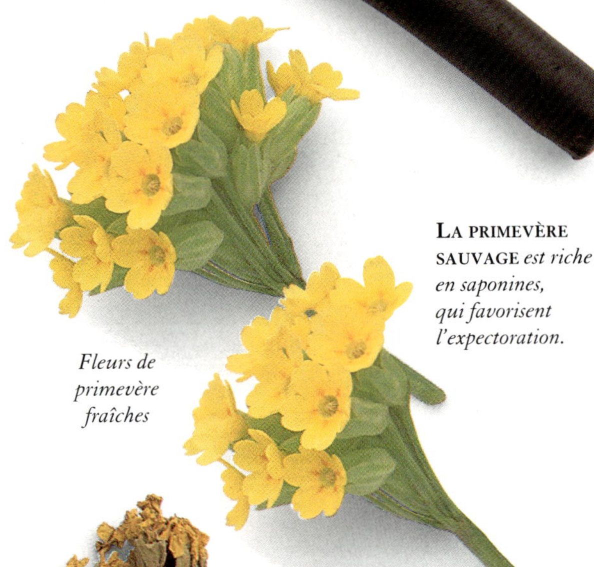

Fleurs de primevère fraîches

LA PRIMEVÈRE SAUVAGE *est riche en saponines, qui favorisent l'expectoration.*

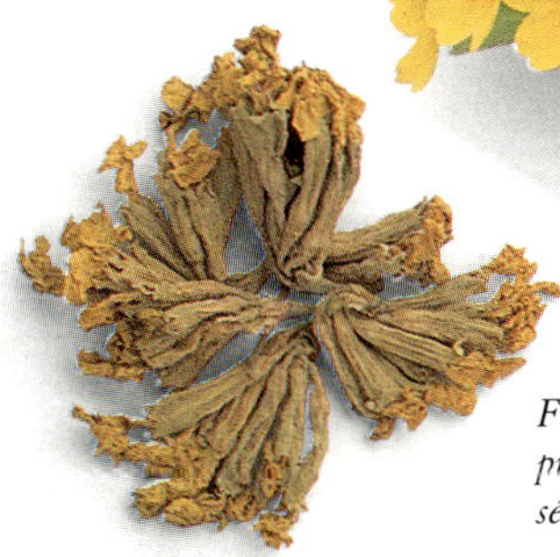

Fleurs de primevère séchées

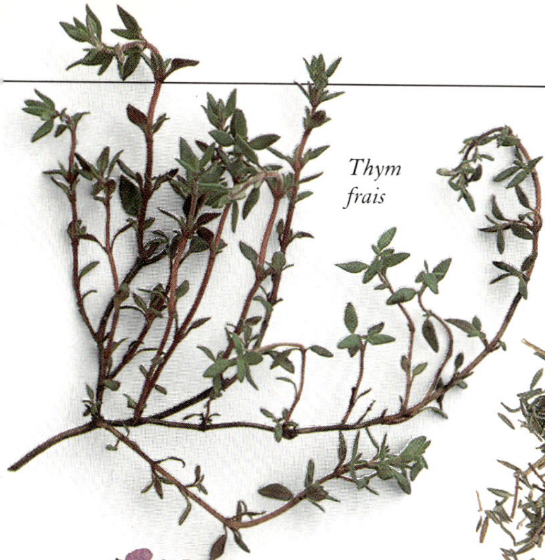

Thym frais

Le thym *est un antiseptique adapté aux infections pulmonaires.*

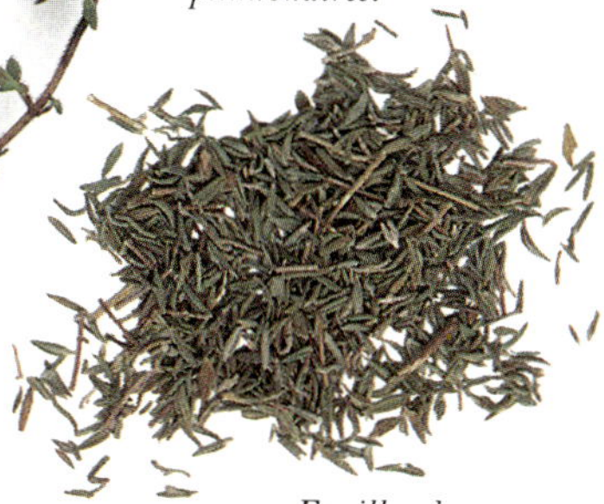

Feuilles de thym séchées

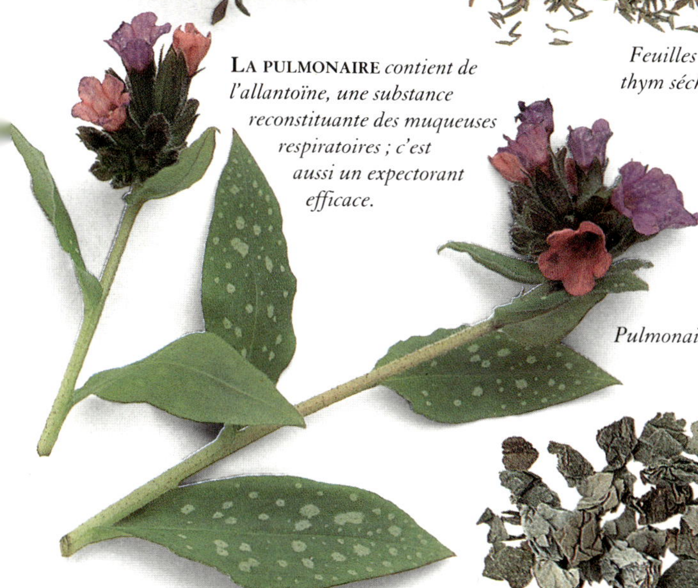

La pulmonaire *contient de l'allantoïne, une substance reconstituante des muqueuses respiratoires ; c'est aussi un expectorant efficace.*

Pulmonaire fraîche

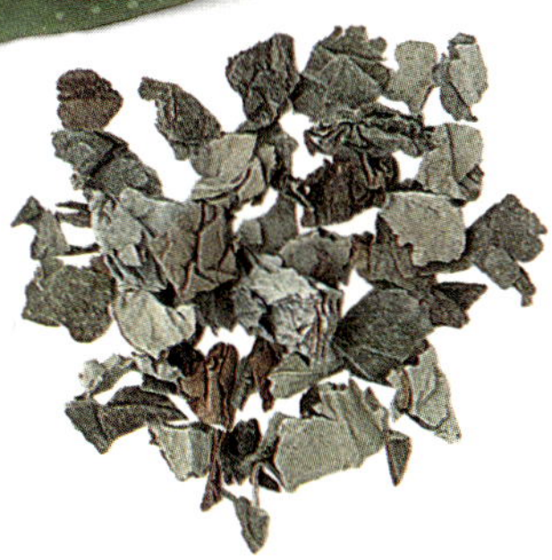

Feuilles de pulmonaires séchées

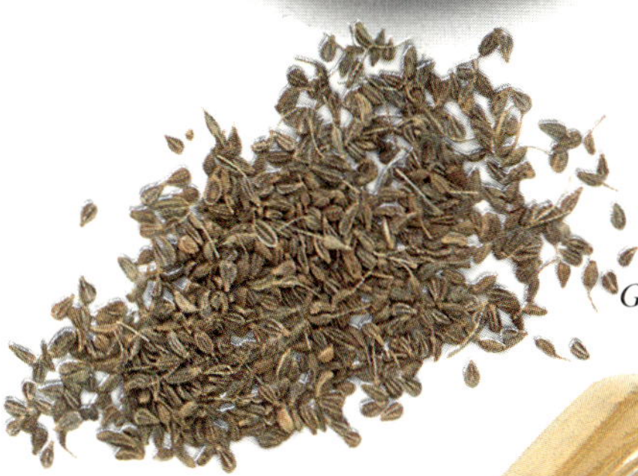

Graines d'anis

L'anis *est un expectorant et un antispasmodique ; il donne un goût agréable au sirop.*

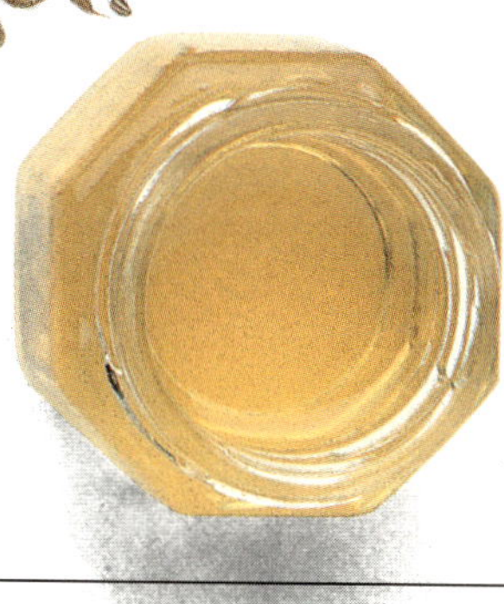

Miel

Le miel, *calmant, est aussi un conservateur des plantes ; son goût adoucit celui des remèdes.*

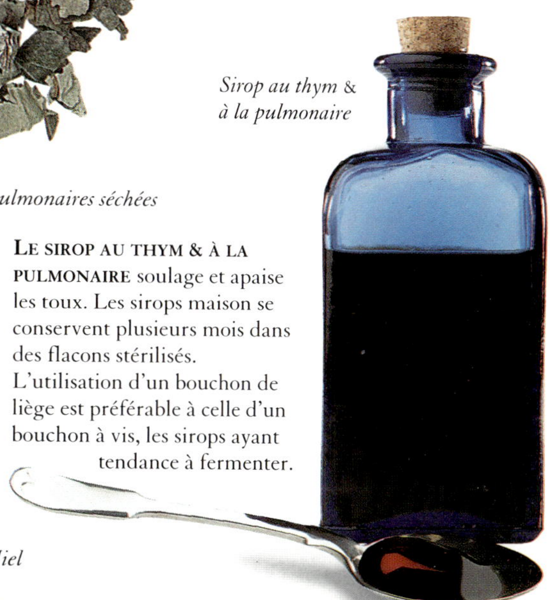

Sirop au thym & à la pulmonaire

Le sirop au thym & à la pulmonaire soulage et apaise les toux. Les sirops maison se conservent plusieurs mois dans des flacons stérilisés. L'utilisation d'un bouchon de liège est préférable à celle d'un bouchon à vis, les sirops ayant tendance à fermenter.

Traitements supplétifs

- Complétez l'effet du sirop par un onguent obtenu en mélangeant 2 ou 3 gouttes d'huiles essentielles d'eucalyptus, de thym et de marjolaine à 10 ml d'huile d'amande douce ou de germe de blé, et passez-en un peu sur le thorax 3 ou 4 fois par jour.
- Pour combattre l'infection, prenez de l'échinacea : 2 ou 3 gélules de 200 mg, 3 fois par jour, ou de 5 à 10 ml de teinture (page 68) dans 100 ml d'eau tiède jusqu'à 4 fois par jour.

Mises en garde

- *À tout âge, une toux persistante ou chronique peut être le signe d'une affection plus grave. Consultez un médecin si la toux persiste plus d'une semaine, si elle s'accompagne d'une douleur dans la poitrine ou si elle n'est manifestement pas liée à une infection ou à un rhume.*
- *Si les expectorations sont sanguinolentes ou si l'infection tarde à régresser, n'hésitez pas à consulter un médecin.*

Toux d'irritation

Les toux sèches et irritantes, très fatigantes, sont plus souvent liées à de la tension nerveuse ou de l'anxiété qu'à une infection. Elles réagissent à des antitussifs qui apaisent l'irritation.

SIROP AU MERISIER & À L'HYSOPE

Le merisier est un sédatif léger qui supprime les toux douloureuses et irritantes ou fatigantes et improductives. L'hysope, remède traditionnel, agit efficacement en cas de toux persistantes.

~ INGRÉDIENTS ~

30 g d'écorce de merisier (*Prunus serotina*) séchée
10 g d'hysope (*Hyssopus officinalis*) séchée
250 g de miel liquide
250 ml & 100 ml d'eau

~ CONFECTION ~

1 Faites tremper toute une nuit l'écorce dans 250 ml d'eau. Filtrez le liquide, faites-en une décoction en le mettant à réduire 15 mn sur feu doux.

2 Entre-temps, préparez une infusion (page 64) d'hysope avec 100 ml d'eau. Filtrez, ajoutez-la à la décoction.

3 Ajoutez le miel, faites-le chauffer de 5 à 10 mn pour obtenir un sirop. Laissez refroidir, répartissez dans des flacons stérilisés, en verre teinté, et à bouchon de liège.

POSOLOGIE *5 ml, jusqu'à 4 fois par jour, tant que les symptômes persistent.*

Note : Voir les **MISES EN GARDE** *page 85.*

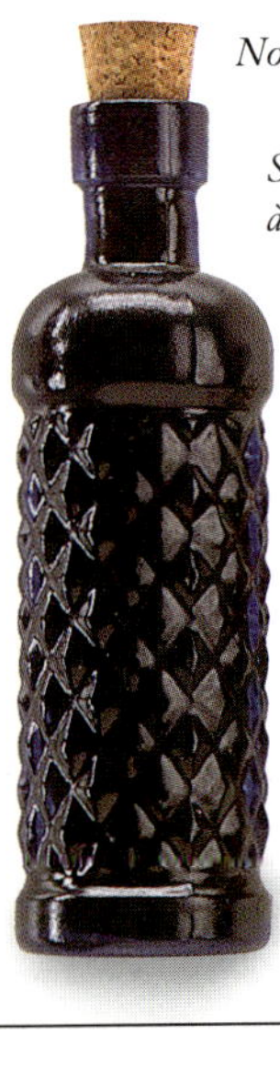

Sirop au merisier & à l'hysope

Rhumes courants

Le rhume courant est provoqué par une infection virale qui rend la gorge sèche et provoque des écoulements nasaux. Dans certains cas, il se complique d'une fébrilité et d'une toux persistante.

INFUSION D'EUPATOIRE & DE SUREAU

L'eupatoire ou herbe-à-la-fièvre, comme son nom l'indique, est un fébrifuge qui fut très utilisé en Amérique du Nord. Le sureau noir lui est associé pour combattre le catarrhe.

~ INGRÉDIENTS ~

10 g d'eupatoire (*Eupatorium perfoliatum*) séchée
10 g de sureau noir (*Sambucus nigra*) séché
5 g d'achillée (*Achillea millefolium*) séchée
5 g de menthe poivrée (*Mentha piperita*) séchée
500 ml d'eau

~ CONFECTION ~

Mélangez les plantes, mettez-les dans une théière, versez dessus l'eau frémissante. Laissez infuser 10 mn, filtrez, couvrez et conservez au frais.

POSOLOGIE *1 verre à vin toutes les 3 ou 4 heures, tant que les symptômes persistent. Adoucissez avec du miel si nécessaire.*

Traitements supplétifs

- En cas de frissons et de froid, buvez une décoction de gingembre ou autres plantes corsées pour favoriser la sudation. Essayez la *Tisane de gingembre & de cannelle*, page 108.
- Prenez des immunostimulants pour lutter contre l'infection : échinacea (100 g en comprimés ou 5 ml de teinture, jusqu'à 4 fois par jour) ou ail (1 gousse écrasée ou 2 ou 3 gélules d'extrait huileux, 3 fois par jour).
- Mangez des fruits et évitez les produits qui favorisent la formation de mucus : laitages, hydrates de carbone raffinés.

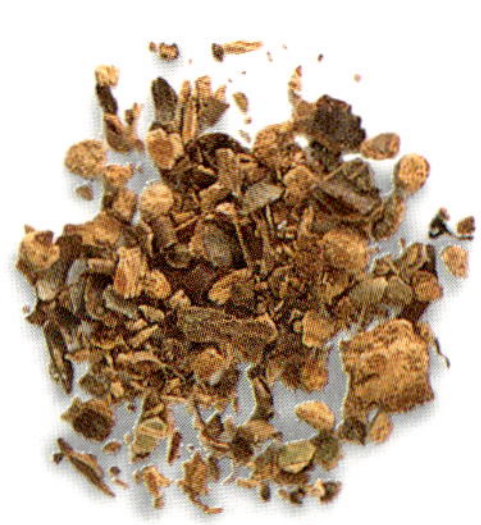

Écorce de merisier séchée

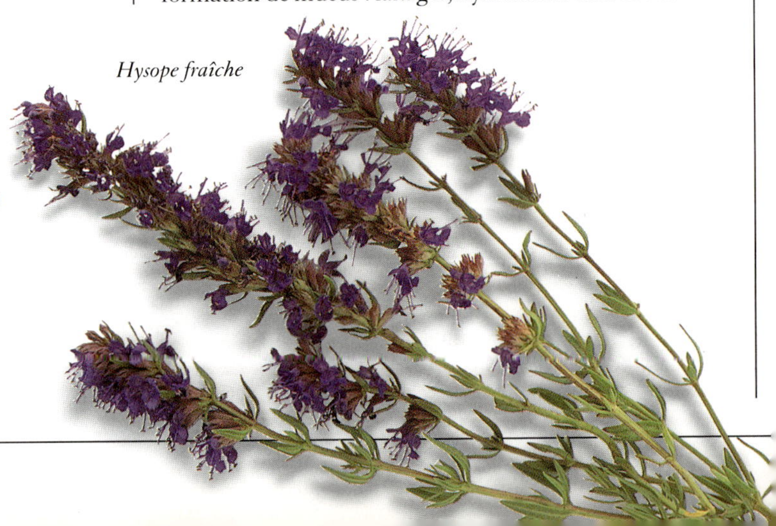

Hysope fraîche

Grippe

C'est ainsi que l'on a tendance à désigner un mauvais rhume ; en réalité, la grippe est une affection à part provoquant fièvre, toux, maux de tête et courbatures, nausées et vomissements. Le sujet reste faible et déprimé plusieurs semaines après.

— Décoction d'aunée & de verveine —

L'aunée est un excellent expectorant tonique et un reconstituant. La verveine favorise la sudation et fait donc tomber la fièvre ; c'est aussi un digestif.

~ Ingrédients ~

10 g de racine d'aunée (*Inula helenium*) séchée
5 g de racine d'asclépiade (*Asclepias tuberosa*) séchée
5 g de verveine (*Verbena officinalis*) séchée
5 g de racine de réglisse (*Glycyrrhiza glabra*) séchée
5 g d'eupatoire (*Eupatorium perfoliatum*) séchée
500 ml d'eau

~ Confection ~

1 Mettez l'aunée et l'asclépiade dans l'eau, portez à ébullition et laissez 15 mn sur feu doux pour obtenir une décoction. Entre-temps, mélangez les autres plantes dans une théière.

2 Versez la décoction frémissante dans la théière, laissez infuser 10 mn, filtrez et conservez au frais.

Posologie *1 verre à vin, 3 fois par jour. Continuez 15 jours encore après l'accès grippal comme tonique.*

Traitements supplétifs

- Buvez à volonté des infusions pour le rhume et la fièvre.
- Prenez 3 gélules (page 70) de 200 mg d'échinacea, 3 fois par jour.
- Appliquez une compresse (page 71) d'infusion de lavande pour soulager les maux de tête fébriles.
- Buvez une infusion de millepertuis et de mélisse (page 64) en cas d'état dépressif.

Fièvre

Une température élevée est une réaction normale du corps à l'infection. Les traitements traditionnels visent à aider l'organisme à combattre l'infection, selon le cas, en le refroidissant avec des plantes sudorifiques ou en maintenant la température avec des plantes réchauffantes.

Mise en garde

- *Consultez un médecin en cas de forte fièvre (c'est-à-dire supérieure à 39°).*

— Infusion de cataire & de verveine —

Ce mélange rafraîchissant s'utilise lorsqu'une forte fièvre est à son apogée. La cataire est sédative et sudorifique, la verveine digestive et stimulante.

~ Ingrédients ~

40 g de cataire (*Nepeta cataria*) séchée
30 g de verveine (*Verbena officinalis*) séchée
30 g d'eupatoire (*Eupatorium perfoliatum*) séchée
eau

~ Confection ~

1 Mélangez les plantes. Conservez-les à l'abri de l'humidité et de l'air.

2 Mettez 2 ou 3 cuillerées à café du mélange dans une tisanière individuelle, versez de l'eau, laissez infuser 10 mn et filtrez.

Posologie *1 tasse le plus souvent possible, jusqu'à abaissement de la température.*

Traitements supplétifs

- Lorsque la fièvre vous glace, une infusion réchauffante comme la *Tisane de gingembre & de cannelle* (page 108) est idéale.
- Prenez 3 fois par jour de 5 à 10 ml de teinture (page 68) d'échinacea pour combattre l'infection.

Remèdes prêts à l'emploi

- Les produits pour la toux et le rhume font appel aux plantes suivantes : anis (graines), astragale (*Huang Qi*), clou de girofle, droséra, échinacea, éphédra (*Ma Huang*), eucalyptus, eupatoire, fenouil, hysope, ipecacuanha, menthe poivrée, primevère, réglisse, sanguinaire.
- Les inhalations réduisent la congestion. Elles contiennent souvent : cajeput, clou de girofle, eucalyptus, huiles de menthe poivrée et de genièvre. On y ajoute parfois du menthol, ingrédient actif de l'huile de menthe.
- Pour les rhumes bénins, utilisez à la fois des sachets de sureau noir et de menthe. Vous pouvez aussi boire un cordial au sureau dilué dans de l'eau chaude.

NEZ, GORGE & OREILLES

LES MUQUEUSES DU NEZ et de la gorge constituent la première ligne de défense de l'organisme, car elles empêchent les poussières et les particules toxiques de pénétrer dans les poumons, des cils microscopiques les détournant vers l'estomac. Ces défenses sont particulièrement sollicitées par la pollution : il n'est donc pas étonnant qu'elles s'affaiblissent par moments, ouvrant ainsi la voie à des affections du nez, de la gorge et des oreilles.

Note : Les problèmes oto-rhino-laryngologiques peuvent être le corollaire de nombreux autres troubles. Voyez notamment «Toux, grippes & rhumes» (pages 84 à 86) ; «Rhume des foins» (page 100) ; «Douleurs des sinus» (page 110).

Mal de gorge & laryngite

Un mal de gorge est souvent annonciateur de rhume ou de grippe ou indicateur d'un surmenage des cordes vocales. Il peut aussi être le signe d'une inflammation et d'une infection localisées, comme dans les cas de laryngite et de pharyngite.

—*GARGARISME À LA SAUGE & AU ROMARIN*—

Ce gargarisme associe les feuilles de deux plantes très actives contre le mal de gorge et la laryngite : elles sont aromatiques, antiseptiques et riches en huiles curatives. Les astringents présents dans le mélange, comme l'alchémille, contribuent aussi à réduire l'inflammation.

~ INGRÉDIENTS ~

15 g de feuilles de sauge pourpre (*Salvia officinalis «purpurea»*) séchées ou 45 g de feuilles fraîches
10 g de romarin (*Rosmarinus officinalis*) séchés ou 20 g de plante fraîche
5 g de feuilles d'alchémille (*Alchemilla vulgaris*) séchées
500 ml d'eau

~ CONFECTION ~

1 Mélangez les plantes dans une théière, versez dessus l'eau frémissante.

2 Laissez infuser 10 mn, filtrez et laissez refroidir. Couvrez, conservez au frais.

POSOLOGIE *1 verre à vin en gargarisme, toutes les 2 ou 3 heures. L'infusion étant antiseptique, avalez-la après le gargarisme.*

Traitements supplétifs

- Pour combattre l'infection, ajoutez au gargarisme 5 ml de teinture (page 68) d'échinacea ou buvez-la à part. Renforcez vos défenses immunitaires avec 2 ou 3 gélules d'extrait huileux d'ail par jour.
- Les inhalations (page 78) sont efficaces pour la laryngite et la pharyngite : ajoutez à 1 bol d'eau bouillante 2 gouttes d'huiles essentielles de santal, d'oliban et de lavande, inhalez 10 mn, puis demeurez au chaud au moins 30 mn.
- Ajoutez le même mélange d'huiles essentielles à 5 ml d'huile d'amande douce et massez-en le cou.

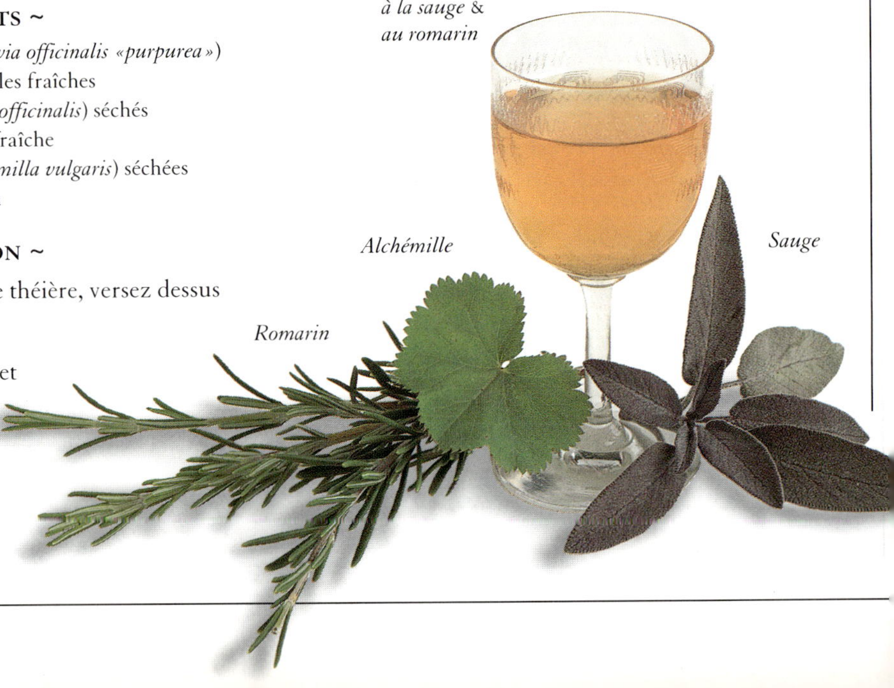

Amygdalite

Situées au fond de la gorge, les amygdales sont des sortes de glandes lymphatiques qui relèvent du système immunitaire. Des infections persistantes peuvent indiquer un affaiblissement général du système immunitaire ou une agression chronique latente comme une intolérance alimentaire ou une grande fatigue : supprimez le lait ou le gluten, prenez des vacances…

— Teinture de gaillet & de sauge —

Le gaillet est dépuratif et agit sur le système lymphatique. Il est ici associé à la sauge, antiseptique, et à des plantes antibactériennes et immunostimulantes.

~ Ingrédients ~

50 ml de teinture de gaillet (*Galium aparine*)
15 ml de teinture de sauge (*Salvia officinalis*)
25 ml de teinture d'échinacea (*Echinacea angustifolia*)
10 ml de teinture d'hydrastis (*Hydrastis canadensis*)

~ Confection ~

1 Pour préparer les teintures, voyez page 68.

2 Versez les teintures dans un flacon stérilisé en verre teinté, bouchez et remuez bien.

Posologie *10 ml dans 1/2 verre d'eau chaude, 3 fois par jour, en phase aiguë ; ajoutez au besoin un peu de miel. Réduisez à 5 ml la dose de teinture dès que les symptômes s'estompent.*

Mises en garde

- *En cas d'amygdalite purulente (abcès), consultez un médecin.*
- *Recueillez un avis médical en cas de fièvre, surtout chez l'enfant.*

Traitements supplétifs

■ Gargarisez-vous avec le mélange de la page 88 en remplaçant le romarin par le thym, plus antiseptique.
■ Pour éviter une rechute, renforcez vos défenses immunitaires en prenant 1 g de vitamine C et 2 ou 3 gélules d'extrait huileux d'ail ou bien 2 ou 3 gélules de 200 mg de *Huang Qi*, chaque jour, pendant plusieurs semaines.
■ Buvez chaque jour une infusion sédative (page 64) de lierre terrestre, de pétales de souci et de fleurs de camomille (10 g de chaque).
■ Ajoutez 5 gouttes d'huiles essentielles de thym et de marjolaine et 1 goutte d'essence de rose à 25 ml d'amande douce, puis massez le cou. Faites une inhalation avec le même mélange d'huiles essentielles.

Aphtes

Les aphtes sont des ulcères buccaux dont la formation est souvent liée à des infections fongiques ou bactériennes qui se développent quand les sujets sont très fatigués. Ils sont parfois dus à une consommation excessive de sucre, qui favorise l'apparition d'affections fongiques, ou à des troubles digestifs.

–Bain de bouche à la myrrhe & au romarin–

La myrrhe est un antimicrobien puissant, mais son goût est très désagréable ; le romarin permet de le masquer.

~ Ingrédients ~

15 ml de teinture ou 5 gouttes d'huile essentielle de myrrhe (*Commiphora molmol*)
30 g de romarin (*Rosmarinus officinalis*) séché
500 ml d'eau

~ Confection ~

1 Pour préparer la teinture, voyez page 68.

2 Mettez le romarin dans une théière, versez dessus l'eau frémissante, laissez infuser 10 mn et filtrez.

3 Ajoutez la myrrhe (huile essentielle ou teinture) à l'infusion de romarin, remuez. Couvrez et conservez au frais.

Posologie *1 verre à vin, toutes les 4 heures, en bain de bouche, jusqu'à ce que les symptômes s'atténuent.*

Traitements supplétifs

■ Après le bain de bouche, mâchez des airelles pour dissimuler l'odeur du mélange et favoriser la guérison.
■ Appliquez directement sur l'aphte 1 goutte d'huile de clou de girofle : c'est efficace, en dépit de la brûlure occasionnée.
■ Pour l'infection, prenez 2 gélules de 200 mg d'échinacea, 3 fois par jour.
■ Les aphtes peuvent être dus à des infections persistantes d'origine fongique. Évitez sucres et laitages, mangez de l'ail en abondance, prenez une infusion (page 64) de souci par jour.
■ Consultez un thérapeute si l'ulcère est persistant ou aigu : peut-être présentez-vous une intolérance alimentaire, sans doute due au gluten. Cela peut aussi être signe d'une carence en fer, en vitamines B^{12} ou B^{6} ou en acide folique.

Catarrhe

Les membranes qui tapissent le nez produisent du mucus, une forme de protection face aux infections ou aux agents irritants. Le catarrhe, sécrétion excessive de mucus, intervient souvent à la fin d'un rhume ou a une origine allergique (poussière, pollen).

–*Inhalation au santal & au pin sylvestre*–

Les inhalations sont l'un des procédés les plus efficaces pour traiter les voies respiratoires supérieures. Ces huiles essentielles sont astringentes, antiseptiques et sédatives.

~ Ingrédients ~

15 gouttes d'huile essentielle de santal *(Santalum album)*
15 gouttes d'huile essentielle de pin *(Pinus sylvestris)*
10 gouttes d'huile essentielle de lavande *(Lavandula angustifolia)*
5 gouttes d'huile essentielle de menthe *(Mentha piperita)*
45 ml de teinture de benjoin *(Styrax benzoin)*

~ Application ~

1 Mélangez tous les ingrédients dans un flacon (50 ml) stérilisé en verre teinté, bouchez, secouez bien.

2 Versez de l'eau bouillante dans une cuvette, ajoutez-y 1 cuillerée à café du mélange. Penchez-vous au-dessus du récipient, la tête couverte d'une serviette. Restez ainsi 10 mn. Faites 2 inhalations par jour, tant que le catarrhe persiste.

Note : Après une inhalation, restez au chaud au moins 30 mn.

Traitements supplétifs

■ Mélangez 4 teintures (page 68) : euphraise (30 ml), plantain (30 ml), échinacea (30 ml) et hydrastis (10 ml). Prenez 5 ml de ce mélange dilué dans de l'eau chaude, 3 fois par jour.

■ Prenez 2 gélules de poudre d'ail de 200 mg, 3 fois par jour.

Sinusite

Les sinus sont des cavités logées dans le crâne qui peuvent s'enflammer et sécréter du mucus, provoquant larmoiements et maux de tête ou de gencives. Il est important d'apprendre à se relaxer et à gérer le stress pour lutter contre la sinusite, qui se soigne aussi avec des plantes réchauffantes.

–*Teinture de magnolia & de sureau noir*–

Le magnolia est un excellent anti-inflammatoire des muqueuses, le sureau noir un remède traditionnel pour le catarrhe et les expectorations.

~ Ingrédients ~

25 ml de teinture de fleurs de magnolia *(Xin Yi Hua — Magnolia liliflora)*
25 ml de teinture de fleurs de sureau *(Sambucus nigra)*
15 ml de teinture de lierre terrestre *(Glechoma hederacea)*
15 ml de teinture d'échinacea *(Echinacea angustifolia)*
10 ml de teinture de myrica *(Myrica cerifera)*
5 ml de teinture de gingembre *(Zingiber officinalis)*
5 ml de teinture de menthe poivrée *(Mentha piperita)*

~ Confection ~

Pour préparer les teintures, voyez page 68. Versez-les dans une bouteille (100 ml) stérilisée, en verre teinté, et secouez.

Posologie *5 ml de mélange dans 1/2 verre d'eau chaude, 3 fois par jour, tant que les symptômes persistent.*

Traitements supplétifs

■ Préparez une pommade (page 76) avec 10 ml de teinture de myrica, 5 ml de teinture de fleurs de sureau, 50 ml de base émulsifiante (prête à l'emploi) fondue. Massez doucement 2 ou 3 fois par jour la zone des sinus.

■ Laissez sur la table de chevet une soucoupe contenant 5 ml d'huile essentielle de santal dilués dans l'eau.

■ Prenez 2 gélules d'ail de 200 mg, 3 fois par jour, de la vitamine C, et adoptez 1 ou 2 jours durant une monodiète de fruits (les personnes âgées ou en mauvaise santé consulteront au préalable un thérapeute).

■ Lisez page 110 les conseils concernant les maux de tête dus à une sinusite.

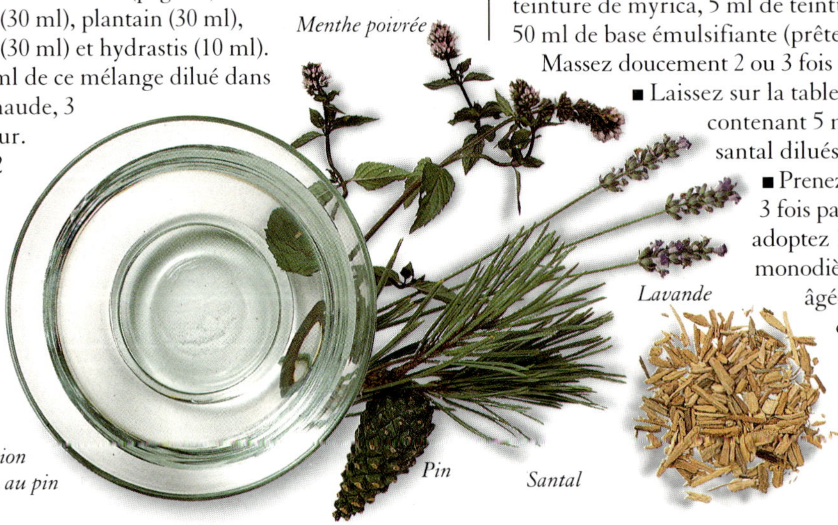

Inhalation au santal & au pin

Mal d'oreille

Il peut être dû à une infection locale, mais aussi être lié à des problèmes de sinus, un catarrhe, un mal de dents ou aux oreillons. Des infections chroniques peuvent provenir d'une intolérance alimentaire, surtout chez l'enfant (page 101).

Mises en garde

- *Si la douleur est forte, notamment chez l'enfant, consultez un thérapeute. Faites de même en cas de douleur à la mastoïde (derrière l'oreille), de suppuration ou de persistance des symptômes.*
- *N'introduisez rien dans l'oreille en cas de perforation du tympan ; dans le doute, consultez un médecin.*

— *Gouttes à la molène & à l'anémone* —

L'anémone est une plante aux vertus sédatives et analgésiques, notamment au niveau de l'oreille. La molène, ou bouillon-blanc, est sédative et contribue à la reconstitution des tissus.

~ Ingrédients ~

20 gouttes de teinture d'anémone *(Anemone vulgaris)*
24 ml d'huile macérée de molène *(Verbascum thapsus)*
20 gouttes de teinture d'hydrastis *(Hydrastis canadensis)*

~ Confection ~

Pour faire les préparations, voyez pages 68 et 72. Mélangez-les dans un flacon stérilisé, remuez.

Posologie *3 fois par jour, introduisez 2 gouttes dans le conduit auditif à l'aide d'un compte-gouttes ; bouchez avec du coton.*

Traitements supplétifs

■ Limitez l'extension de l'infection en massant la mastoïde (derrière l'oreille), l'avant de l'oreille et l'arrière du cou, avec un mélange composé de 2 ml d'huile de lavande, 2 ml d'huile de leptospermum et 20 ml d'huile d'amande douce.
■ Prenez 5 ml de teinture d'échinacea (page 68) ou 2 ou 3 gélules d'extrait huileux d'ail, 3 fois par jour ; faites une cure de zinc et de vitamine C.
■ Évitez les aliments favorisant la formation de mucus.

Otites chroniques

L'inflammation de l'oreille moyenne (*otitis media*) est courante à tout âge. La formation de pus, très fréquente chez l'enfant, peut entraîner la surdité. L'infection se traduit par une perte progressive de l'audition, une douleur, des sécrétions abondantes et visqueuses. Certains scientifiques y voient une relation avec l'allergie au lait de vache. On traite généralement cette otite en posant un drain dans le tympan pour assurer l'écoulement des sécrétions.

— *Mélange au solidago & au ginkgo* —

Le solidago, efficace en cas de catarrhe, agit également sur les affections auriculaires de même que le ginkgo et l'anémone. Les doses indiquées ici s'adressent surtout aux enfants de 4 à 6 ans qui sont les premiers concernés. Lisez page 128 les conseils concernant les doses à administrer.

~ Ingrédients ~

40 ml de teinture de solidago (*Solidago virga aurea*)
25 ml de teinture de ginkgo (*Ginkgo biloba*)
15 ml de teinture de plantain (*Plantago lanceolata*)
10 ml de teinture de millepertuis (*Hypericum perforatum*)
10 ml d'anémone (*Anemone vulgaris*)

~ Confection ~

Pour préparer les teintures, voyez page 68. Versez-les dans une bouteille (100 ml) stérilisée, en verre teinté, et secouez.

Posologie *20 gouttes dans 1 verre de jus de fruit, 3 fois par jour.*

Traitements supplétifs

■ Prenez 1 gélule d'hydrastis (200 mg) chaque jour. Ajoutez éventuellement au mélange ci-dessus 5 ml de teinture d'hydrastis ; comme elle est très amère, diluez-la dans un jus très parfumé (cassis, par exemple).
■ Remplacez le lait de vache par du lait de soja, limitez au maximum la consommation de sucre.

Remèdes prêts à l'emploi

■ Pour combattre le catarrhe, achetez des comprimés ou gélules associant plusieurs plantes astringentes, antiseptiques et adoucissantes : achillée, aigremoine, clou de girofle, éphédra (*Ma Huang*), eucalyptus, euphraise, guimauve, hydrastis, indigotier sauvage, magnolia (fleurs), marrube blanc, menthe poivrée, myrica (écorce), sureau noir (fleurs), verge d'or.
■ Achetez des préparations pour inhalations, notamment celles à base de teinture de benjoin.
■ Essayez les vaporisations nasales à base d'huiles essentielles d'eucalyptus et de menthe poivrée.
■ Complétez le traitement par des infusions comportant du sureau noir, du souci ou de la menthe poivrée.

MALADIES DES YEUX

LES YEUX ont un rôle essentiel, mais sont de plus en plus mis à mal par le travail sur ordinateur, les particules en suspension dans l'atmosphère des villes, les rayons solaires devenus plus dangereux avec la détérioration de la couche d'ozone. Si vos yeux sont très sollicités, reposez-les régulièrement en regardant alternativement des objets éloignés puis proches. L'eau froide le matin leur fait du bien, et certaines plantes soulagent efficacement leurs inflammations et celles des paupières.

MISE EN GARDE

- *Les infections des yeux étant très contagieuses, ne partagez pas votre linge de toilette.*

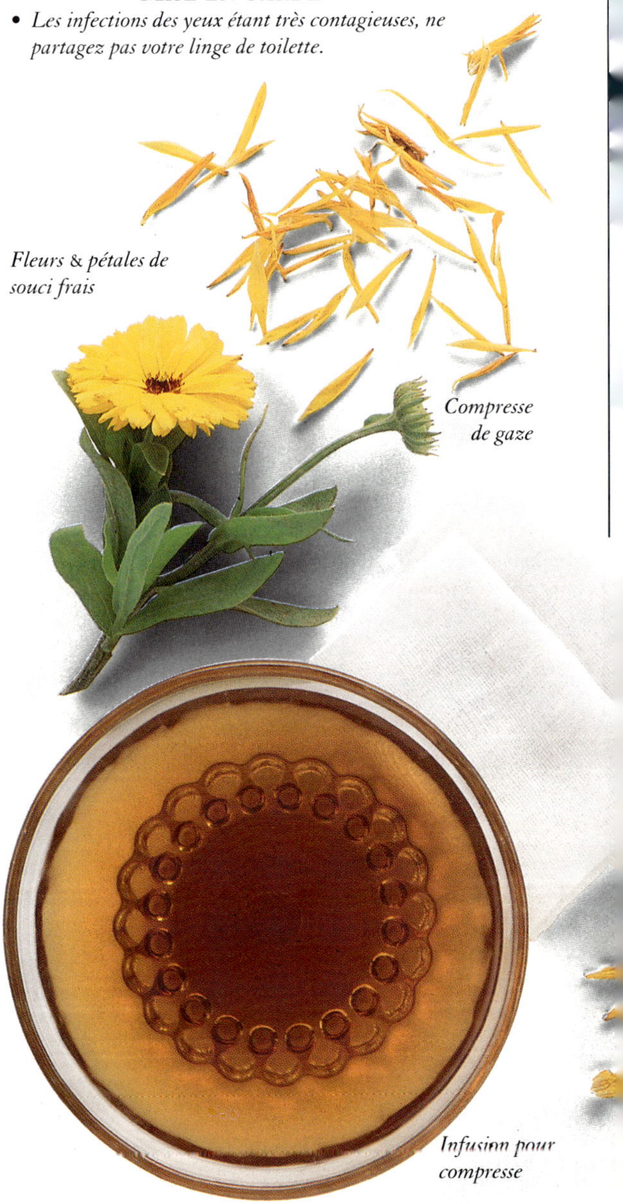

Fleurs & pétales de souci frais

Compresse de gaze

Infusion pour compresse

Orgelets

Un orgelet est une inflammation bactérienne du follicule situé à la base d'un cil. Il indique généralement une grande fatigue. Le repos, la relaxation et une alimentation correcte sont aussi importants que les traitements locaux.

COMPRESSE DE SOUCI

Astringent et antiseptique, le souci est très efficace en cas d' infections ou d'inflammations cutanées.

~ INGRÉDIENTS ~

25 g de pétales de souci (*Calendula officinalis*) séché
500 ml d'eau

~ CONFECTION ~

1 Versez de l'eau bouillante sur les pétales de souci, laissez infuser 10 mn et filtrez.

2 Dès que le liquide a suffisamment refroidi, trempez-y un petit morceau de gaze ou un autre linge.

APPLICATION *Après avoir essoré le linge, appliquez-le sur l'œil et laissez-le jusqu'à ce qu'il soit froid. Renouvelez souvent l'opération avec des compresses chaudes tant que l'orgelet subsiste : faites chaque jour une infusion et réchauffez-la avant chaque compresse.*

Traitements supplétifs

- Renforcez votre organisme avec 2 ou 3 gélules d'extrait d'ail par jour ou 2 gélules de poudre de 200 mg, 3 fois par jour.
- Prenez une infusion (page 64) de gaillet, *Ju Hua* (fleurs de chrysanthème de Chine séchées), de fumeterre et de feuilles de bardane (à quantités égales), 2 ou 3 fois par jour.

Conjonctivite & blépharite

Elles sont généralement causées par une infection. La conjonctivite est une inflammation de la membrane recouvrant le globe oculaire, la blépharite une inflammation de la paupière. La première est souvent liée aux poussières et agents polluants de l'air et, à partir d'un certain âge, à une sécheresse de l'œil.

— Bain à l'euphraise & au souci —

L'euphraise, ou brise-lunettes, est une petite plante semi-parasitaire qui pousse dans les prairies mais est rarement cultivée.

~ Ingrédients ~

15 g d'euphraise (*Euphrasia officinalis*) séchée
10 g de pétales de souci (*Calendula officinalis*) séchés
500 ml d'eau

~ Confection ~

1. Plongez les plantes dans l'eau et faites chauffer le tout.

2. Stérilisez en faisant frémir de 5 à 10 mn. Filtrez, laissez refroidir et conservez dans un flacon stérilisé.

Application *Baignez totalement l'œil avec une œillère stérilisée. Si les deux yeux sont affectés, stérilisez à nouveau l'œillère avant de l'appliquer sur l'autre œil avec du liquide frais. Renouvelez fréquemment l'opération en cas d'affection aiguë. Préparez chaque jour un nouveau mélange. Suivez attentivement les conseils de stérilisation donnés page 62.*

Mise en garde

- *Consultez un spécialiste si l'inflammation persiste après 1 ou 2 jours, si la vue baisse ou en cas de douleur à l'œil.*

Traitements supplétifs

■ Appliquez des sachets refroidis de thé (Ceylan, Chine) ou de fenouil 15 mn sur les paupières.
■ Pour l'infection, buvez une infusion (page 64) d'euphraise, et prenez 2 ou 3 gélules d'extrait huileux d'ail ou 2 gélules de 200 mg d'échinacea, 3 fois par jour.

Yeux fatigués & larmoyants

La fatigue oculaire, fréquente, est favorisée par le stress, la surcharge de travail ou la pollution. Faites des pauses régulières si vous travaillez sur ordinateur, évitez la lumière artificielle, reposez momentanément vos yeux en regardant des objets éloignés si vous avez l'habitude de travailler de près ou fermez les yeux et appuyez très doucement sur les paupières avec vos paumes.

— Infusion de Ju Hua & de bétoine —

Dans la médecine chinoise, l'œil est associé au foie. Le Ju Hua *et la bétoine, stimulants et dépuratifs hépatiques, aident également à revivifier les yeux.*

~ Ingrédients ~

25 g de *Ju Hua* (fleurs séchées de chrysanthème de Chine — *Chrysanthemum morifolium*)
20 g de bétoine (*Stachys betonica*) séchée
10 g de gotu kola (*Centella asiatica*) séché
5 g de menthe poivrée (*Mentha piperita*) séchée
eau

~ Confection ~

1. Mélangez les plantes, et conservez-les à l'abri de l'air et de la lumière.

2. Mettez 2 ou 3 cuillerées à café du mélange dans une tisanière individuelle. Versez dessus de l'eau bouillante, laissez infuser 10 mn et filtrez.

Posologie *Accordez-vous une pause et buvez cette infusion au travail quand vous sentez que vos yeux sont fatigués.*

Traitements supplétifs

■ Faites des pauses de 10 à 15 mn en posant sur chaque œil fermé une rondelle de concombre.
■ Prenez des compléments de vitamines A et C ou mangez chaque jour quelques carottes.
■ Faites un *Bain à l'euphraise & au souci* (ci-contre), ou versez 5 gouttes de teinture (page 68) de brunelle dans une œillère d'eau chaude.

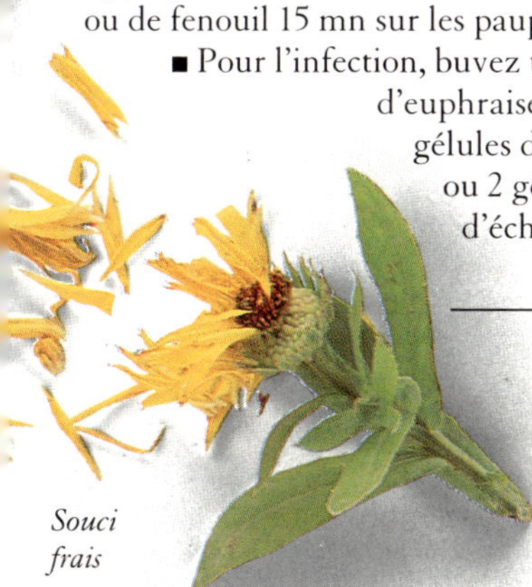

Souci frais

Remèdes prêts à l'emploi

■ Appliquez sur un orgelet un tout petit peu de pommade au souci.

■ Achetez des sachets de sureau noir, fenouil, souci ou feuilles de framboisier. Faites-les infuser, puis laissez-les refroidir avant d'en faire des cataplasmes à appliquer sur les paupières en cas d'inflammations ou de fatigue oculaire.

PROBLÈMES DE PEAU

LA PEAU CONSTITUE une remarquable barrière défensive contre les agressions extérieures. Elle héberge des bactéries qui combattent les micro-organismes indésirables, et comporte également des millions de terminaisons nerveuses. Elle nous renseigne sur notre état général de santé. Les remèdes dermatologiques sont souvent à usage interne pour rétablir l'équilibre de l'organisme.

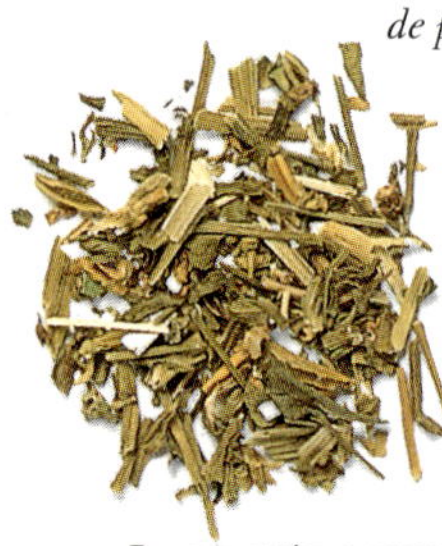

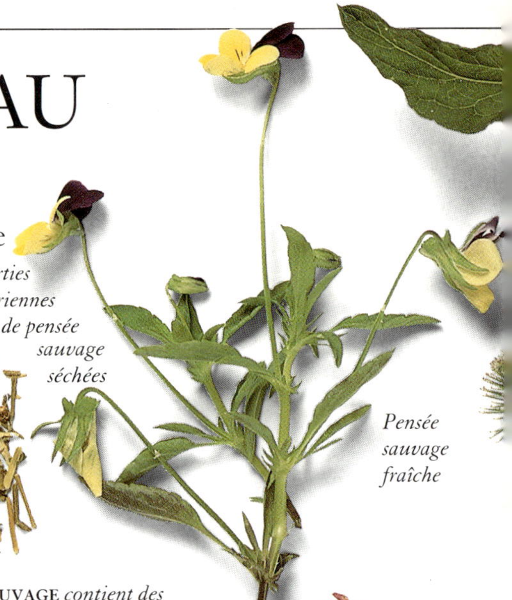

LA PENSÉE SAUVAGE *contient des saponines, puissants dépuratifs ; elle renforce le réseau veineux.*

Eczéma

Les inflammations cutanées irritantes peuvent être une réaction allergique à l'alimentation (page 101) ou aux produits chimiques et s'aggraver en période de stress. Les sédatifs limitent les affections tandis que les dépuratifs libèrent les toxines de l'organisme.

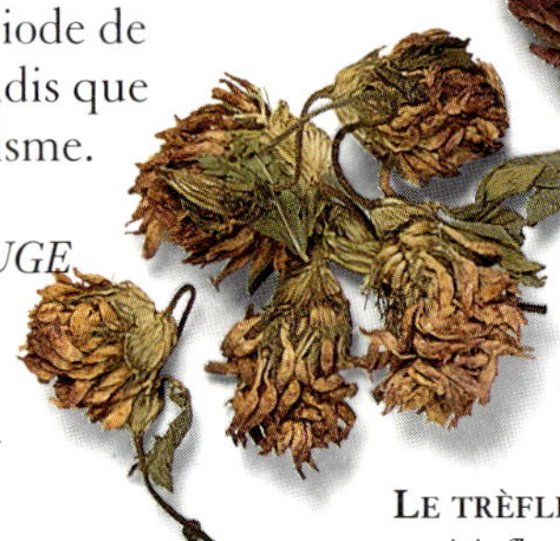

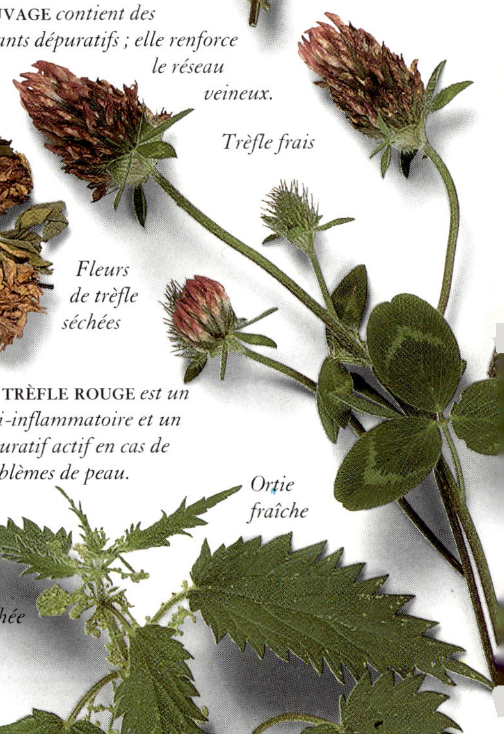

LE TRÈFLE ROUGE *est un anti-inflammatoire et un dépuratif actif en cas de problèmes de peau.*

INFUSION DE PENSÉE & DE TRÈFLE ROUGE

La pensée sauvage, dépurative et anti-inflammatoire, est un stimulant doux de la circulation. Le trèfle rouge, dépuratif, agit aussi comme diurétique.

~ INGRÉDIENTS ~

20 g de pensée sauvage (*Viola tricolor*) séchée
20 g de fleurs de trèfle rouge (*Trifolium pratense*) séchées
20 g d'ortie (*Urtica dioica*) séchée
20 g de bardane (*Arctium lappa*) séchée
10 g de fumeterre (*Fumaria officinalis*) séchée
10 g de scutellaire (*Scutellaria lateriflora*) séchée
500 ml d'eau

~ CONFECTION ~

1 Mélangez les herbes, et conservez-les dans un récipient hermétique. Mettez-en 25 g dans une théière.

2 Versez dessus 500 ml d'eau frémissante, laissez infuser 10 mn, filtrez et couvrez. Conservez le surplus au frais.

POSOLOGIE *1 verre à vin, 3 fois par jour, avant le repas. (Lisez page 83 les conseils concernant la durée du traitement.)*

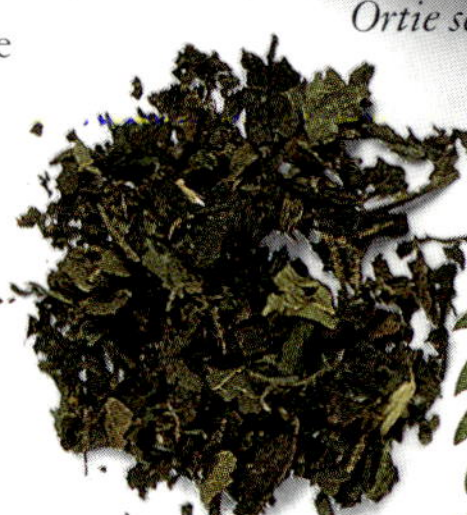

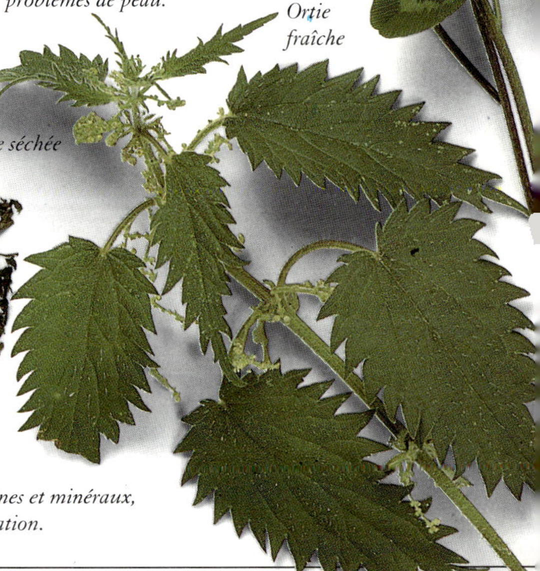

L'ORTIE, *riche en vitamines et minéraux, active la circulation.*

TRAITEMENTS SUPPLÉTIFS

- En cas d'eczéma sec, utilisez, en usage interne, une pommade (page 76) au souci ou à la camomille. Essayez celle au mouron blanc pour calmer les démangeaisons.
- En cas d'eczéma suintant, faites une infusion (page 64) de pensée sauvage et de pétales de souci. Filtrez, laissez refroidir, puis mouillez une compresse et appliquez-la sur la zone concernée.
- L'huile d'onagre soulage certaines formes d'eczéma. Prenez-en 2 gélules de 1 g par jour. Assurez avec les repas un apport correct en vitamines A, B, C et E, et en magnésium, zinc et calcium. Prenez au besoin des compléments.
- Soulagez les démangeaisons par l'application d'une lotion au jus de bourrache, à l'hamamélis distillé et à l'eau de rose (35 ml de chaque). Tamponnez fréquemment avec un coton doux.

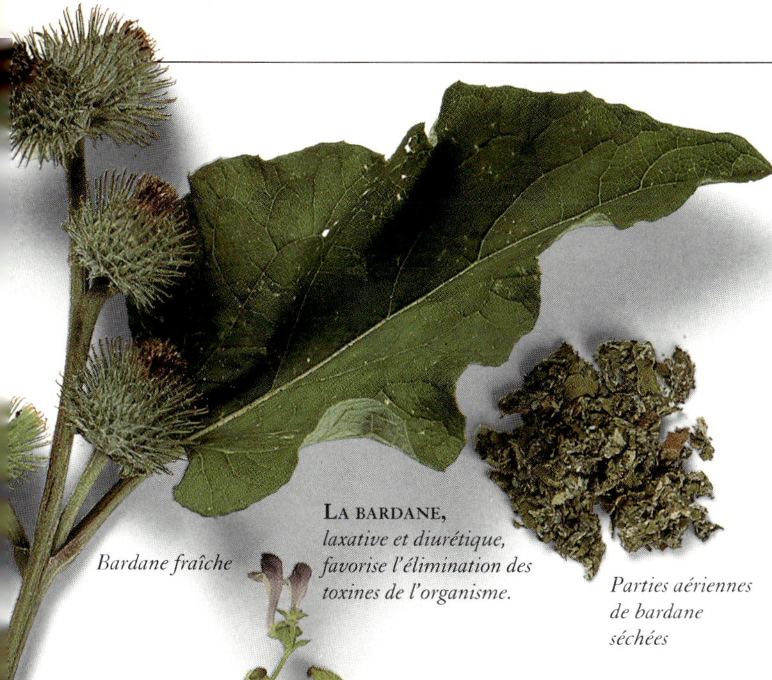

Bardane fraîche

LA BARDANE, *laxative et diurétique, favorise l'élimination des toxines de l'organisme.*

Parties aériennes de bardane séchées

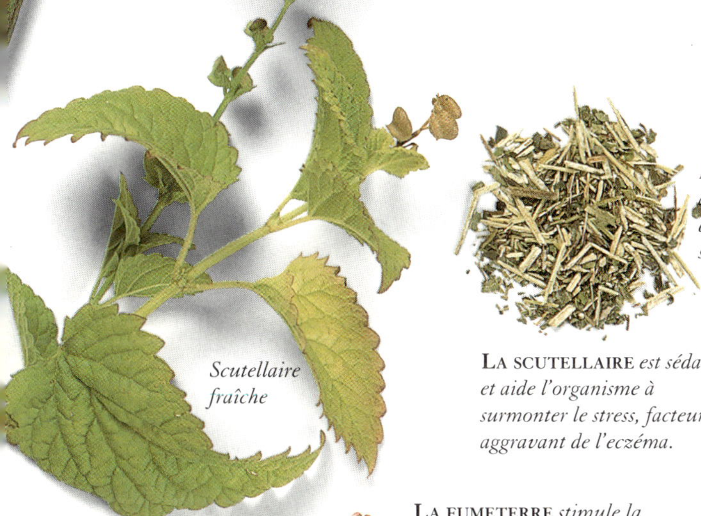

Parties aériennes de scutellaire séchées

Scutellaire fraîche

LA SCUTELLAIRE *est sédative et aide l'organisme à surmonter le stress, facteur aggravant de l'eczéma.*

L'INFUSION DE PENSÉE & DE TRÈFLE ROUGE soulage l'eczéma en éliminant les toxines, en apaisant les nerfs et en atténuant l'inflammation.

LA FUMETERRE *stimule la digestion et a des propriétés dépuratives.*

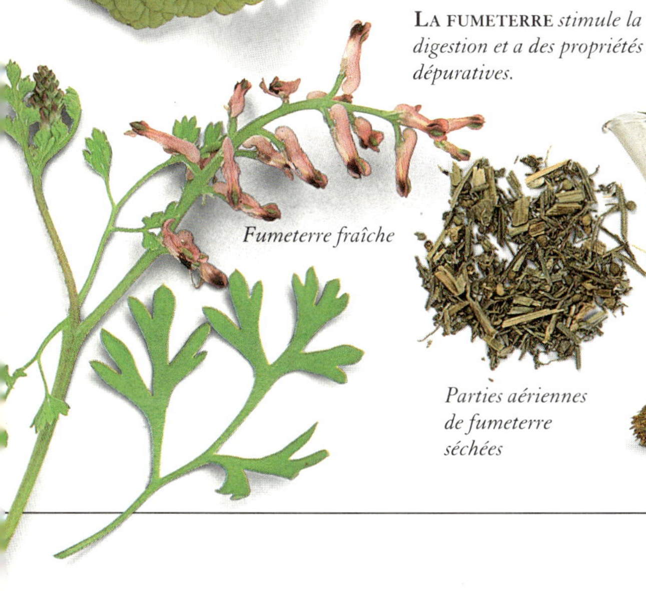

Fumeterre fraîche

Parties aériennes de fumeterre séchées

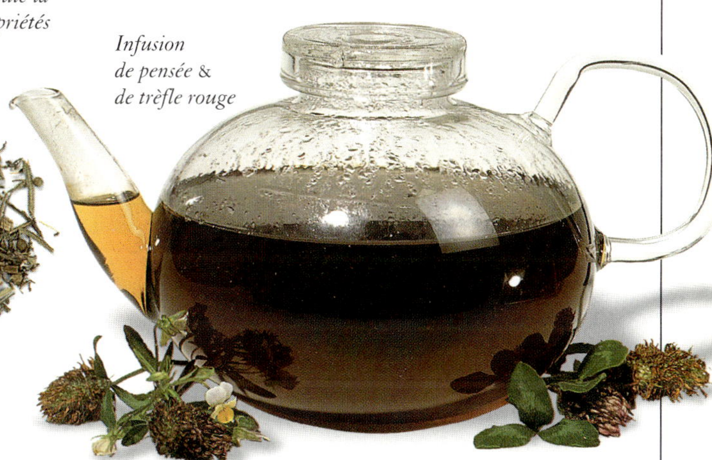

Infusion de pensée & de trèfle rouge

Psoriasis

Le psoriasis se porte principalement sur les genoux, les coudes et le cuir chevelu. Il est causé par une surproduction de certaines cellules de la peau qui provoque des plaques squameuses de couleur argentée. S'il s'aggrave — ce qui est rare —, il peut être signe de rhumatismes chroniques.

Tisane de scrofulaire

Le psoriasis se manifeste par des poussées subites que favorisent les bains de mer et le soleil. On peut le combattre avec des plantes dépuratives et anti-inflammatoires, comme la scrofulaire et le trèfle rouge.

~ Ingrédients ~

10 g de racines de bardane *(Arctium lappa)* fraîches
5 g de racines de patience *(Rumex crispus)* fraîches
15 g de scrofulaire *(Scrophularia nodosa)* fraîche
10 g de fleurs fraîches de trèfle rouge *(Trifolium pratense)*
750 ml d'eau

~ Confection ~

1 Mettez la bardane et la patience dans une casserole, ajoutez l'eau. Portez à ébullition, puis laissez frémir 15 mn pour obtenir une décoction.

2 Mettez la scrofulaire et le trèfle dans une théière. Versez dessus la décoction, laissez infuser 10 mn. Filtrez et conservez dans un récipient hermétique.

Posologie *1 verre à vin, parfumé éventuellement au miel ou au jus de citron, 3 fois par jour. Lisez page 83 les conseils concernant la durée du traitement.*

Traitements supplétifs

- La pommade de gaillet (page 76) permet de traiter des zones restreintes dans les premiers stades.
- Si le cuir chevelu est atteint, appliquez une eau de rinçage après shampooing composée de 10 ml de teinture (page 68) de romarin, 10 gouttes d'huile de cade et 500 ml d'eau chaude.
- Le psoriasis semble frapper en priorité les personnes tendues et étroites d'esprit. Parmi les élixirs floraux de Bach, l'aigremoine, la pomme sauvage, le saule et la giroflée d'eau peuvent être une aide.
- Évitez l'alcool et les plantes comme l'achillée ou le tilleul : ils activent la circulation et stimulent donc l'épiderme.
- Prenez chaque jour 1 g de vitamine C et 1 ou 2 g de varech, ainsi que du zinc et des tablettes de vitamine A, en respectant les doses prescrites.

Urticaire

Il se manifeste par des cloques et des démangeaisons et peut provenir d'un contact avec des produits allergènes qui se trouvent dans l'ortie, le houblon, le haricot à rames ou la bourrache. Certains produits chimiques, comme les salicylates contenus dans l'aspirine et de nombreux aliments, provoquent des réactions similaires autour de la bouche.

Infusion d'aigremoine & de camomille

L'urticaire persistant résulte souvent d'une intolérance alimentaire. L'aigremoine calme les irritations du système digestif ; la camomille, elle, est reconnue pour ses propriétés anti-allergiques.

~ Ingrédients ~

10 g d'aigremoine *(Agrimonia eupatoria)* séchée
10 g de fleurs de camomille *(Matricaria recutita)* séchées
5 g d'orties *(Urtica dioica)* séchées
5 g de pensée sauvage *(Viola tricolor)* séchée
500 ml d'eau

~ Confection ~

Mélangez les plantes, mettez-les dans une théière. Versez dessus l'eau frémissante, laissez infuser 5 mn et filtrez. Couvrez et conservez au frais.

Posologie *1 verre à vin, 3 fois par jour, jusqu'à disparition de l'urticaire.*

Traitements supplétifs

- Frottez les zones atteintes avec de l'oignon ou des feuilles de chou écrasées.
- Faites une onction plusieurs fois par jour avec de la pommade à la camomille (page 76 ou prête à l'emploi).
- Si le stress est un facteur aggravant, buvez une infusion de scutellaire (page 64), 3 fois par jour.

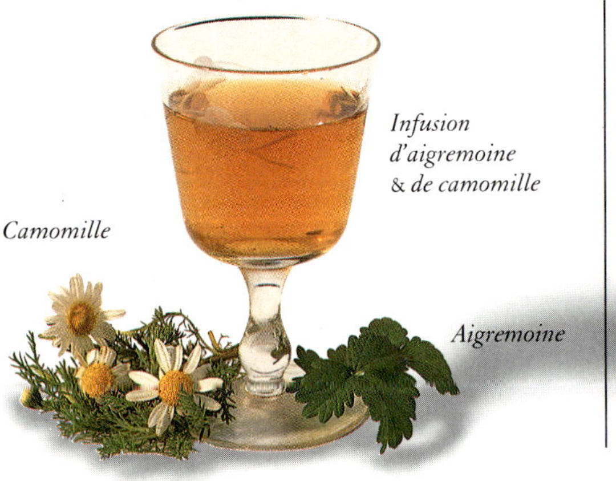

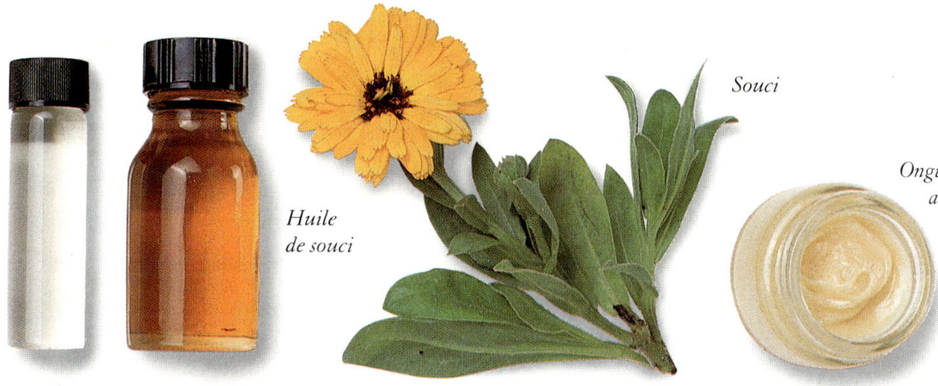

Teigne & pied d'athlète

Ce sont deux affections fongiques de l'épiderme, qui se manifestent lorsque le stress ou la fatigue affaiblissent le système immunitaire. Les champignons apprécient particulièrement l'humidité et le confinement, conditions dont ils profitent sur des orteils mal entretenus ou trop souvent moites, par exemple.

– Onguent au souci & au leptospermum –

Le souci (ou calendula) et le leptospermum sont des antifongiques puissants. En onguent, ces plantes suppriment la transpiration excessive ; en huiles essentielles, elles donnent une lotion tout aussi active.

~ Ingrédients ~

25 ml d'huile de souci (*Calendula officinalis*)
8 g de cire d'abeille
8 g de lanoline anhydre
5 ml d'huile essentielle de leptospermum (*Melaleuca alternifolia*)

~ Confection ~

1 Pour préparer l'huile macérée, voyez page 73.

2 Faites fondre au bain-marie la cire d'abeille et la lanoline. Chauffez légèrement l'huile de souci dans un second bain-marie.

3 Mélangez le contenu des deux bains-marie. Remuez bien hors du feu.

4 Ajoutez le leptospermum quand le mélange a bien refroidi sans être encore pris. Remuez, transvasez dans un pot stérilisé en verre teinté, et laissez prendre.

Application *Frottez doucement la zone concernée, plusieurs fois par jour, jusqu'à disparition des symptômes.*

Furoncles

Ils se produisent quand un follicule pilo-sébacé s'enflamme et s'infecte sous l'action d'une bactérie. Une apparition chronique indique un manque de défense contre les affections, dû au stress, à la fatigue ou à d'autres infections latentes (abcès dentaire, etc.). Surveillez votre hygiène de vie et votre alimentation.

Cataplasme d'orme rouge

Des cataplasmes chauds aident à vider le furoncle. En cela, l'orme convient parfaitement ; l'huile essentielle d'eucalyptus agit comme antiseptique.

~ Ingrédients ~

25 g d'orme rouge (*Ulmus fulva*) en poudre
3 gouttes d'huile essentielle d'eucalyptus (*Eucalyptus globulus*)
eau

~ Confection ~

1 Ajoutez un peu d'eau à la poudre d'orme rouge pour obtenir une pâte.

2 Ajoutez l'huile essentielle d'eucalyptus, mélangez.

3 Appliquez le cataplasme chaud sur le furoncle, recouvrez de gaze. Renouvelez l'opération chaque fois que nécessaire jusqu'à écoulement total du pus.

Traitements supplétifs

- Renforcez les défenses immunitaires en prenant 2 ou 3 gélules d'extrait huileux d'ail ou 5 ml de teinture (page 68) d'échinacea, 3 fois par jour.
- Pour mieux combattre l'infection, prenez une infusion dépurative (page 64) de fleurs de chèvrefeuille séchées, de feuilles de scrofulaire et de thym (à quantités égales).

Acné

Elle est provoquée par l'inflammation des glandes sébacées et se traduit par des points noirs, des pustules et des kystes. Favorisée par une alimentation déséquilibrée, elle frappe particulièrement les adolescents. L'acné disparaît généralement avant l'âge de 20 ans, mais peut persister jusqu'à l'âge mûr, ce qui indique souvent un déséquilibre hormonal.

— Lotion à la lavande & à l'achillée —

Dans ce traitement, les pores s'ouvrent sous l'effet de la vapeur chargée en principes antiseptiques et anti-inflammatoires. La lotion appliquée peut ensuite nettoyer la peau en profondeur.

~ Ingrédients ~

5 gouttes d'huile essentielle de leptospermum (*Melaleuca alternifolia*)
25 ml d'eau de rose (*Rosa damascena*)
25 ml d'hamamélis (*Hamamelis virginiana*) distillé
10 g de lavande (*Lavandula angustifolia*) séchée
10 g de fleurs d'achillée millefeuille (*Achillea millefolium*) séchées
10 g de fleurs de sureau noir (*Sambucus nigra*) séchées
eau

~ Confection ~

1 Faites une lotion astringente en mélangeant l'huile essentielle de leptospermum, l'eau de rose et l'hamamélis.

2 Mélangez dans une cuvette la lavande, l'achillée et le sureau ; versez dessus de l'eau bouillante.

Application *Penchez-vous au-dessus de la cuvette, la tête recouverte d'une serviette, et restez ainsi de 5 à 10 mn. Nettoyez la peau avec la lotion. Répétez le traitement chaque jour.*

Traitements supplétifs

- Faites une cure d'huile d'onagre, de complexe de vitamines B, C et de zinc, en respectant les doses indiquées ; mangez fruits et légumes frais en abondance.
- Mélangez à la centrifugeuse 3 feuilles de chou et 50 ml d'hamamélis distillé et appliquez cette lotion 2 fois par jour.

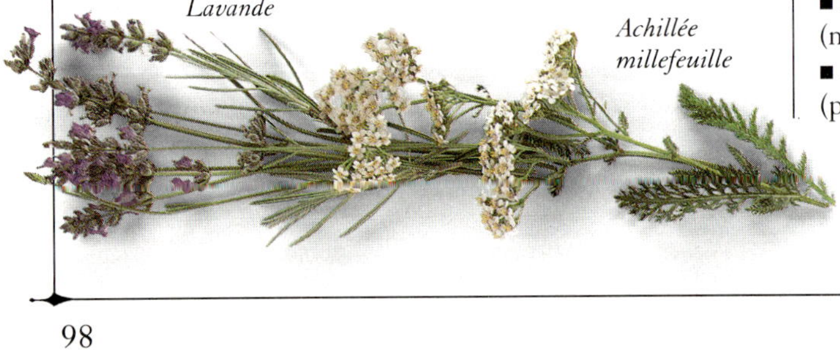

Lavande

Achillée millefeuille

Pellicules

Elles peuvent être le signe d'un psoriasis, mais elle proviennent la plupart du temps d'un eczéma séborrhéique du cuir chevelu ou d'une infection fongique.

— Shampooing au romarin & à l'ortie —

Le romarin est une plante stimulante et réchauffante, très souvent utilisée dans une eau de rinçage, pour donner des cheveux sains et brillants. La racine d'ortie figure fréquemment dans les lotions capillaires.

~ Ingrédients ~

25 g de romarin (*Rosmarinus officinalis*) frais
10 g de racines d'ortie (*Urtica dioica*) fraîches et lavées
5 gouttes d'huile essentielle de leptospermum (*Melaleuca alternifolia*)
20 g de savon liquide
100 ml d'alcool dénaturé
350 ml d'eau

~ Confection ~

1 Mélangez tous les ingrédients dans une jatte (500 ml) ou dans une bouteille à large goulot. Terminez par l'eau, agitez bien.

2 Laissez reposez 2 semaines en remuant régulièrement. Filtrez, transvasez dans une bouteille propre.

Application *2 ou 3 shampooings par semaine jusqu'à disparition des pellicules.*

Alopécie

Chez l'homme, la calvitie, souvent héréditaire, est généralement irréversible. Une chute de cheveux soudaine ou limitée à certaines zones peut résulter d'un stress ou d'une carence en vitamines ; elle affecte en priorité les adolescents et les jeunes adultes.

Traitements

- Passez sur les zones atteintes de la pommade à l'arnica (n'appliquez jamais sur une plaie).
- Après le shampooing, rincez avec une infusion (page 64) de romarin, de sauge ou d'ortie.
- Faites une cure de vitamines B ou d'huile d'onagre.
- Si le stress est un facteur aggravant, prenez une infusion (page 64) de scutellaire et de bétoine (à quantités égales).

Herpès

Une personne infectée par le virus *Herpes simplex* présentera un herpès chaque fois que son système immunitaire sera agressé. Les manifestations, qui commencent par des picotements, affectent souvent une même région. Un bon état de santé restreint les crises.

-Lotion à la lavande & au leptospermum-

Des recherches ont établi que certaines plantes possédaient des propriétés antivirales, ce qui justifient leur utilisation, en usage externe, pour traiter des infections comme l'herpès.

~ Ingrédients ~

8 ml d'huile essentielle de leptospermum (*Melaleuca alternifolia*)
5 ml d'huile essentielle de lavande (*Lavandula angustifolia*)
12 ml d'huile d'amande douce

~ Confection ~

Versez les huiles dans un flacon stérilisé, remuez bien.

Application *Versez 1 ou 2 gouttes du mélange sur le bout du doigt et tamponnez la zone concernée toutes les 2 heures.*

Verrues

Elles sont d'origine virale et très contagieuses. Parmi les nombreux remèdes populaires, le plus simple consiste à appliquer chaque jour quelques gouttes de lait de pissenlit frais ou de suc de chélidoine.

—Lotion au thuya & au leptospermum—

Le thuya est traditionnellement utilisé pour les verrues ; le leptospermum est antiseptique et antifongique.

~ Ingrédients ~

15 ml de teinture de thuya (*Thuja occidentalis*)
10 ml d'huile essentielle de leptospermum (*Melaleuca alternifolia*)

~ Confection ~

Pour préparer la teinture, voyez page 68. Versez la teinture et l'huile essentielle dans un flacon (25 ml) stérilisé. Remuez énergiquement pour obtenir une émulsion.

Application *Secouez bien, puis versez 1 ou 2 gouttes sur le bout du doigt et tamponnez les verrues. Renouvelez l'opération jusqu'à 4 fois par jour.*

Impétigo

Cette infection bactérienne courante affecte en priorité la bouche, les oreilles et le nez, et se caractérise par la formation de croûtes. Très fréquent chez l'enfant, l'impétigo est fortement contagieux. Si l'utilisation locale d'antibiotiques s'avère souvent nécessaire, voici cependant d'autres alternatives.

Traitements

- Prenez 2 gélules de 200 mg de poudre d'ail ou 5 ml de teinture (page 68) d'échinacea, 3 fois par jour.
- Mélangez 20 ml de teinture d'échinacea, 30 ml de teinture de souci et 50 ml d'hamamélis. Baignez les zones concernées 3 ou 4 fois par jour avec cette lotion.

Gale

La gale, très contagieuse, est provoquée par un acarien qui se loge sous la peau et provoque des irritations importantes. Voici quelques remèdes pour compléter les prescriptions d'un médecin.

Traitements

- Versez le soir dans un bain chaud 250 ml d'infusion (page 64) de tanaisie. Appliquez ensuite un mélange d'huile essentielle de leptospermum (10 ml) et d'hamamélis distillé (90 ml). Renouvelez l'opération 3 soirs consécutifs.
- Faites bouillir vêtements et parures de lit et ne les utilisez pas avant 3 semaines, les œufs pouvant survivre 15 jours.

Mise en garde

- *La gale et l'impétigo étant extrêmement contagieux, ne partagez pas votre linge de toilette.*

Remèdes prêts à l'emploi

- La plupart des produits de beauté contiennent des plantes médicinales, mais en quantité si minime qu'il est difficile d'en constater l'action thérapeutique. Procurez-vous des produits plus efficaces : de la pommade au souci — plus généralement connue sous le nom de calendula —, ou des pommades et onguents à base de mouron blanc et de camomille.
- Les plantes dépuratives (bardane, fumeterre, gaillet, patience, pissenlit, scrofulaire) figurent dans certaines préparations destinées à soigner les problèmes de peau ou du cuir chevelu. Respectez le mode d'emploi pour éviter des diarrhées : la plupart de ces plantes stimulent en effet la digestion.
- La saponaire *Quillaja* agit efficacement en cas de problèmes pelliculaires.

ALLERGIES

AVEC LA POLLUTION, les allergies se sont multipliées. Le corps humain est confronté à un nombre croissant de produits chimiques provenant des gaz d'échappement, des nouvelles espèces végétales cultivées et à des aliments qui contiennent parfois des pesticides ou des hormones artificielles de croissance. Le système immunitaire traitant comme un ennemi tout ce qui lui est inconnu, les inflammations et sécrétions excessives de mucus peuvent témoigner des mécanismes de défense de l'organisme mis en œuvre.

Coryza & rhinites

Le rhume des foins, un coryza déclenché par le pollen, se manifeste par des éternuements, des yeux rouges et des écoulements du nez. Ce type de rhinite allergique peut aussi survenir en dehors du printemps et être dû à la poussière, aux gaz d'échappement ou aux poils d'animaux.

— *TEINTURE DE SUREAU NOIR & DE PISSENLIT* —

Le tout début du printemps est la meilleure époque pour prévenir le rhume des foins. Le sureau noir fortifie les muqueuses, et le pissenlit est un dépuratif hépatique. Cette teinture aide l'organisme à lutter contre les allergènes à venir et agit également sur les rhinites allergiques non saisonnières.

~ INGRÉDIENTS ~

25 ml de teinture de sureau noir (*Sambucus nigra*)
20 ml de teinture de racine de pissenlit (*Taraxacum officinale*)
20 ml de teinture de verveine (*Verbena officinalis*)
15 ml de teinture de ginseng de Sibérie (*Eleutherococcus senticosus*)
15 ml de teinture de marrube blanc (*Marrubium vulgare*)
5 ml de teinture de réglisse (*Glycyrrhiza glabra*)

~ CONFECTION ~

Pour préparer les teintures, voyez page 68. Mélangez-les toutes dans une bouteille (100 ml) stérilisée, en verre teinté.

POSOLOGIE *5 ml dans 100 ml d'eau chaude, 3 fois par jour avant le repas. En cas de rhume des foins, poursuivez le traitement 4 semaines au printemps.*

Traitements supplétifs

■ Pour le rhume des foins, recourez au *Bain à l'euphraise & au souci* (page 93), et prenez 2 gélules de 200 mg d'euphraise jusqu'à 3 fois par jour.

Asthme

L'asthme d'origine allergique est souvent lié à un eczéma allergique et apparaît dès l'enfance. Il est provoqué par un rétrécissement des bronchioles et par la production d'un épais mucus : la respiration, rendue difficile, devient sifflante.

— *MÉLANGE À LA DROSÉRA & À L'HYSOPE* —

Les plantes les plus efficaces pour l'asthme sont réservées à l'usage des professionnels et aux produits vendus dans le commerce. La droséra, antispasmodique et expectorante, est l'une des meilleures plantes accessibles aux particuliers.

~ INGRÉDIENTS ~

10 ml d'extrait fluide de droséra (*Drosera rotundifolia*)
25 ml de teinture d'hysope (*Hyssopus officinalis*)
20 ml de teinture d'aunée (*Inula helenium*)
20 ml de teinture de thym (*Thymus vulgaris*)
20 ml de teinture de camomille (*Matricaria recutita*)
5 ml d'extrait fluide de réglisse (*Glycyrrhiza glabra*)

~ CONFECTION ~

Pour préparer les teintures, voyez page 68. Mélangez-les dans une bouteille (100 ml) stérilisée, en verre teinté.

POSOLOGIE *10 ml dans 100 ml d'eau chaude, 2 fois par jour avant le repas.*

MISE EN GARDE

• *Ce remède ne doit s'utiliser que pour un asthme léger. La maladie étant sérieuse, voire mortelle parfois, consultez un médecin en cas de crise grave. Ne stoppez pas brutalement les stéroïdes ou autres produits d'inhalation, mais diminuez peu à peu les doses sous contrôle médical.*

Traitements supplétifs

■ Dès les premiers symptômes, préparez une inhalation avec 5 gouttes d'essence de camomille dans de l'eau bouillante.

Candidose

La candidose est due à la prolifération d'un champignon intestinal, le *Candida albicans*, dont la présence est normale dans le tube digestif. On a mis en évidence son rôle dans le déclenchement d'un certain nombre d'affections : muguet, infection urinaire chronique, panique ou troubles digestifs chroniques. Il semblerait, bien que cela soit parfois controversé, qu'un régime alimentaire sans levure et avec peu de sucre soit bénéfique.

— Infusion de souci & d'aigremoine —

Le souci est un excellent antifongique, externe et interne. L'aigremoine atténue l'inflammation allergique des voies digestives et restaure les muqueuses.

~ Ingrédients ~

10 g de racine d'échinacea (*Echinacea angustifolia*) séchée
15 g de pétales de souci (*Calendula officinalis*) séchés
15 g de feuilles d'aigremoine (*Agrimonia eupatoria*) séchées
600 ml d'eau

~ Confection ~

1 Mettez l'échinacea dans l'eau et laissez 10 mn sur le feu afin d'obtenir une décoction.

2 Mettez le souci et l'aigremoine dans une théière, versez dessus la décoction fraîchement préparée. Laissez infuser 10 mn, filtrez et couvrez. Gardez le surplus jusqu'à 48 heures au frais.

Posologie *1 verre, 3 fois par jour avant le repas, jusqu'à amélioration. Si vous suivez un régime sans levure, ne sucrez pas mais ajoutez un filet de citron ou 1 ou 2 gouttes d'essence de menthe.*

Traitements supplétifs

- L'ail est un antifongique : mangez-en en abondance ou prenez 1 ou 2 gélules de poudre d'ail de 200 mg, 3 fois par jour.
- Prenez chaque jour des gélules d'huile d'onagre dosées à 1 g, et 1 ou 2 gélules lactobacillus (par exemple, *Lactobacillus acidophilus* et *L. bifidus*).
- Évitez les extraits de levure, les aliments à base de champignons (mycoprotéines, champignons, etc.), les sucres, les laitages, l'alcool, les hydrates de carbones raffinés, l'excès de produits en conserves.
- Les manifestations de la candidose étant très variées, choisissez les remèdes correspondant aux symptômes présentés : pour les douleurs articulaires (pages 116-117) ou les troubles digestifs (pages 102 à 107).

Intolérance alimentaire

Elle se déclenche chez le nourrisson, souvent dès les premiers mois, avec le lait de vache. Allaitez 4 mois si possible ou utilisez des substituts (lait de soja, par exemple). Une intolérance alimentaire peut provoquer des troubles digestifs chroniques, des symptômes apparentés à ceux de l'arthrite, de l'eczéma, de l'asthme. Supprimez absolument l'aliment responsable et administrez des plantes qui restaurent l'organisme et augmentent la tolérance.

— Infusion de guimauve & de mélisse —

La guimauve tapisse et protège le tube digestif ; la mélisse est un carminatif idéal pour la digestion.

~ Ingrédients ~

5 g de racine de guimauve (*Althaea officinalis*)
5 g de graines de fenugrec (*Trigonella foenum graecum*)
10 g de *Dang Shen* (*Codonopsis pilosula*) séché
750 ml d'eau
10 g de fleurs de mélisse (*Melissa officinalis*) séchées ou 30 g de fleurs fraîches
10 g d'aigremoine (*Agrimonia eupatoria*) séchée

~ Confection ~

1 Mettez la guimauve, le fenugrec et le *Dang Shen* dans l'eau et laissez frémir 10 mn sur le feu pour obtenir une décoction.

2 Mettez la mélisse et l'aigremoine dans une théière, versez dessus la décoction fraîchement préparée. Laissez infuser 10 mn, filtrez et couvrez.

Posologie *1 verre à vin, 4 fois par jour.*

Traitements supplétifs

- Vous devez d'abord identifier l'origine de l'intolérance, avec un professionnel ou en éliminant certains allergènes possibles : lait, laitages, blé, viande rouge, salicylates, tomates, pommes de terre, piments.

Remèdes prêts à l'emploi

- Achetez des préparations à base d'euphraise, d'éphédra (*Ma Huang*) ou d'hydrastis.
- Il existe de nombreux traitements pour la candidose, plus ou moins efficaces. Ils contiennent de la biotine, de l'acide caprylique et ses dérivés, de l'échinacea, de l'huile d'onagre, de lin ou de l'huile essentielle de leptospermum.

TROUBLES DIGESTIFS

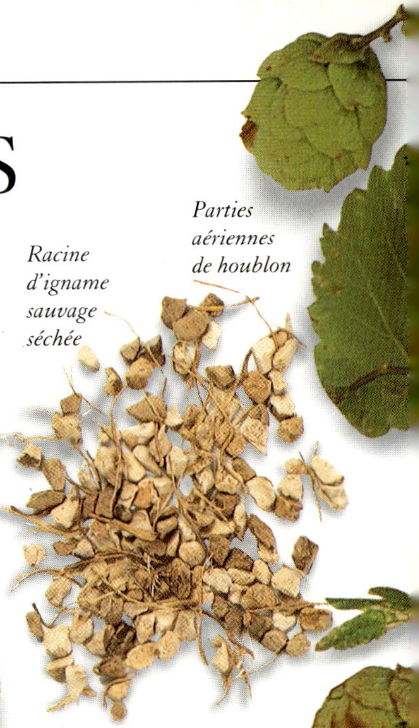

Racine d'igname sauvage séchée

Parties aériennes de houblon

NOTRE ORGANISME doit prélever dans les aliments les nutriments qui lui sont nécessaires et rejeter correctement les déchets. Il est essentiel que l'appareil digestif fonctionne normalement ; à défaut, nous nous exposons à un certain nombre de conséquences dommageables : carence en vitamines ou en minéraux, arthrite ou problèmes de peau engendrés par des toxines, maux de tête…

Colopathie fonctionnelle

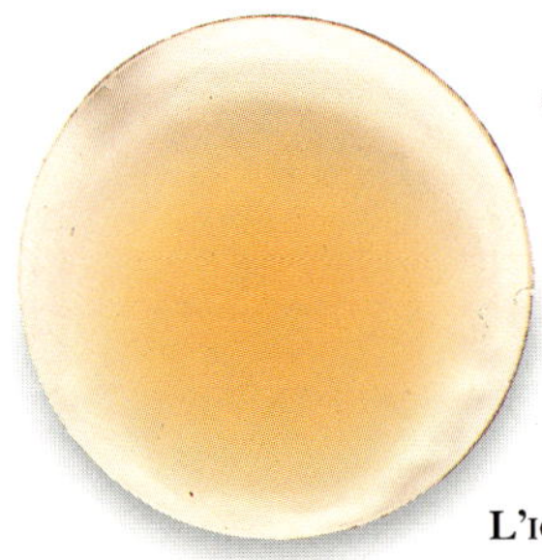

La colopathie fonctionnelle est une appellation qui recouvre un certain nombre de troubles intestinaux liés au stress ou à une intolérance alimentaire (page 101). Elle se caractérise par une alternance de périodes de diarrhée et de constipation, par des gaz, des ballonnements, des douleurs spasmodiques.

Teinture de racine d'igname sauvage

L'IGNAME SAUVAGE *a des racines dont les propriétés aident à décontracter les muscles ; elles soulagent les douleurs dues aux spasmes coliques.*

MÉLANGE À L'IGNAME & À LA CAMOMILLE

L'igname sauvage est un antispasmodique efficace qui atténue l'hyperactivité de l'intestin. La camomille et le houblon sont des sédatifs ; l'amertume de ce dernier favorise par ailleurs le retour à une digestion normale.

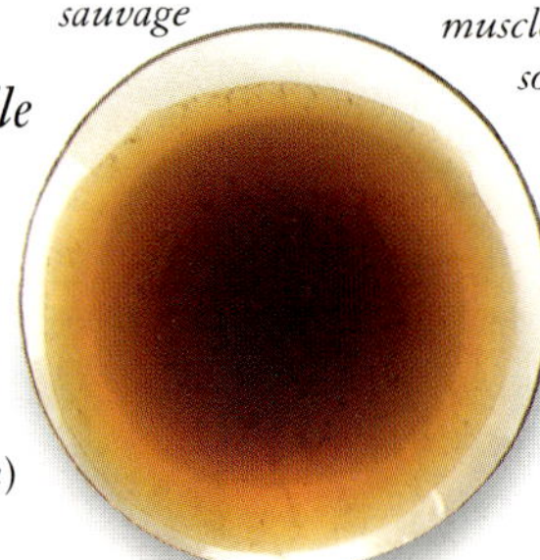

Teinture de fleurs de camomille

~ INGRÉDIENTS ~

30 ml de teinture de racine d'igname sauvage (*Dioscorea villosa*)
30 ml de teinture de fleurs de camomille (*Matricaria recutita*)
20 ml de teinture de bistorte (*Polygonum bistorta*)
15 ml de teinture de houblon (*Humulus lupulus*)
5 ml d'extrait fluide de réglisse (*Glycyrrhiza glabra*)

~ CONFECTION ~

Pour préparer les teintures, voyez page 68. Versez-les ainsi que l'extrait fluide de réglisse dans une bouteille (100 ml) stérilisée, en verre teinté. Remuez.

DOSAGE *5 ml dans 100 ml d'eau chaude, 3 fois par jour, jusqu'à amélioraion.*

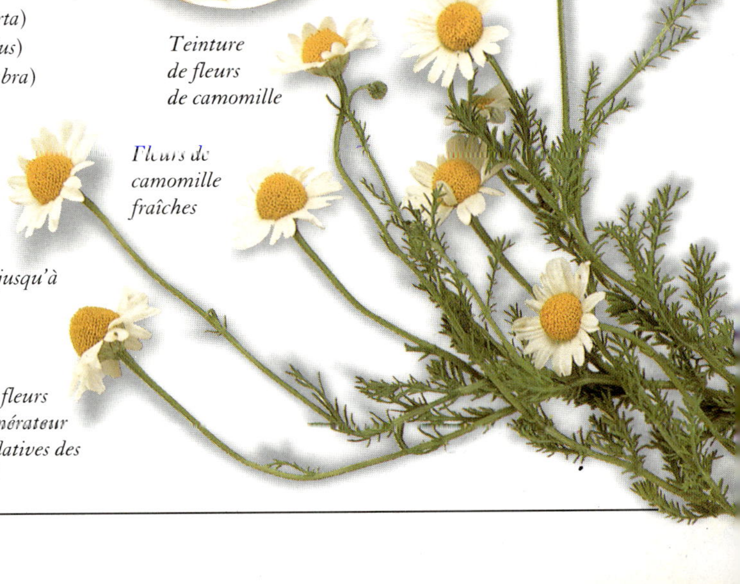

Fleurs de camomille fraîches

LA CAMOMILLE *donne des fleurs qui combattent le stress, générateur de colopathie ; elles sont sédatives des nerfs et du système digestif.*

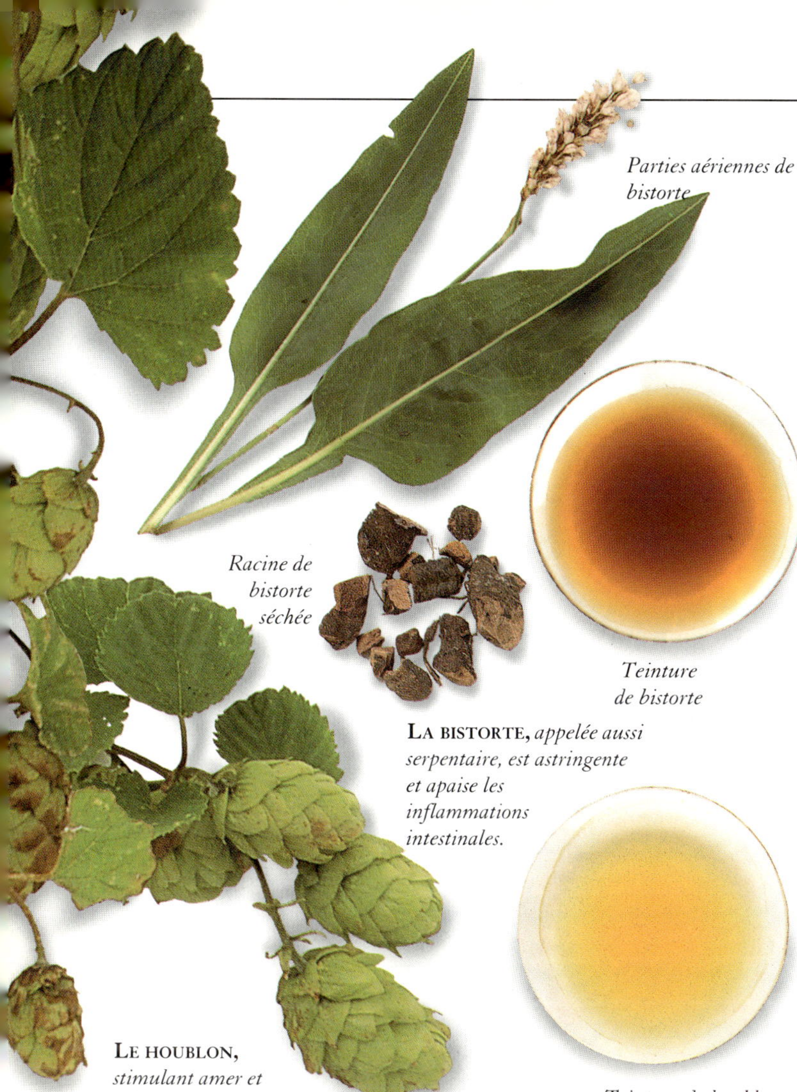

Parties aériennes de bistorte

Racine de bistorte séchée

Teinture de bistorte

La bistorte, *appelée aussi serpentaire, est astringente et apaise les inflammations intestinales.*

Teinture de houblon

Le houblon, *stimulant amer et sédatif, régule la digestion et calme les nerfs.*

Houblon frais

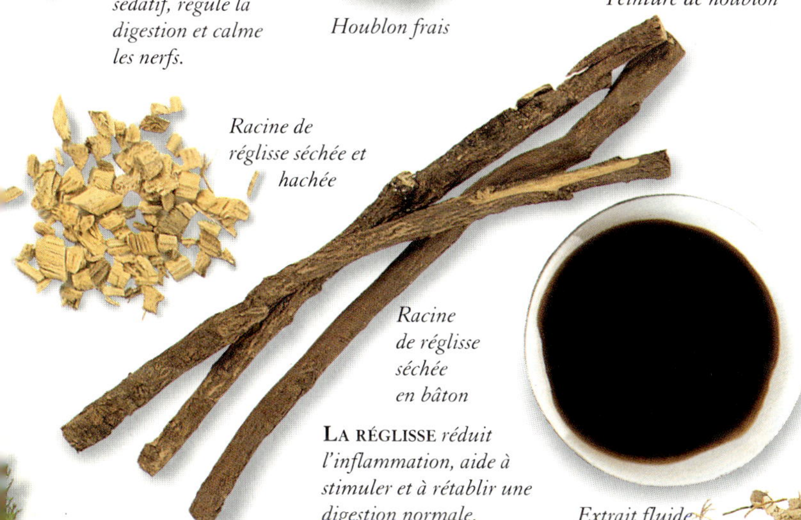

Racine de réglisse séchée et hachée

Racine de réglisse séchée en bâton

La réglisse *réduit l'inflammation, aide à stimuler et à rétablir une digestion normale.*

Extrait fluide de réglisse

Traitements supplétifs

- La prise régulière d'infusion (page 64) de camomille calme les spasmes et détend.
- La teinture (page 68) de viorne obier est puissamment antispasmodique. Prenez de 5 à 10 gouttes toutes les 30 mn ou toutes les heures, ou bien jusqu'à 5 gouttes de teinture de reine-des-prés diluées dans 100 ml d'eau chaude, 3 fois par jour.
- L'huile d'onagre agit lorsque les troubles digestifs sont liés à la menstruation. Prenez 2 gélules de 500 mg par jour.

Mises en garde

- *Consultez un professionnel si les douleurs abdominales sont aiguës ou persistantes ou si vous constatez une modification de votre état intestinal.*
- *L'usage intensif ou prolongé de la réglisse est déconseillé en cas d'hypertension (consultez un professionnel).*
- *Évitez les laxatifs puissants pendant la grossesse.*

Le mélange à l'igname sauvage & à la camomille est un sédatif qui soulage le stress, apaise les spasmes intestinaux, rétablit le bon transit.

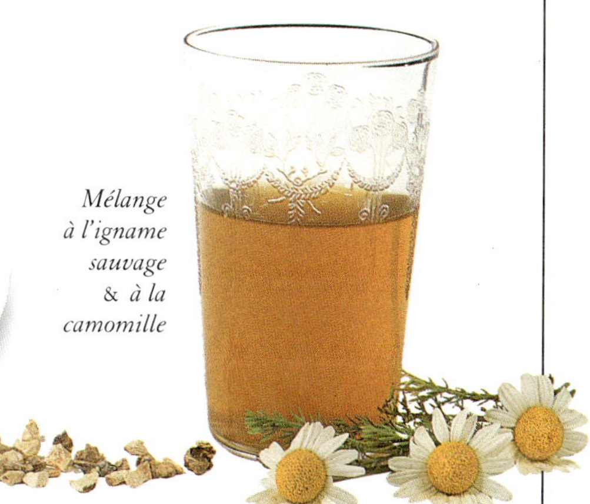

Mélange à l'igname sauvage & à la camomille

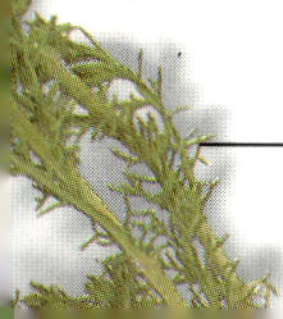

Constipation

Elle peut être liée à une alimentation pauvre en fibres ou à une paresse digestive. Le transit intestinal peut s'étaler sur 72 heures en Occident, alors qu'il est de 12 heures dans les pays en développement où la sophistication des produits alimentaires est moindre.

— Décoction de réglisse & de pissenlit —

Une constipation chronique est signe de paresse digestive. La digestion peut être activée avec des plantes amères qui stimulent le foie et favorisent la production d'enzymes digestives. Le pissenlit est un tonique hépatique, la patience, un laxatif doux.

~ Ingrédients ~

10 g de racine de pissenlit (*Taraxacum officinale*) séchée
5 g de racine de patience (*Rumex crispus*) séchée
5 g de racine de réglisse (*Glycyrrhiza glabra*) séchée
5 g de graines d'anis (*Pimpinella anisum*) séchées
750 ml d'eau

~ Confection ~

1 Mettez les plantes dans une casserole, ajoutez l'eau.

2 Portez à ébullition, laissez 10 mn sur feu doux (le mélange doit réduire à peu près d'un tiers). Filtrez, couvrez et conservez au frais.

Posologie *1 verre à vin, 3 fois par jour.*

Mises en garde

- *Une constipation chronique peut signifier un problème latent plus grave. Consultez votre médecin et ne vous lancez surtout pas d'emblée dans une cure de laxatifs à long terme.*
- *Les laxatifs puissants (rhubarbe, séné...) sont déconseillés pendant la grossesse.*

Traitements supplétifs

- Faites régulièrement de l'exercice, buvez abondamment, en commençant la journée par 1 verre d'eau chaude.
- Les graines de psyllium, en lubrifiant la paroi intestinale, favorisent le passage des selles dures. Versez-en 1 cuillerée à café dans 1 tasse d'eau bouillante, laissez infuser 10 mn, remuez bien, et buvez le mélange le matin à jeun.
- La racine de rhubarbe est très laxative. Prenez de 10 à 20 gouttes de teinture (page 68) dans 100 ml d'eau chaude, 3 fois par jour avant les repas en cas de constipation chronique. Durant la grossesse, remplacez la rhubarbe par le noyer cendré.
- Si le stress est un facteur aggravant, prenez avant les repas 2 ou 3 ml de teinture de viorne obier dans 100 ml d'eau chaude.

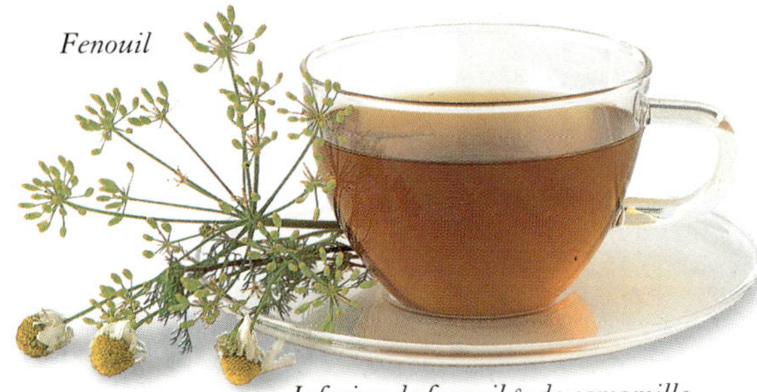

Fenouil

Camomille

Infusion de fenouil & de camomille

Flatulences

Elles peuvent être le symptôme d'un certain nombre d'affections du système digestif : gastrite, problèmes de vésicule biliaire, colopathie fonctionnelle (page 102). Elles peuvent aussi venir d'une mauvaise alimentation, d'un état de nervosité, du stress. Prenez des plantes carminatives après les repas, mais ne restez pas sans l'avis d'un professionnel.

— Infusion de fenouil & de camomille —

Le fenouil est sédatif et anti-inflammatoire, la camomille est adoucissante ; cette infusion est agréable à boire après le repas et soulage les gaz.

~ Ingrédients ~

25 g de graines de fenouil (*Foeniculum officinalis*) séchées
25 g de fleurs de camomille (*Matricaria recutita*) séchées
10 g de parties aériennes de menthe (*Mentha piperita*) séchées
eau

~ Confection ~

1 Mélangez les plantes, mettez-les dans un récipient hermétique.

2 Versez 2 ou 3 cuillerées à café dans une tisanière individuelle. Versez dessus de l'eau frémissante, laissez infuser de 5 à 10 mn et filtrez.

Posologie *1 tasse, régulièrement après les repas.*

Traitements supplétifs

- Les plantes condimentaires sont digestives (aneth, anis, etc.) ou réchauffantes (cumin, gingembre, poivre de Cayenne).
- Si les symptômes sont aigus, massez l'abdomen avec un mélange d'huile essentielle de cannelle ou de clou de girofle (2 gouttes) et d'huile d'amande douce (10 gouttes).

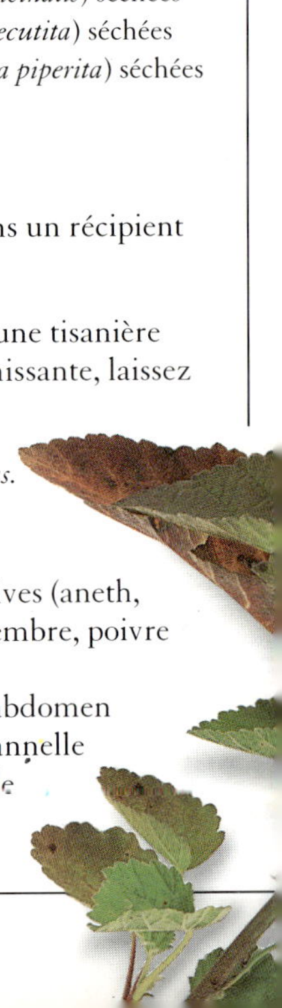

Diarrhée

Caractérisée par des selles molles et fréquentes, elle indique plus un dysfonctionnement passager qu'une maladie primaire. Les crises soudaines proviennent souvent d'une intoxication alimentaire ou d'une infection bactérienne. Le traitement vise à éliminer les toxines plutôt que les symptômes.

DÉCOCTION DE TORMENTILLE & DE GUIMAUVE

Ce mélange est à la fois adoucissant et nutritif. La racine de tormentille est riche en tanins, donc très astringente, ce qui permet de réduire l'inflammation. La guimauve, elle, est adoucissante.

~ INGRÉDIENTS ~

1 cuillerée à soupe d'arrow-root
15 g de racine de tormentille (*Potentilla erecta*) séchée
10 g de racine de guimauve (*Althaea officinalis*) séchée
5 g d'écorce de cannelle (*Cinnamomum zeylanicum*) séchée
750 ml d'eau

~ CONFECTION ~

1 Dans un bol, mélangez l'arrow-root à 1 cuillerée à soupe d'eau froide pour obtenir une pâte.

2 Mettez les plantes dans l'eau, laissez de 10 à 15 mn sur feu doux. Filtrez, puis portez le liquide à ébullition.

3 Versez cette décoction bouillante sur l'arrow-root en remuant bien. Conservez le surplus au frais.

POSOLOGIE *1 tasse, 3 fois par jour, jusqu'à disparition des symptômes. Adoucissez avec du miel si nécessaire.*

-TEINTURE DE BISTORTE & D'AIGREMOINE-

La diarrhée peut se manifester en vacances avec le changement d'habitudes alimentaires. Cette teinture est à glisser dans vos bagages pour les cas d'urgence. La bistorne et l'aigremoine sont toutes deux astringentes.

~ INGRÉDIENTS ~

25 ml de teinture de bistorte (*Polygonum bistorta*)
35 ml de teinture d'aigremoine (*Agrimonia eupatoria*)
20 ml de teinture de guimauve (*Althaea officinalis*)
10 ml de teinture de *Lian Qiao* (baies de forsythia — *Forsythia suspensa*)
10 ml de *Jin Yin Hua* (*Lonicera japonica*)

~ CONFECTION ~

Pour préparer les teintures, voyez page 68. Mélangez-les dans une bouteille stérilisée, en verre teinté.

POSOLOGIE *En phase aiguë, 10 ml de teinture dans 100 ml d'eau chaude, 3 fois par jour pendant 3 jours.*

MISE EN GARDE

- *Consultez un médecin si les symptômes persistent plus de 2 ou 3 jours (ou plus de 24 heures chez le jeune enfant), si la diarrhée est associée à de la fièvre ou si les selles s'accompagnent de sang ou de mucosités.*

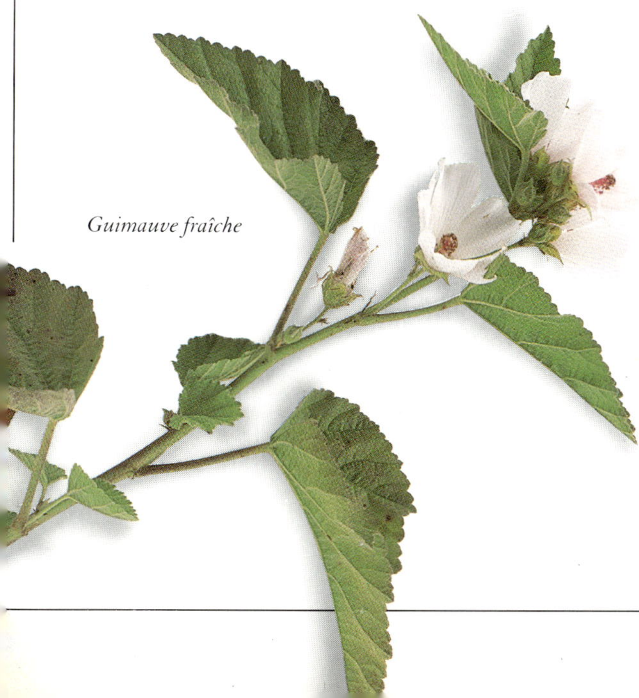

Guimauve fraîche

Racine de guimauve séchée

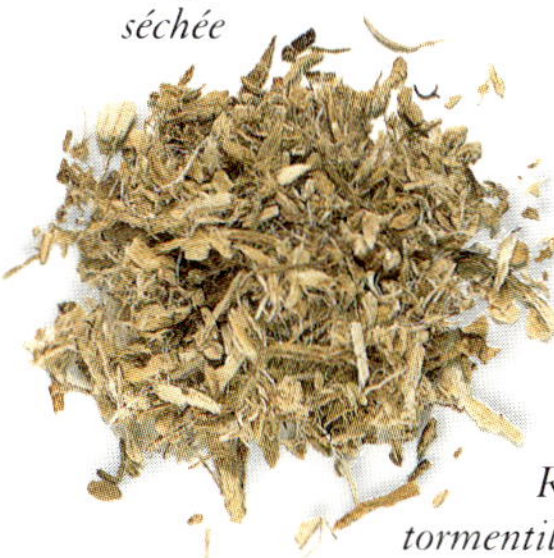

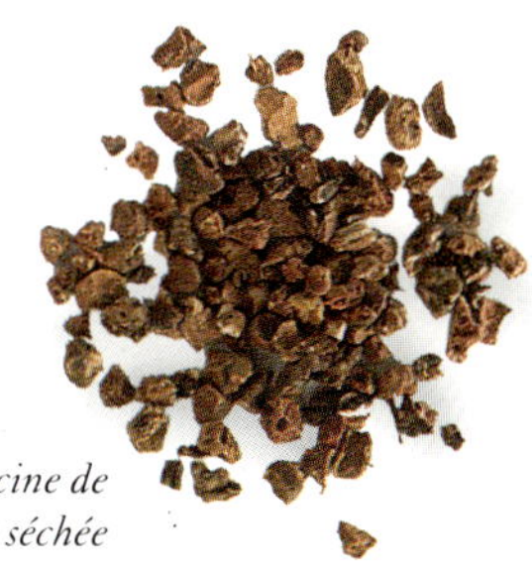

Racine de tormentille séchée

Traitements supplétifs

- Pour réduire l'inflammation intestinale, buvez du thé de Ceylan froid et bien fort, sans sucre ni lait.
- La teinture (page 68) de reine-des-prés calme les intestins irrités. Prenez-en 2 ml dans de l'eau chaude, jusqu'à 10 fois par jour, toutes les heures.
- L'infusion (page 64) d'aigremoine est bénéfique : buvez-en 3 ou 4 tasses par jour.

Hémorroïdes

Les hémorroïdes sont des varices rectales qui peuvent s'infecter et donner des écoulements sanguins. Souvent liées à des troubles hépatiques, une constipation chronique ou une mauvaise alimentation, elles apparaissent parfois aussi pendant la grossesse. Mangez des fruits et légumes frais.

ONGUENT DE FICAIRE

La ficaire est une renonculacée appelée aussi fausse-renoncule, éclairette, herbe-aux-hémorroïdes ou mort-aux-vaches. C'est une plante aux propriétés très astringentes : elle se prête donc particulièrement bien au traitement des hémorroïdes et est utilisée depuis des siècles.

~ INGRÉDIENTS ~

75 g de feuilles de ficaire (*Ranunculus ficaria*) séchées
500 ml d'huile de tournesol vierge
25 g de cire d'abeille
25 g de lanoline anhydre

~ CONFECTION ~

1 Mettez la ficaire et l'huile dans un bain-marie et laissez macérer 3 h ; filtrez ensuite le mélange (page 73) au travers d'une chausse.

2 Entre-temps, faites fondre la cire d'abeille et la lanoline anhydre dans une casserole.

3 Ajoutez 100 ml d'huile macérée chaude à ce mélange. Remuez bien, versez l'onguent dans des flacons stérilisés avant que le mélange ne soit pris.

APPLICATION *Oignez doucement la zone affectée, plusieurs fois par jour.*

Traitements supplétifs

- Si les hémorroïdes saignent ou irritent, appliquez avec un coton un peu d'hamamélis distillé.
- Pour stimuler la circulation sanguine, buvez une infusion (page 64) d'achillée, de mélilot et de tilleul (mélange à quantités égales).
- La constipation rend les hémorroïdes plus douloureuses : lisez les conseils mentionnés page 104.

Gastrite

Cette inflammation de la muqueuse stomacale peut résulter d'une alimentation déséquilibrée. Les symptômes — nausées, vomissements, diarrhées, brûlures d'estomac — ne durent généralement pas.

INFUSION DE REINE-DES-PRÉS

La reine-des-prés est une plante rafraîchissante et très adoucissante qui soulage l'inflammation et contribue à limiter les sécrétions acides.

~ INGRÉDIENTS ~

25 g de reine-des-prés (*Filipendula ulmaria*) fraîche
500 ml d'eau

~ CONFECTION ~

Mettez la plante dans une théière, versez dessus l'eau frémissante, laissez infuser 10 mn et filtrez. Conservez le surplus au frais, dans un récipient hermétique.

POSOLOGIE *En phase aiguë, buvez lentement 1 grand bol, aussi souvent que nécessaire. Parfumez avec du miel ou de la réglisse si besoin est.*

MISE EN GARDE

- *Usez modérément de la reine-des-prés en cas d'allergie à l'aspirine.*

Traitements supplétifs

- L'infusion peut être remplacée par une teinture (page 68) : 2 ml dans de l'eau chaude toutes les heures, jusqu'à 10 fois par jour, tant que les symptômes persistent.
- En phase aiguë, prenez 2 ou 3 gélules d'orme rouge toutes les 2 heures.
- Si la gastrite est due à une «gueule de bois», prenez 5 ml de teinture de chardon-marie et 2 gélules de 500 mg d'huile d'onagre, toutes les 3 heures durant 12 heures.

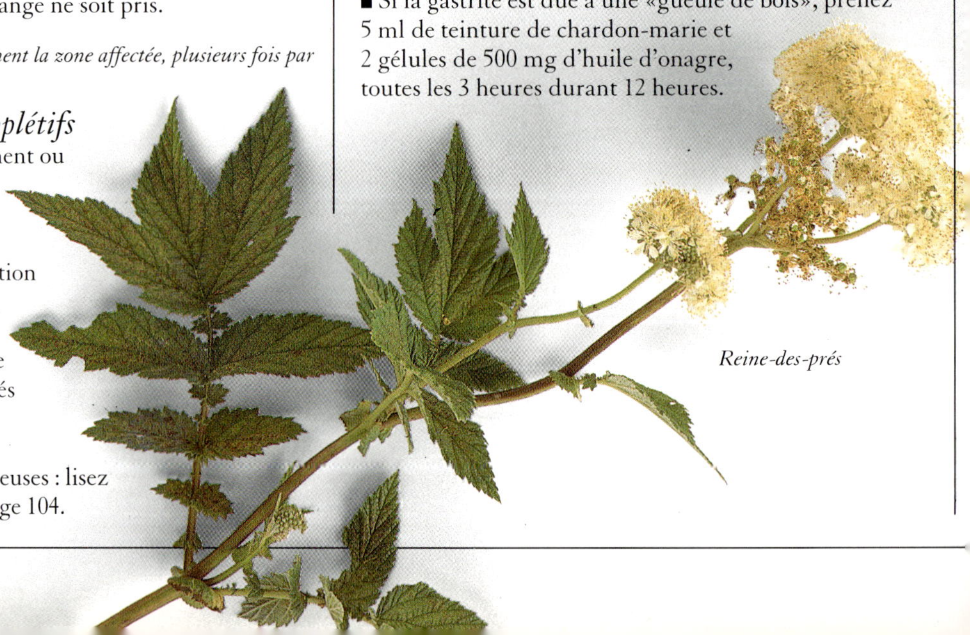

Reine-des-prés

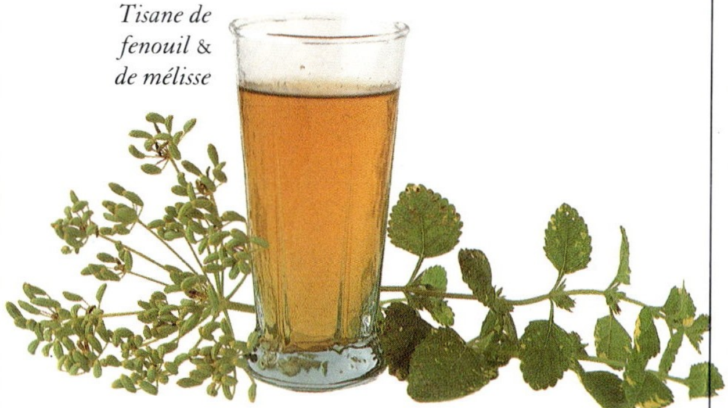

Indigestion & aigreurs

L'indigestion est souvent consécutive à un repas pris trop vite. Chronique, elle révèle un dysfonctionnement ou une affection sous-jacents. Les aigreurs ou brûlures d'estomac, fréquentes chez les obèses et les femmes enceintes, peuvent être aussi un effet secondaire d'un traitement médicamenteux.

Tisane de fenouil & de mélisse

Le fenouil et la mélisse sont des adoucissants gastriques. La mélisse agit également sur les nerfs, ce qui est utile si les troubles sont aggravés par l'anxiété ou le stress.

~ Ingrédients ~

10 g de graines de fenouil (*Foeniculum officinalis*) séchées
15 g de feuilles de mélisse (*Melissa officinalis*) séchées
2 ou 3 g d'écorce de cannelle (*Cinnamomum zeylanicum*) séchée ou 1 pincée de poudre
500 ml d'eau

~ Confection ~

Mettez les ingrédients dans une théière, versez dessus l'eau frémissante ; laissez infuser 10 mn et filtrez. Conservez le surplus au frais dans un récipient fermé.

Posologie *1 verre à vin après les repas en cas de besoin.*

Traitements supplétifs

- L'orme rouge apaise les brûlures d'estomac : prenez-en 5 g d'écorce en poudre dans 1 tasse d'eau chaude ou l'équivalent en gélules.
- Prenez régulièrement une infusion carminative (camomille, fenouil, mélisse, menthe poivrée).

Nausées & vomissements

Ce sont des symptômes courants en cas de troubles digestifs, de fièvre ou de migraine. Ils se manifestent également chez certaines femmes, au début de leur grossesse, ou chez des personnes souffrant du mal des transports.

Gélules de gingembre

Sous toutes ses formes, le gingembre est efficace contre les nausées et vomissements. On peut même le prendre confit, en vin ou en biscuit ! Il ne présente aucune contre-indication, même en cas de grossesse.

~ Ingrédients ~

50 g de poudre de gingembre (*Zingiber officinalis*)
gélules de gélatine, calibre 00

~ Confection ~

1. Versez la poudre de gingembre dans une soucoupe.
2. Séparez la gélule en deux et plongez les deux parties dans la poudre pour les remplir. Réunissez les deux moitiés.

Posologie *2 gélules toutes les 2 heures, tant que les symptômes persistent.*

Traitements supplétifs

- Certaines teintures atténuent les nausées : camomille, chélidoine, clou de girofle, gingembre, marrube noir. Celles-ci peuvent être rejetées en cas de forts malaises. Essayez alors de déposer 2 ou 3 gouttes de teinture sur la langue pour en permettre l'absorption.

Remèdes prêts à l'emploi

- Les feuilles et cosses de séné sont vendus sous forme de comprimés ou de gélules et aident à résoudre la constipation. Le séné ne doit se prendre que de façon occasionnelle, car cette plante irrite les muqueuses : un usage excessif affaiblirait à long terme l'appareil digestif. Évitez le séné pendant la grossesse.
- Les gélules d'orme rouge sont efficaces pour les gastrites et les indigestions. On les trouve dans la plupart des magasins de produits diététiques.
- De nombreuses tisanes, à prendre après les repas et en vente dans le commerce, contiennent des plantes stimulantes qui facilitent ou régulent la digestion : boldo (stimulant hépatique), busserole, pissenlit, verveine…

Problèmes circulatoires

L'HYPERTENSION et les autres troubles de la circulation sont très fréquents dans les pays développés, en raison notamment du tabagisme, d'une alimentation trop riche en graisses animales saturées, d'une vie sédentaire et stressante. On peut en limiter les risques avec une bonne hygiène de vie et certains remèdes simples, comme l'ail et les flocons d'avoine qui abaissent le taux de cholestérol, ou le tilleul qui atténue le stress et combat l'artériosclérose.

Mauvaise circulation

Une mauvaise circulation du sang est souvent héréditaire, mais elle frappe également les personnes âgées ou très fatiguées. Par temps froid, le problème empire avec la constriction des artérioles qui limite le débit sanguin ; c'est ainsi qu'apparaissent les engelures et que bleuissent les extrémités des membres.

— *Tisane de gingembre & de cannelle* —

Les plantes qui activent la circulation, comme le gingembre et la cannelle, sont en général épicées. Les Chinois considèrent que le Gui Zhi *(brins de cannelle) est la partie de la plante la plus opérante ; mais il est possible de lui substituer un bâton tiré de l'écorce.*

~ Ingrédients ~

15 de racine fraîche de gingembre (*Zingiber officinalis*) en rondelles
10 g de *Gui Zhi* (brins de cannelle — *Cinnamomum cassia*)
10 g de racine d'angélique (*Angelica archangelica*) séchée
700 ml d'eau

~ Confection ~

Mettez l'eau et les plantes dans une casserole, laissez frémir de 10 à 15 mn sur feu doux, et filtrez. La préparation se conserve jusqu'à 48 heures au frais dans un récipient hermétique.

Posologie *1 tasse à thé dès que la tisane est faite, puis 3 fois par jour en réchauffant à chaque fois la nouvelle dose.*

Traitements supplétifs

■ Sur les engelures non ouvertes, utilisez de la pommade à l'arnica (ou au calendula) (page 76) ou la teinture (page 68).
■ Prenez régulièrement une infusion (page 64) de sarrasin ou des comprimés de rutine pour renforcer la circulation.
■ Baignez les pieds ou les mains affectés dans une eau chaude contenant 1 cuillerée à dessert de farine de moutarde.

Hypertension

Une tension artérielle trop élevée impose une consultation médicale car elle peut révéler un problème cardiaque, hépatique ou rénal. Mais la cause étant souvent moins nette, les plantes peuvent alors jouer un rôle important.

— *Tisane d'aubépine & de chrysanthème* —

Cette infusion est parfaite en cas d'affection légère. L'aubépine améliore la circulation coronarienne et donc le rendement du cœur ; les fleurs de chrysanthème décontractent le muscle cardiaque et améliorent le débit sanguin.

~ Ingrédients ~

30 g de sommités fleuries d'aubépine (*Crataegus oxyacantha*) séchées
25 g de *Ju Hua* (fleurs séchées de chrysanthème — *Chrysanthemum morifolium*)
25 g de fleurs séchées de tilleul (*Tilia europaea*)
20 g d'achillée millefeuille (*Achillea millefolium*) séchée
eau

~ Confection ~

1. Mélangez les herbes, conservez-les au sec.

2. Mettez 2 cuillerées à café du mélange dans une tisanière individuelle. Versez dessus de l'eau frémissante, laissez infuser 10 mn et filtrez.

Posologie *1 tasse, 3 fois par jour.*

Mise en garde

• *Supprimez l'achillée en cas de grossesse. Surveillez régulièrement votre tension. Ne remplacez pas un traitement allopathique par des plantes sans avis préalable d'un médecin ou d'un phytothérapeute.*

Traitements supplétifs

■ Supprimez le café, le thé, l'alcool, évitez le sel. Prenez chaque jour 400 UI de vitamine E.

Varices

Le retour du sang au cœur par les veines dépend en grande partie des contractions musculaires. Le manque d'exercice, la grossesse, l'obésité affaiblissent les parois veineuses entraînant une stagnation du sang. Des varices apparaissent alors à la surface de la peau, enflées et tortueuses.

Tisane d'ortie & de mélilot

Les plantes riches en silice, comme l'ortie et la prêle des champs, renforcent la paroi veineuse de même que celles qui contiennent des bioflavonoïdes comme la bourse-à-pasteur ou le sarrasin.

~ Ingrédients ~

10 g d'ortie (*Urtica dioica*) séchée
10 g de mélilot (*Melilotus officinalis*) séché
10 g de bourse-à-pasteur (*Capsella bursa pastoris*) ou de sarrasin (*Fagopyrum esculentum*) séchés
20 ml de jus de prêle des champs (*Equisetum arvense*)
500 ml d'eau

~ Confection ~

1. Achetez du jus de prêle ou préparez-en une décoction en faisant mijoter au moins 3 heures 60 g de plantes fraîches dans 750 ml d'eau. Rectifiez la quantité d'eau chaque fois qu'il le faut.

2. Mélangez les plantes dans une théière, versez dessus l'eau frémissante. Laissez infuser 15 mn et filtrez.

3. Ajoutez à l'infusion 20 ml de jus de prêle ou 100 ml de décoction, mélangez bien.

Posologie *1 verre à vin, 3 fois par jour avant les repas.*

Traitements supplétifs

- Rehaussez les pieds du lit de 10 à 15 cm.
- Pour soulager la gêne causée par les varices, faites des compresses (page 71) glacées d'hamamélis distillé ou de teinture (page 68) de marron d'Inde.

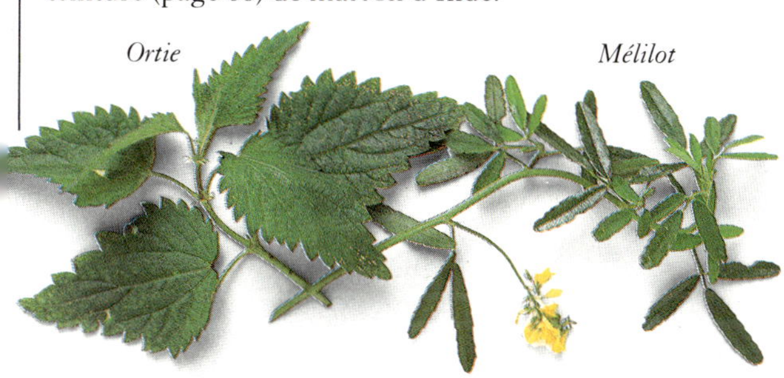

Anémie par carence en fer

Elle est due à un déficit en fer de l'hémoglobine, qui véhicule l'oxygène dans l'organisme. Elle est fréquente chez les jeunes femmes ayant des règles abondantes et se caractérise par une grande fatigue, des essoufflements, des vertiges, une pâleur...

Tonique à l'abricot

L'abricot est riche en fer et constitue une bonne base pour ce tonique. L'ortie et le pissenlit apportent un surcroît de nutriments et stimulent le foie.

~ Ingrédients ~

250 g d'abricots frais (sauvages ou biologiques si possible)
500 ml d'eau
1 litre de vin rouge
250 g de miel ou de sucre
100 ml de jus ou de teinture d'ortie (*Urtica dioica*)
50 ml de teinture de racine de pissenlit (*Taraxacum officinale*)

~ Confection ~

1. Pour préparer les teintures, voyez page 68.

2. Mettez les abricots dans l'eau, portez à ébullition, puis laissez mijoter 12 h à four doux.

3. Laissez refroidir, dénoyautez les fruits et passez-les à la centrifugeuse pour réduire la pulpe.

4. Ajoutez-y vin et teintures, remuez. Conservez jusqu'à 3 mois dans une bouteille stérilisée, en verre teinté.

Dosage *10 ml, 2 fois par jour.*

Mise en garde

- *Évitez les préparations alcoolisées lors de la grossesse, buvez plutôt une infusion d'ortie chaque jour.*

Remèdes prêts à l'emploi

- En cas d'anémie, essayez les préparations riches en *Dang Gui* (connu comme tonique pour les femmes) qui nourrissent le sang. (Attention, le *Dang Gui* est déconseillé pendant la grossesse.)
- Le *Ginkgo biloba* figure dans de nombreuses préparations du commerce car il active la circulation. Il joue un grand rôle dans l'irrigation du cerveau et aide à lutter contre l'artériosclérose, facteur d'hypertension.
- Les comprimés de rutine activent la circulation sanguine.

MAUX DE TÊTE, MIGRAINES & NÉVRALGIES

LES MAUX DE TÊTE indiquent en général un déséquilibre de l'organisme. Ceux qui naissent derrière les yeux sont souvent liés à des troubles digestifs. Ceux qui se portent sur le visage, le long des pommettes ou au niveau des sourcils, révèlent souvent une sinusite. Ceux qui partent de la nuque pour irradier tout le crâne sont souvent liés aux tensions. Traitez plutôt la cause, quitte à modifier vos habitudes alimentaires ou vos comportements quotidiens.

MISE EN GARDE

- *Si les maux de tête sont chroniques ou durables, consultez votre médecin : ils peuvent être les symptômes de problèmes plus profonds.*

Céphalée due à la tension

Elle démarre au terme d'une journée de travail chargée ou lorsque le stress devient encore plus pesant. Si vous le pouvez, faites une petite pause pour vous dégourdir les jambes ou préparez une infusion relaxante et prenez le temps de la savourer.

INFUSION DE BÉTOINE

La bétoine était l'une des plantes les plus utilisées au Moyen Âge. Elle possède de puissantes propriétés analgésiques et relaxantes.

~ INGRÉDIENTS ~

30 g de bétoine (*Stachys betonica*) séchée
10 g de camomille (*Matricaria recutita*) séchée
10 g de scutellaire (*Scutellaria lateriflora*) séchée
eau

~ CONFECTION ~

1. Mélangez les plantes, conservez-les au sec dans un récipient hermétique.

2. Mettez 2 cuillerées à café de ce mélange dans une tisanière individuelle. Versez dessus de l'eau bouillante, laissez infuser de 5 à 10 mn et filtrez. Buvez chaud.

POSOLOGIE *1 tasse toutes les heures, tant que le mal de tête persiste.*

Traitements supplétifs

- Dès les premiers signes, déposez sur la langue 2 ou 3 gouttes de teinture (page 68) de bétoine ou de lavande. Répétez toutes les 20 ou 30 mn, tant que dure la céphalée.

Douleurs des sinus

Les sinus sont des cavités situées autour du nez, des yeux, des joues. Un catarrhe peut, en les bloquant, provoquer de violents maux de tête. La douleur se diffuse parfois jusque dans la mâchoire supérieure.

INHALATION À LA LAVANDE & AU PIN

L'inhalation est un bon traitement en cas de catarrhe. Ce mélange contient des huiles essentielles très efficaces qui diminuent l'inflammation et l'infection.

~ INGRÉDIENTS ~

10 gouttes d'huile essentielle de lavande (*Lavandula angustifolia*)
5 gouttes d'huile essentielle de pin (*Pinus sylvestris*)
5 gouttes d'huile essentielle d'eucalyptus (*Eucalyptus globulus*)
5 gouttes d'huile essentielle de thym (*Thymus vulgaris*)
eau

~ CONFECTION ~

1. Remplissez une cuvette d'eau bouillante, ajoutez-y les huiles essentielles.

2. Penchez-vous au-dessus du récipient, la tête recouverte d'une serviette et restez ainsi 10 mn. Renouvelez l'opération 2 ou 3 fois par jour.

Note : Après une inhalation, demeurez au moins 30 mn au chaud.

Traitements supplétifs

- Si la région des sinus n'est pas trop sensible, massez doucement le nez et les joues avec une pommade (page 76) au sureau. Lisez aussi, page 90, les conseils pour la sinusite.

Migraine

Elle se définit comme un violent mal de tête accompagné de troubles de la vision — points lumineux sur les bords du champ visuel, par exemple —, de picotements dans les membres supérieurs, et parfois de nausées ou de vomissements. Elle peut être due au stress, à une intolérance alimentaire ou à des troubles de la menstruation.

—*Teinture de tanaisie & de valériane*—

De récentes recherches ont établi l'action bénéfique de la tanaisie en cas de migraine. L'ingestion de feuilles fraîches (très amères) peut prévenir les crises.

~ Ingrédients ~

10 ml de teinture de tanaisie (*Tanacetum parthenium*)
10 ml de teinture de valériane (*Valeriana officinalis*)
5 ml de teinture de lavande (*Lavandula angustifolia*)

~ Confection ~

Pour préparer les teintures, voyez page 68. Versez-les dans un flacon muni d'un bouchon compte-gouttes, remuez bien.

Posologie *De 15 à 20 gouttes dans un peu d'eau chaude, toutes les 15 mn ou toutes les heures tant que la crise persiste.*

Mises en garde

- *Ne prenez pas de tanaisie si vous êtes sous anticoagulants.*
- *Arrêtez la prise de la teinture si celle-ci vous déclenche des aphtes.*

Traitements supplétifs

■ Dès les premiers signes de migraine, massez la nuque et les tempes avec un mélange d'huile essentielle de lavande (20 gouttes) et d'huile d'amande douce (10 ml).
■ Une compresse froide (page 71) soulage parfois la douleur. Si tel est le cas, une tisane de lavande devrait également agir. Pour les autres types de migraines, une serviette chaude sur le front sera bénéfique ainsi qu'une infusion (page 64) de romarin.

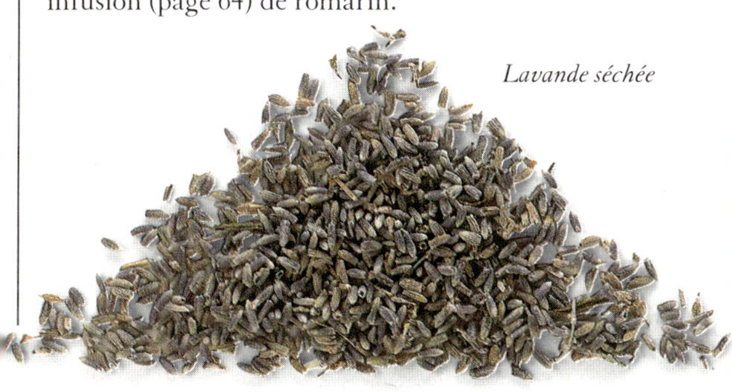

Lavande séchée

Névralgie

L'inflammation des nerfs de la face est souvent provoquée par les refroidissements et les courants d'air, et affecte en priorité les sujets très fatigués et affaiblis. La douleur, prononcée, est localisée sur le trajet du nerf touché ; à cet endroit, la peau, extrêmement sensible, réagit au moindre contact.

— *Tisane de millepertuis & de lavande* —

Le millepertuis réduit l'inflammation et fortifie le système nerveux. La lavande, apaisante, est très utile en cas de troubles nerveux.

~ Ingrédients ~

15 g de millepertuis (*Hypericum perforatum*) séché
10 g de fleurs de lavande (*Lavandula angustifolia*) séchées
500 ml d'eau

~ Confection ~

1. Mélangez les plantes dans une théière.
2. Versez dessus l'eau frémissante, laissez infuser 10 mn et filtrez. Conservez le surplus jusqu'à 48 heures dans un récipient hermétique au frais.

Posologie *Buvez doucement 1 grand bol d'infusion bien chaude. Réchauffez l'infusion à chaque nouvelle prise, tant que la crise persiste.*

Mise en garde

- *Consultez immédiatement un professionnel si la région affectée est chaude ou très enflammée — ce qui peut indiquer une infection aiguë — ou si la douleur s'accompagne d'une raideur.*

Traitements supplétifs

■ Appliquez par touches très douces un mélange d'huile essentielle de citron (5 gouttes) et d'huile d'amande douce (10 ml).
■ Une compresse chaude (page 71) trempée dans une infusion de verveine et de millepertuis peut apporter un soulagement.

Remèdes prêts à l'emploi

■ Pour les céphalées dues à des tensions, achetez des gélules ou des comprimés à base de plantes relaxantes : camomille, cornouiller de Jamaïque, mélisse, pavot de Californie, scutellaire, tilleul, valériane.
■ Il existe des gélules et comprimés de tanaisie pour la migraine. Choisissez ceux qui contiennent un taux élevé de parthénolide, une substance très active.

MENTAL & ÉMOTIONS

LE STRESS est un phénomène normal : le corps humain est conçu pour combattre des montées régulières de tension en produisant de l'adrénaline. Les problèmes surviennent lorsqu'elles sont soutenues trop longtemps. L'organisme, en état perpétuel d'alerte, réagit en développant différents symptômes : grande fatigue, incapacité à se détendre... Il faut alors s'attaquer aux causes mêmes, car à long terme un stress continu peut entraîner des pathologies psychiques — telles que dépressions, crises d'angoisse — et, ultérieurement, fonctionnelles — troubles digestifs, maux de tête, inappétence sexuelle.

État de stress

Si les scientifiques s'accordent à reconnaître au stress, à faible dose, un effet salutaire, un état de stress permanent est cependant nocif : il faut savoir se ménager des pauses. Prendre une infusion à petites gorgées est un bon moyen d'apprendre à se relaxer.

— *INFUSION DE BÉTOINE & DE TILLEUL* —

La bétoine est traditionnellement prescrite aux personnes craintives ; c'est aussi un reconstituant efficace. Le tilleul, souvent utilisé en cas de troubles cardiaques, peut prévenir les effets du stress.

~ INGRÉDIENTS ~

20 g de bétoine (*Stachys betonica*) séchée
10 g de fleurs de tilleul (*Tilia europaea*) séchées
10 g de fleurs de camomille (*Matricaria recutita*) séchées
10 g de *gotu kola* (*Centella asiatica*) séché
eau

~ CONFECTION ~

1. Mélangez les plantes, mettez-les dans un récipient hermétique.

2. Mettez 2 cuillerées à café dans une tisanière individuelle, versez dessus de l'eau frémissante. Laissez infuser 10 mn, filtrez.

POSOLOGIE *1 tasse, 3 ou 4 fois par jour selon les besoins.*

Traitements supplétifs

- Prenez 2 ou 3 comprimés par jour de ginseng de Sibérie, plusieurs semaines avant une période difficile.
- Ajoutez 5 gouttes d'huile essentielle de basilic, de lavande ou de santal à l'eau d'un bain du soir.

Anxiété & tension

Irritabilité, crises de larmes, céphalées, insomnies révèlent souvent une anxiété profonde. Il est alors essentiel de déterminer l'origine du problème et d'apprendre à se relaxer. Chaque jour, prenez le temps d'inspirer profondément pendant 10 mn, faites des visualisations ou méditez dans un endroit paisible.

– *MÉLANGE DE SCUTELLAIRE & DE PASSIFLORE* –

Les plantes aux vertus apaisantes favorisent la relaxation et la réduction des tensions. La scutellaire a un effet reconstituant, la passiflore une action sédative.

~ INGRÉDIENTS ~

50 ml de teinture de scutellaire (*Scutellaria lateriflora*)
25 ml de teinture de passiflore (*Passiflora incarnata*)
15 ml de teinture de mélisse (*Melissa officinalis*)
10 ml de teinture d'anémone (*Anemone vulgaris*)

~ CONFECTION ~

Pour préparer les teintures, voyez page 68. Mettez-les dans une bouteille (100 ml) stérilisée, en verre teinté. Remuez.

POSOLOGIE *5 ml dans un peu d'eau chaude, jusqu'à 5 fois par jour.*

Traitements supplétifs

- Si vous avez des crises d'angoisse, massez les tempes avec 5 gouttes d'huile essentielle de rose ou de néroli diluées dans 1 cuillerée à soupe d'huile d'amande douce.
- Les élixirs floraux de Bach sont efficaces en cas de tensions émotionnelles ; essayez le marronnier rouge (problèmes relationnels), l'orme rouge (manque de confiance en soi), la verveine (stress). Dans un flacon, mettez 4 gouttes et 10 ml d'eau et déposez sur la langue 1 ou 2 gouttes à intervalles rapprochés.

Dépression

Chacun est amené au cours de son existence à connaître des hauts et des bas, mais lorsqu'il y a dépression, le soutien d'un professionnel est indispensable pour aider la personne à s'en sortir. Les symptômes les plus flagrants sont le manque de concentration, la fuite des autres, le repli sur soi, la constipation.

— *Mélange de mélisse & d'avoine* —

L'avoine, bon antidépresseur et reconstituant du système nerveux, s'accorde parfaitement avec la verveine. La mélisse relaxe le système nerveux central ; quant au millepertuis, son action comme antidépresseur justifie son emploi courant en Europe.

~ Ingrédients ~

30 ml de teinture d'avoine (*Avena sativa*)
25 ml de teinture de millepertuis (*Hypericum perforatum*)
25 ml de teinture de verveine (*Verbena officinalis*)
15 ml de teinture de mélisse (*Melissa officinalis*)
5 ml de teinture de réglisse (*Glycyrrhiza glabra*)

~ Confection ~

Pour préparer les teintures, voyez page 68. Versez-les dans une bouteille (100 ml) stérilisée, en verre teinté. Remuez.

Posologie *De 5 à 10 ml dans un peu d'eau chaude, 3 fois par jour avant le repas.*

Traitements supplétifs

- Buvez des tisanes de bétoine et de basilic. Mélangez ces deux plantes (à quantités égales), conservez-les dans un récipient hermétique. Préparez une infusion (page 64) avec 1 ou 2 cuillerées à café du mélange diluées dans 1 tasse d'eau.
- Recourez au genêt épineux, à la moutarde ou à la gentiane en élixirs floraux de Bach. Versez-en 4 gouttes dans un flacon (10 ml) d'eau, déposez sur la langue 1 ou 2 gouttes à intervalles rapprochés.
- Ajoutez à l'eau d'un bain 5 gouttes d'huile essentielle de basilic ou de santal (le basilic est déconseillé pendant la grossesse).

Insomnies

L'insomnie peut avoir des origines multiples : surexcitation, soucis, problèmes de santé… Cherchez avant tout à identifier la cause ainsi que ses caractéristiques : l'insomnie survient-elle le soir, après une journée où l'esprit a été très sollicité, ou au contraire le matin, en raison d'un sommeil trop léger ? Dans tous les cas, un bain du soir relaxant a des effets bénéfiques.

— *Tisane de pavot & de passiflore* —

Le pavot de Californie est un vieux remède soporifique, connu déjà des Indigènes d'Amérique comme sédatif. De même que toutes les papavéracées, il contient des alcaloïdes puissants, nettement moindres cependant que ceux des autres pavots. C'est en fait un remède apaisant et inoffensif, même chez l'enfant.

~ Ingrédients ~

20 g de pavot de Californie (*Eschscholzia californica*) séché
15 g de passiflore (*Passiflora incarnata*) séchée
10 g de bétoine (*Stachys betonica*) séchée
5 g de fleurs de lavande (*Lavandula angustifolia*) séchées
eau

~ Confection ~

1. Mélangez les plantes, conservez-les dans un récipient hermétique.

2. Mettez 2 cuillerées à café dans une tisanière individuelle, versez dessus de l'eau frémissante. Laissez infuser 10 mn et filtrez.

Posologie *1 tasse, 30 mn environ avant le coucher.*

Traitements supplétifs

- Ajoutez à l'eau d'un bain du soir 5 gouttes d'huile essentielle de lavande ou 500 ml d'infusion (page 64) de camomille.
- Si les insomnies sont dues à une surexcitation, prenez 2 ml de teinture de primevère (page 68) dans un peu d'eau chaude avant le coucher.

Remèdes prêts à l'emploi

- Procurez-vous des remèdes à base de plantes relaxantes : anémone, camomille, cornouiller de Jamaïque, houblon, passiflore, scutellaire, verveine.
- La valériane en comprimés (dans les magasins de produits diététiques) calme l'anxiété et favorise le sommeil.
- Des infusions contenant de la camomille, du tilleul ou de la verveine complètent efficacement tout autre approche thérapeutique. Substituez-les au café ou au thé.
- Un certain nombre de problèmes d'ordre émotionnel peuvent être résorbés par des élixirs floraux de Bach.

MUSCLES, OS & JOINTURES

LES PLANTES MÉDICINALES peuvent soulager efficacement les douleurs musculaires ou articulaires. Les élancements lancinants, comme ceux que provoque l'arthrite, sont souvent améliorés par la diététique, tandis que les plantes dépuratives créent les conditions favorables pour accélérer l'élimination des toxines de l'organisme.

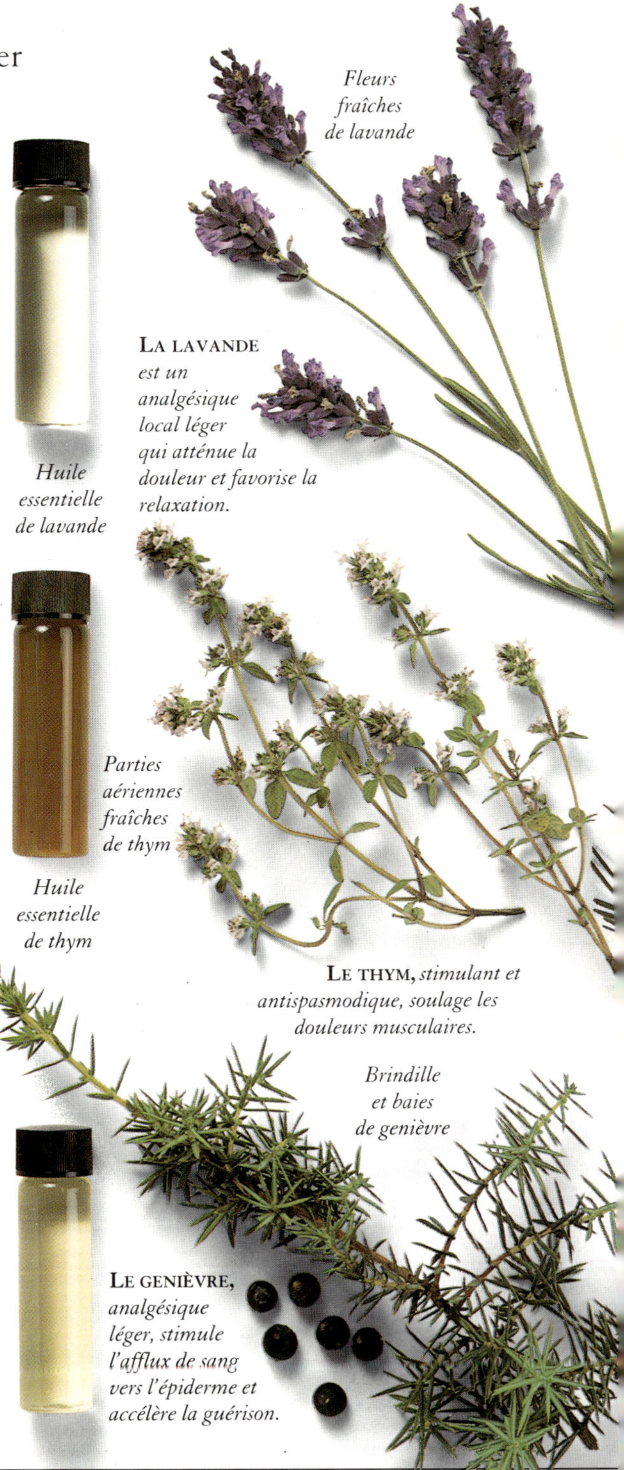
Fleurs fraîches de lavande
LA LAVANDE *est un analgésique local léger qui atténue la douleur et favorise la relaxation.*
Huile essentielle de lavande
Parties aériennes fraîches de thym
Huile essentielle de thym
LE THYM, *stimulant et antispasmodique, soulage les douleurs musculaires.*
Brindille et baies de genièvre
LE GENIÈVRE, *analgésique léger, stimule l'afflux de sang vers l'épiderme et accélère la guérison.*

Mal de dos & sciatique

Le mal de dos est en Occident l'un des premiers motifs de consultation médicale. Si les massages atténuent les douleurs musculaires, les dommages mécaniques qui touchent les disques vertébraux et coincent les nerfs — dans le cas d'une sciatique, par exemple — sont souvent soulagés par l'ostéopathie ou la chiropraxie.

— *EMBROCATION AU THYM & À LA LAVANDE* —

L'huile essentielle de lavande est un analgésique léger qui calme de nombreux maux de dos ; le thym, antispasmodique, relaxe les muscles tendus à l'excès. Ici, ils sont associés à des huiles réchauffantes.

~ INGRÉDIENTS ~

10 gouttes d'huile essentielle de lavande (*Lavandula angustifolia*)
10 gouttes d'huile essentielle de thym (*Thymus vulgaris*)
5 gouttes d'huile essentielle de genièvre (*Juniperus communis*)
10 gouttes d'huile essentielle d'eucalyptus (*Eucalyptus globulus*)
5 gouttes d'huile essentielle de pin (*Pinus sylvestris*)
18 ml d'huile de millepertuis (*Hypericum perforatum*)

~ CONFECTION ~

Utilisez des huiles essentielles de qualité (page 83). Pour préparer l'huile de millepertuis, voyez page 73. Versez toutes les huiles dans une bouteille (100 ml) stérilisée, en verre teinté, bouchez et remuez bien.

APPLICATION *Versez dans le creux de la main 1 cuillerée à café du mélange, répartissez bien sur les paumes, et massez très doucement les zones sensibles, 2 fois par jour.*

Huile essentielle de genièvre

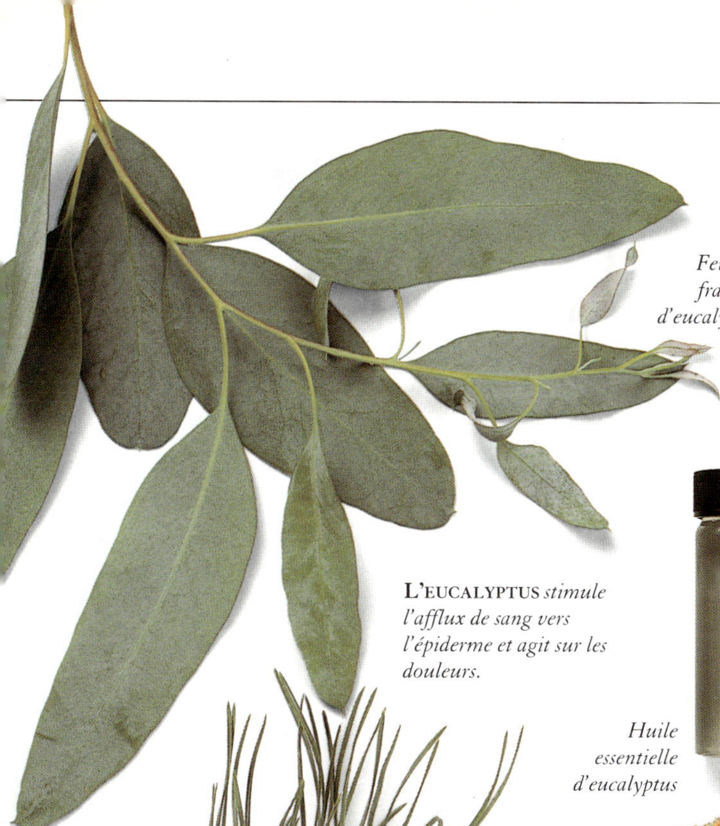

Feuilles fraîches d'eucalyptus

L'EUCALYPTUS *stimule l'afflux de sang vers l'épiderme et agit sur les douleurs.*

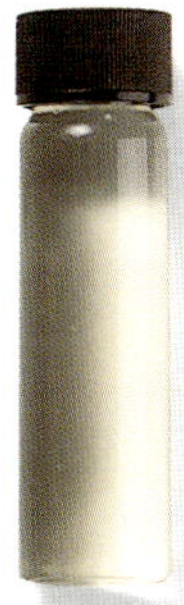

Huile essentielle d'eucalyptus

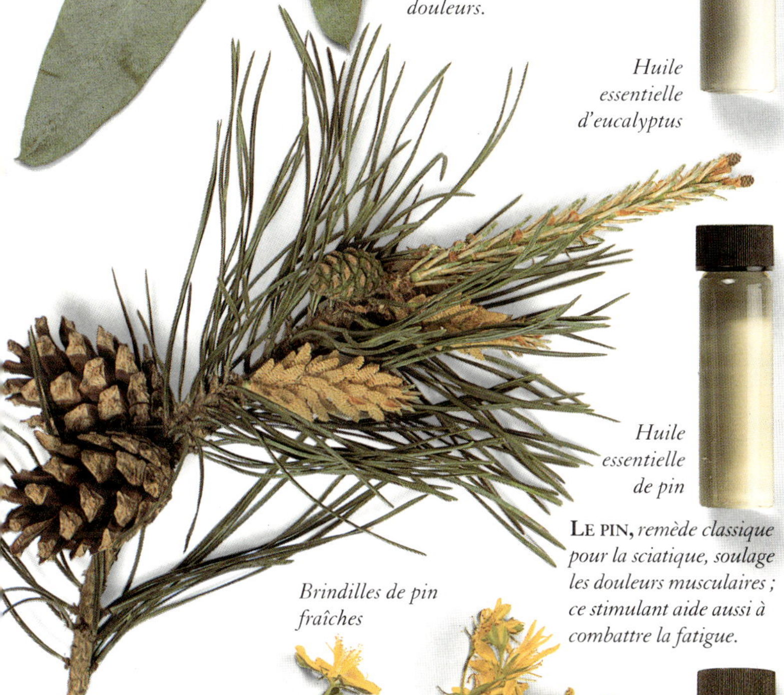

Brindilles de pin fraîches

Huile essentielle de pin

LE PIN, *remède classique pour la sciatique, soulage les douleurs musculaires ; ce stimulant aide aussi à combattre la fatigue.*

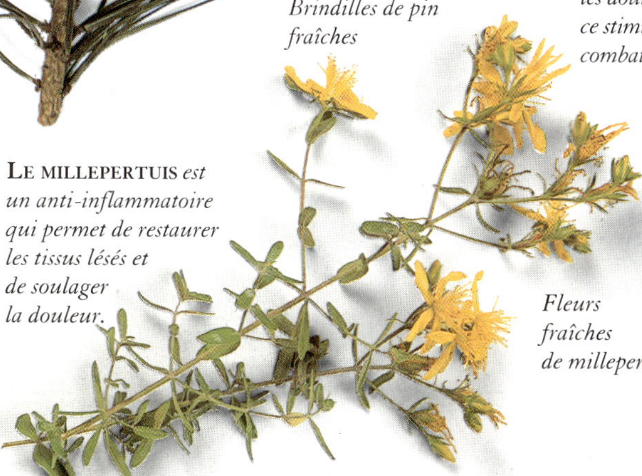

LE MILLEPERTUIS *est un anti-inflammatoire qui permet de restaurer les tissus lésés et de soulager la douleur.*

Fleurs fraîches de millepertuis

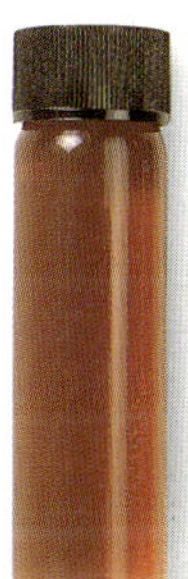

Huile de millepertuis

TRAITEMENTS SUPPLÉTIFS

- Le mal de dos peut être soulagé par une compresse (page 71) trempée dans une teinture (page 68) de viorne obier (15 ml) et de cannelle (5 ml) diluée dans 100 ml d'eau chaude.
- Sirotez 3 fois par jour un mélange de teintures de millepertuis, de viorne obier et d'écorce de saule (2 ml de chaque) diluées dans de l'eau chaude.
- En cas de problème chronique, buvez une infusion (page 64) de millepertuis et de valériane.
- Consultez un médecin si la souffrance résulte d'une blessure accidentelle. Pour les chocs et les traumatismes, prenez toutes les heures pendant 12 heures 3 granules d'arnica 5 CH.

MISES EN GARDE

- *Un massage est tout à fait inadapté en cas d'inflammation ou de blessure. Si vous avez le moindre doute, n'hésitez pas à consulter un spécialiste.*
- *Les régions sensibles doivent toujours faire l'objet d'un massage en douceur.*
- *Si une douleur apparue subitement ne disparaît pas au bout de quelques jours, consultez un professionnel.*

L'EMBROCATION AU THYM & À LA LAVANDE décontracte les muscles trop tendus et apaise les douleurs ; elle est parfaite en cas de mal de dos. Elle peut se garder jusqu'à 3 mois dans une bouteille en verre teinté.

Embrocation au thym & à la lavande

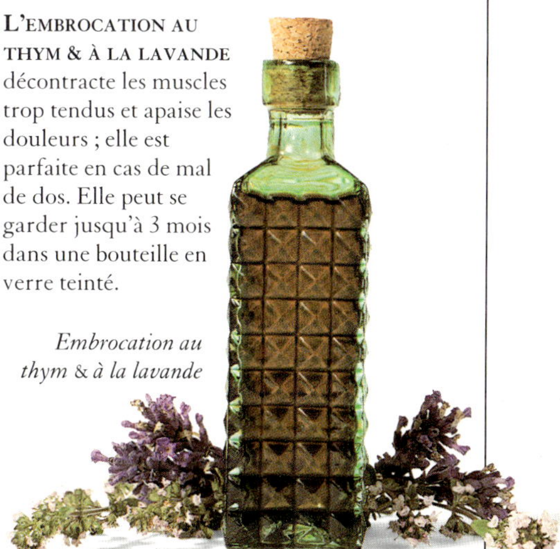

Rhumatismes

Les rhumatismes musculaires (myalgie), connus sous le terme de lumbago, deviennent des affections courantes avec l'âge. Ces phénomènes inflammatoires atteignent les tissus conjonctifs et les tendons liés aux muscles des membres supérieurs ou inférieurs. Les embrocations peuvent soulager momentanément la gêne occasionnée.

– Tisane de ményanthe & de reine-des-prés –

Le ményanthe ou trèfle d'eau est une plante qui se développe dans les marais et les étangs. La reine-des-prés se complaît, elle aussi, dans les fossés et les haies humides. Toutes deux sont des anti-inflammatoires et des stimulants de la digestion : elles débarrassent donc l'organisme des toxines dont le rôle n'est pas négligeable dans les affections des muscles et des articulations. La réglisse masque leur amertume.

~ Ingrédients ~

15 g de feuilles de ményanthe (*Menyanthes trifoliata*) séchées
10 g de reine-des-prés (*Filipendula ulmaria*) séchée
5 g d'achillée (*Achillea millefolium*) séchée
5 ml d'extrait fluide de réglisse (*Glycyrrhiza glabra*)
500 ml d'eau

~ Confection ~

1 Mélangez les plantes dans une théière, versez dessus 500 ml d'eau frémissante. Laissez infuser 10 mn et filtrez.

2 Ajoutez l'extrait de réglisse, remuez bien. Conservez au frais dans un récipient hermétique.

Posologie *1 verre à vin, 3 fois par jour (ne réchauffez que la quantité à prendre).*

Traitements supplétifs

- Frictionnez chaque jour les zones sensibles avec un mélange d'essences de genièvre, de lavande, de marjolaine et de thym (10 gouttes de chaque) et d'huile d'amande douce (20 ml).
- Si la douleur vous empêche de dormir, prenez de la teinture (page 68) de laitue vireuse et de passiflore (5 ml de chaque) diluée dans un peu d'eau chaude, avant le coucher.
- Faites un mélange de teintures (page 68) d'arnica (10 ml), de viorne obier (20 ml) et de racine d'angélique (20 ml) diluées dans 150 ml d'eau chaude. Trempez-y une compresse et appliquez sur la région sensible. Réchauffez le mélange à chaque nouvelle application de compresse.

Mise en garde : n'appliquez jamais d'arnica sur une plaie.

Crampes

Leurs origines sont multiples : mauvaise circulation du sang et varices, stress, grande fatigue, carence en minéraux. Elles se manifestent souvent pendant la grossesse. Les crampes soudaines par temps chaud peuvent être le signe d'un manque en sel.

Embrocation au viburnum & à la lavande

Le viburnum, également appelée boule-de-neige, est connu pour ses propriétés relaxantes.

~ Ingrédients ~

25 ml de teinture de viburnum (*Viburnum opulus*)
2 ml d'hûile essentielle de lavande (*Lavandula angustifolia*)
2 ml d'huile essentielle de marjolaine (*Origanum vulgare*)
20 ml d'huile d'amande douce

~ Confection ~

Pour préparer la teinture, voyez page 68. Versez tous les ingrédients dans un flacon (50 ml) stérilisé, en verre teinté.

Application *Appliquez un peu du mélange sur la région endolorie, massez vigoureusement. Répétez aussi souvent que nécessaire en agitant bien le flacon à chaque fois.*

Épaule gelée & tennis elbow

L'épaule gelée se caractérise par une raideur chronique de l'articulation ; le tennis elbow est une tendinite du coude.

Embrocation à l'achillée & au millepertuis

Ces deux plantes sont des anti-inflammatoires et contribuent à dissiper les tensions musculaires.

~ Ingrédients ~

2,5 ml d'huile essentielle d'achillée (*Achillea millefolium*)
2,5 ml d'huile essentielle de lavande (*Lavandula angustifolia*)
20 ml d'huile de millepertuis (*Hypericum perforatum*)

~ Confection ~

Pour préparer l'huile de millepertuis, voyez page 73. Versez tous les ingrédients dans un flacon (25 ml) stérilisé, en verre teinté. Agitez.

Application *Versez un peu du mélange sur les doigts, massez bien la zone endolorie. Répétez 3 ou 4 fois par jour.*

Goutte

Provoquée par le dépôt d'urates (sels d'acide urique) dans les tissus, elle se manifeste par des douleurs et enflures des articulations. La goutte est favorisée par une alimentation trop riche et un excès d'alcool, de fruits de mer et de poissons gras.

—— Tisane de céleri & de bruyère ——

Le traitement de la goutte passe par des diurétiques qui permettent de débarrasser l'organisme de l'acide urique. Les graines de céleri, la fleur de bruyère et l'achillée favorisent les sécrétions urinaires et sont donc efficaces.

~ Ingrédients ~

50 g de graines de céleri (*Apium graveolens*) séchées
15 g de fleurs de bruyère (*Calluna vulgaris*) séchées
15 g d'achillée millefeuille (*Achillea millefolium*) séchée
250 ml d'eau

~ Confection ~

1 Mélangez les plantes, mettez-les dans un récipient hermétique.

2 Versez 2 cuillerées à café dans une théière, versez dessus l'eau frémissante. Laissez infuser 10 mn et filtrez.

Posologie *Buvez tout de suite la moitié de la tisane ; vous boirez le reste réchauffé, plus tard dans la journée. Faites une infusion chaque jour.*

Traitements supplétifs

- Si le malade peut le supporter, appliquez doucement un cataplasme (page 71) de chou écrasé localement.
- Mangez en abondance des asperges, fort diurétiques.
- Prenez 2 gélules de griffe-du-diable de 200 mg, 3 ou 4 fois par jour.

Arthrose

L'arthrose, qui n'affecte généralement qu'une ou deux articulations, peut être due à l'usure ou être d'origine inflammatoire, génératrice de douleur et d'enflure des articulations. Dans le cas de la polyarthrite rhumatoïde, ce sont plusieurs articulations qui sont enflammées. Ce dernier cas exige un traitement complexe et prolongé par un spécialiste ; l'arthrose, en revanche, peut être soignée par des remèdes phytothérapiques.

— Mélange de millepertuis & de céleri —

Cette association de teintures a un effet dépuratif, stimule la circulation et la digestion, et réduit les inflammations.

~ Ingrédients ~

20 ml de teinture de millepertuis (*Hypericum perforatum*)
20 ml de teinture de graines de céleri (*Apium graveolens*)
15 ml de teinture de ményanthe (*Menyanthes trifoliata*)
15 ml de teinture de racine d'angélique (*Angelica archangelica*)
15 ml de teinture de patience crépue (*Rumex crispus*)
10 ml de *Gui Zhi* (brins de cannelle — *Cinnamomum cassia*)
5 ml de teinture de réglisse (*Glycyrrhiza glabra*)

~ Confection ~

Pour préparer les teintures, voyez page 68. Versez tous les ingrédients dans un flacon stérilisé, en verre teinté. Agitez.

Posologie *5 ml dans un peu d'eau chaude, 3 fois par jour.*

Traitements supplétifs

- Faites une infusion (page 64) d'eupatoire et d'achillée (à quantités égales). Prenez-en 3 fois par jour pour favoriser la sudation et accélérer l'élimination des toxines.
- Préparez une embrocation en mélangeant des huiles essentielles de romarin et de genièvre (5 ml de chaque) à 50 ml d'huile macérée (page 72) de grande consoude.

Remèdes prêts à l'emploi

- On trouve dans le commerce de nombreuses embrocations pour les muscles, os et articulations. Choisissez celles qui intègrent les plantes suivantes : bouleau, cajeput, camphre (huiles essentielles et extraits), eucalyptus, genièvre, lavande, menthe poivrée, pin sylvestre, romarin, thym, wintergreen.
- La griffe-du-diable est un anti-inflammatoire puissant, très répandu depuis quelque temps, mais efficace ou non, selon les sujets. Suivez une cure d'au moins 6 semaines en respectant le mode d'emploi.
- Achetez les remèdes à base des plantes suivantes : achillée, angélique, bardane, céleri (semences), cimicaire, ellébore blanc, gaïac (résine), ményanthe, ortie, pensée crépue, reine-des-prés, saule blanc. Ces plantes sont dépuratives, anti-inflammatoires et des stimulants doux de la digestion.

PROBLÈMES MASCULINS

DANS LA MÉDECINE traditionnelle chinoise, l'énergie sexuelle masculine se trouve associée aux reins, et des toniques rénaux sont souvent administrés pour accroître la fertilité et la virilité. En Occident, les problèmes de prostate sont les plus courants chez l'homme et se traitent généralement par la chirurgie et la thérapie hormonale. Si les plantes ne peuvent remplacer ces médications à long terme, elles peuvent cependant soigner les indispositions engendrées par des affections passagères ou chroniques.

Trouble de la prostate

La prostate est une glande située en dessous de la vessie. Elle est sujette à inflammation et infection (prostatite) — notamment chez les hommes d'un certain âge —, entraînant alors des problèmes de miction.

– MÉLANGE AU PALMIER-SCIE & AU GINSENG –

Le palmier-scie est depuis longtemps utilisé comme tonique sexuel ; son action a récemment été prouvée en cas de problèmes de prostate (inflammation, élargissement). Ce mélange convient dans les deux cas.

~ INGRÉDIENTS ~

40 ml de teinture de palmier-scie (*Serenoa repens*)
35 ml de teinture de ginseng de Sibérie (*Eleutherococcus senticosus*)
25 ml de teinture d'échinacea (*Echinacea angustifolia*)

~ CONFECTION ~

Pour préparer les teintures, voyez page 68. Mélangez les teintures dans une bouteille (100 ml) en verre teinté, bouchez et agitez bien.

POSOLOGIE *5 ml dans 1/2 verre d'eau chaude, 3 fois par jour. 10 ml en cas de prostatite aiguë.*

MISES EN GARDE

- *Un examen médical de la prostate est impératif afin de déceler un éventuel début de cancer.*
- *N'arrêtez pas, dans le cas de problèmes de prostate, un traitement de longue durée sans l'avis d'un spécialiste.*

Traitements supplétifs

■ Pour réduire le volume de la prostate, prenez une infusion (page 64) diurétique d'ortie, de styles de maïs et de pariétaire séchés (10 g de chaque).
■ Prenez 500 mg d'huile d'onagre par jour.

Urétrite

Des infections urinaires peuvent provoquer une inflammation de l'urètre se traduisant par des mictions douloureuses et des écoulements. L'avis d'un spécialiste s'impose, surtout si les symptômes sont aigus. L'urétrite peut être associée à une maladie sexuellement transmissible, ce qui impliquera un traitement particulier. Voici quelques remèdes et conseils pour apaiser les symptômes.

— TISANE DE BUCHU & DE CHIENDENT —

Le buchu est un arbrisseau d'Afrique du Sud, aux propriétés diurétiques et antiseptiques, qui stimule les reins en douceur ; les rhizomes de chiendent fournissent un mucilage qui soigne et apaise la zone affectée.

~ INGRÉDIENTS ~

50 g de feuilles de buchu (*Barosma betulina*) séchées
30 g de rhizomes de chiendent (*Agropyron repens*) séchés
20 g de styles de maïs (*Zea mays*) séchés
eau

~ CONFECTION ~

1. Mélangez les plantes, gardez-les à l'abri de l'air et de la lumière.

2. Mettez 2 cuillerées à café du mélange dans une tisanière individuelle, versez dessus de l'eau frémissante. Laissez infuser 10 mn et filtrez.

POSOLOGIE *Jusqu'à 6 tasses par jour, en phase aiguë.*

Traitements supplétifs

■ Buvez abondamment de l'eau additionnée, à chaque verre, de 1 pincée de bicarbonate de soude. La tisane d'orge peut également constituer un breuvage adoucissant.
■ Prenez 2 gélules de 200 mg d'échinacea, 3 fois par jour.

Stérilité

La stérilité chez l'homme est souvent due à une production insuffisante de spermatozoïdes. Des recherches effectuées récemment par des Danois tendraient à conclure que les aliments modernes dénaturés et le taux élevé de pesticides l'aggraverait. Mangez «bio», stoppez l'alcool, le café, le thé et le tabac, et ne portez pas des pantalons trop serrés.

—Vin au He Shou Wu & à la cannelle—

Les Chinois utilisent depuis des générations le He Shou Wu, *ou muguet multiflore, pour renforcer la fertilité et augmenter la qualité du sperme. Grâce à lui, dit-on, les sages taoïstes vivaient des siècles.*

~ Ingrédients ~

250 g de *He Shou Wu* (*Polygonum multiflorum*) séché
150 g d'écorce de cannelle (*Cinnamomum zeylanicum*) séchée
100 g de racine de réglisse (*Glycyrrhiza glabra*) séchée
1 à 2 litres de vin rouge

~ Confection ~

1. Mettez toutes les plantes dans un vinaigrier ou tout autre récipient en terre.
2. Versez dessus le vin de façon à remplir le vinaigrier et à noyer complètement les plantes.
3. Laissez macérer de 10 à 14 jours.

Posologie *1 verre à porto chaque jour ; rajoutez du vin à chaque prélèvement, de manière à conserver un niveau constant.*
Note : Ce mélange se conserve plusieurs mois si vous prenez soin de remplir à chaque fois le vinaigrier. Si les plantes pourrissent, jetez-le.

Traitements supplétifs

- Prenez 2 ou 3 gélules d'extrait huileux d'ail et 500 mg de ginseng en gélules par jour.
- Veillez à un apport correct en vitamines B et E, faites une cure de zinc en consommant des graines de potiron.
- Si vous êtes stressé de surcroît, buvez des infusions (page 64) de camomille, de scutellaire, de tilleul ou de verveine.

Impuissance

Une inappétence sexuelle et des difficultés à avoir une érection peuvent être dues au stress, à une grande fatigue ou à un abus d'alcool. Depuis des siècles, la médecine traditionnelle, tant ayurvédique que chinoise, accorde une large place aux plantes aphrodisiaques comme le *Wu Wei Zi* (baies de schizandra) ou l'*ashwagandha* (racines de withania), qui entrent aussi dans la composition de certains produits du commerce.

— Tisane de damiana & de cannelle —

La damiana est traditionnellement utilisée en Amérique du Sud comme aphrodisiaque ; son nom botanique était autrefois Turnera aphrodisiaca. *Le schizandra a la réputation, en Chine, d'être un tonique sexuel pour les hommes comme pour les femmes.*

~ Ingrédients ~

10 g de racine de cannelle (*Cinnamomum zeylanicum*) séchée
10 g de *Wu Wei Zi* (baies de schizandra séchées — *Schisandra chinensis*)
15 g de feuilles de damiana (*Turnera diffusa*) séchées

~ Confection ~

1. Mélangez l'eau, la cannelle et le *Wu Wei Zu* dans une casserole, portez à ébullition et laissez 15 mn sur feu doux.
2. Mettez la damiana dans une théière, versez dessus la décoction encore brûlante.
3. Laissez infuser 10 mn et filtrez. Conservez au frais dans un récipient hermétique.

Posologie *1 verre à vin, 3 fois par jour avant le repas.*

Traitements supplétifs

- Avant tout rapport sexuel, massez le corps avec des huiles essentielles aphrodisiaques : ilang-ilang, jasmin, patchouli, rose, santal. Mélangez 5 gouttes d'une de ces huiles essentielles avec 5 ml d'huile d'amande douce.

Remèdes prêts à l'emploi

- Il existe de nombreux produits à base de plantes aphrodisiaques, mais choisissez ceux qui contiennent les plantes suivantes : *Bu Gu Zhi* (baies de psoralea), damiana, *Dang Gui* (angélique chinoise), ginseng, *He Shou Wu* (racine de muguet multiflore), palmier-scie.
- Très souvent, les mélanges de diurétiques ou d'antiseptiques urinaires sont vendus en sachets. Prenez de préférence ceux qui comprennent achillée, busserole, buchu, graines de céleri, chiendent, gaillet, maïs ou pissenlit. Évitez l'usage prolongé de diurétiques contenant du genièvre.

PROBLÈMES FÉMININS

LES PLANTES MÉDICINALES permettent de traiter de nombreuses maladies de la femme. Elles améliorent la fertilité, régulent la menstruation et facilitent l'accouchement. La médecine occidentale explique ces problèmes féminins par un déséquilibre hormonal, mais la médecine chinoise y voit un déséquilibre énergétique des organes associés à l'appareil génital : elle traite donc les troubles de la menstruation avec des toniques hépatiques et les symptômes de la ménopause avec des remèdes des reins.

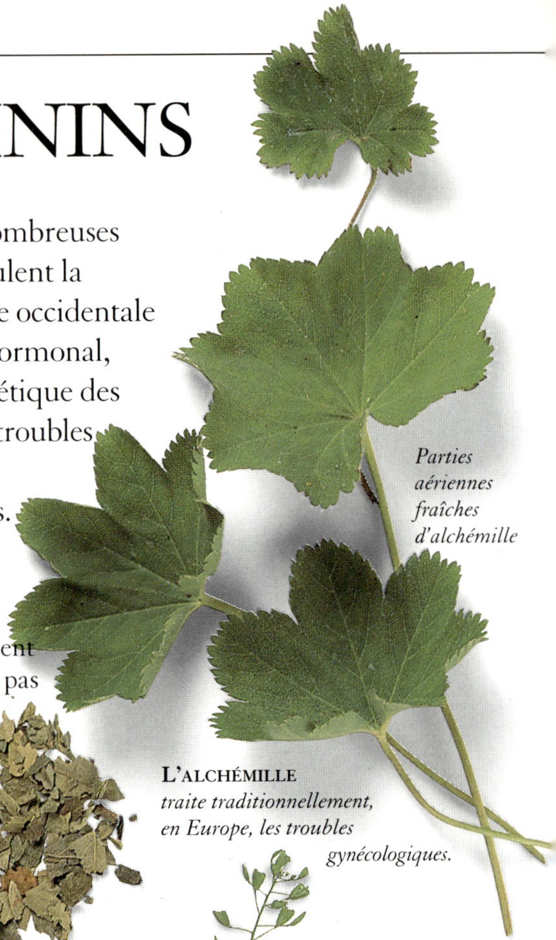

Parties aériennes fraîches d'alchémille

L'ALCHÉMILLE *traite traditionnellement, en Europe, les troubles gynécologiques.*

Règles abondantes

Les règles abondantes sont relativement fréquentes et nécessitent un examen gynécologique afin de vérifier qu'elles ne relèvent pas de problèmes plus sérieux (fibrome…). Comme elles provoquent souvent une anémie, il est indispensable de consommer des aliments riches en fer.

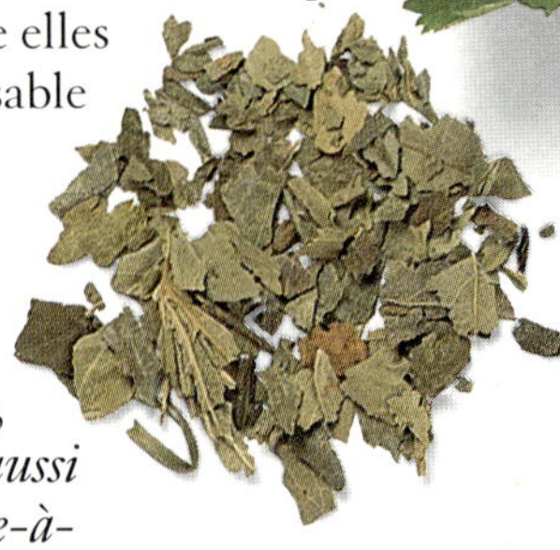

Parties aériennes séchées d'alchémille

TISANE D'ALCHÉMILLE & DE BOURSE-À-PASTEUR

Comme les autres plantes de la famille des roses, l'alchémille est un astringent efficace qui peut aussi réguler les déséquilibres menstruels. La bourse-à-pasteur contribue à réduire l'écoulement sanguin.

~ INGRÉDIENTS ~

20 g d'alchémille (*Alchemilla vulgaris*) séchée
10 g de bourse-à-pasteur (*Capsella bursa-pastoris*) séchée
10 g de feuilles de framboisier (*Rubus idaeus*) séchées
5 g de pétales de souci (*Calendula officinalis*) séchés
5 g de feuilles d'armoise (*Artemisia vulgaris*) séchées
500 ml d'eau

~ CONFECTION ~

1. Mélangez les herbes, conservez-en la moitié pour le lendemain dans un récipient hermétique. Mettez le reste dans une théière.

2. Versez dessus l'eau frémissante.

3. Laissez infuser 10 mn et filtrez. Conservez le surplus au frais dans un récipient hermétique.

POSOLOGIE *Cette tisane peut se prendre chaque jour pendant plusieurs mois, à titre préventif. Buvez 3 tasses par jour.*

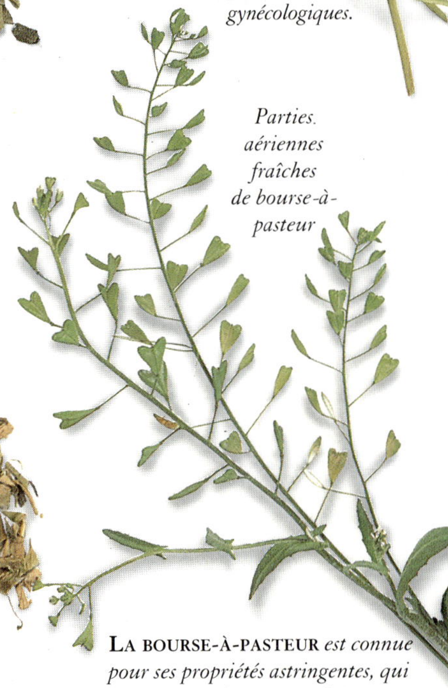

Parties aériennes fraîches de bourse-à-pasteur

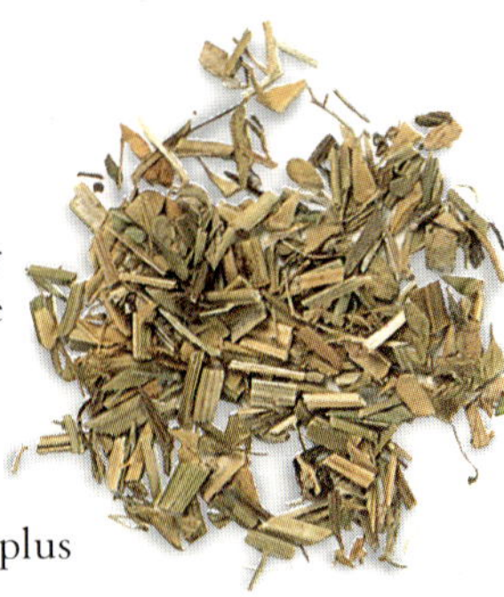

Parties aériennes séchées de bourse-à-pasteur

LA BOURSE-À-PASTEUR *est connue pour ses propriétés astringentes, qui en font une plante très prisée en Orient et en Occident.*

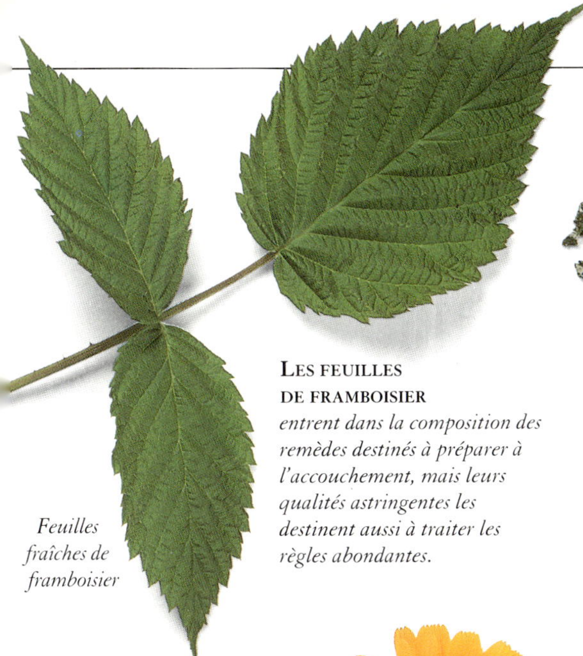

Feuilles fraîches de framboisier

LES FEUILLES DE FRAMBOISIER *entrent dans la composition des remèdes destinés à préparer à l'accouchement, mais leurs qualités astringentes les destinent aussi à traiter les règles abondantes.*

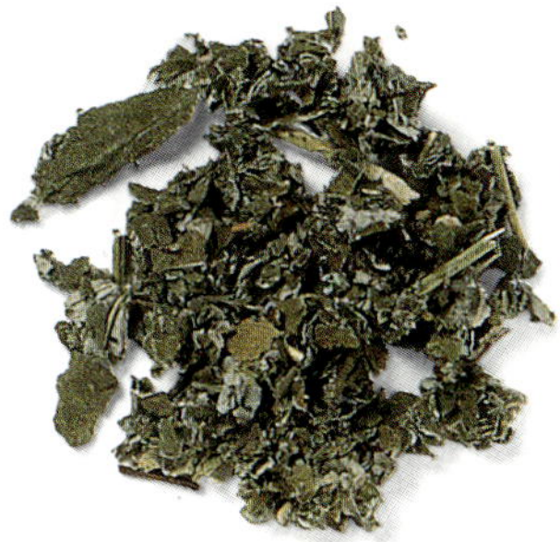

Feuilles séchées de framboisier

TRAITEMENTS SUPPLÉTIFS

- Des règles régulières mais abondantes peuvent être traitées avec les baies d'agnus castus : prenez 2 ou 3 gélules de 200 mg le matin à jeun.
- Consommez des aliments riches en fer et en vitamine C pour éviter tout risque d'anémie. L'abricot, le foie, le cresson de fontaine, le vin rouge sont riches en fer. Vous pouvez aussi prendre 1 000 mg de vitamine C par jour.
- Buvez une infusion (page 64) d'ortie blanche et de grande ortie (à quantités égales). L'ortie blanche ou lamier blanc favorise l'écoulement sanguin tandis que la grande ortie apporte vitamines et minéraux.
- Si des raisons professionnelles vous empêchent de préparer la *Tisane d'alchémille & de bourse-à-pasteur*, prenez ces plantes en teinture (page 68). Réalisez celle-ci en mélangeant les plantes (à quantités égales). Buvez-en 5 ml, 3 fois par jour, dans un peu d'eau chaude.

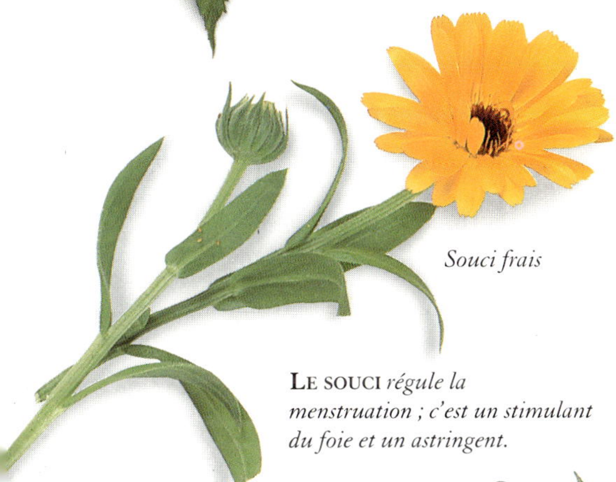

Souci frais

LE SOUCI *régule la menstruation ; c'est un stimulant du foie et un astringent.*

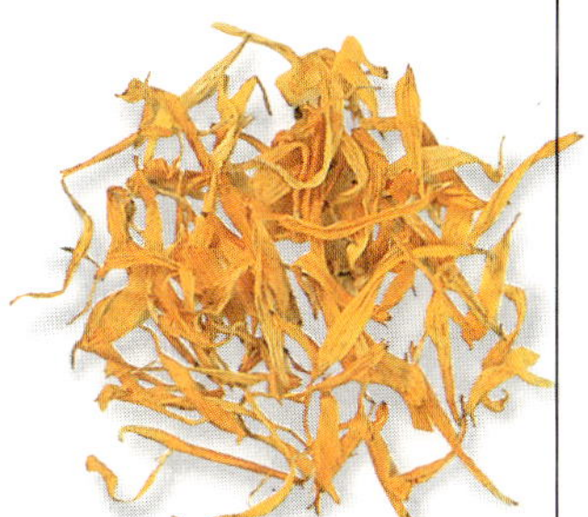

Pétales de souci séchés

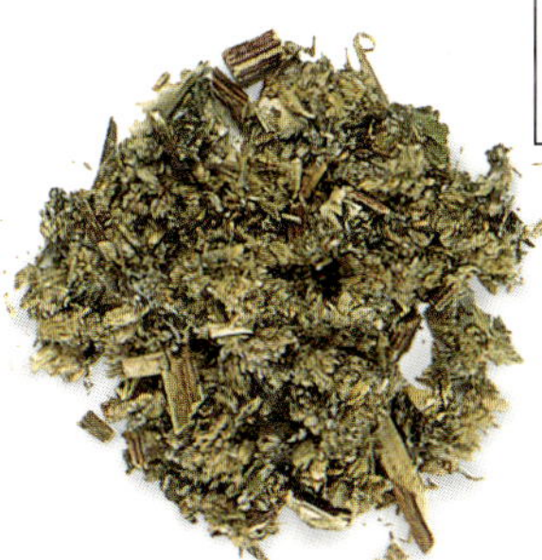

Feuilles d'armoise séchées

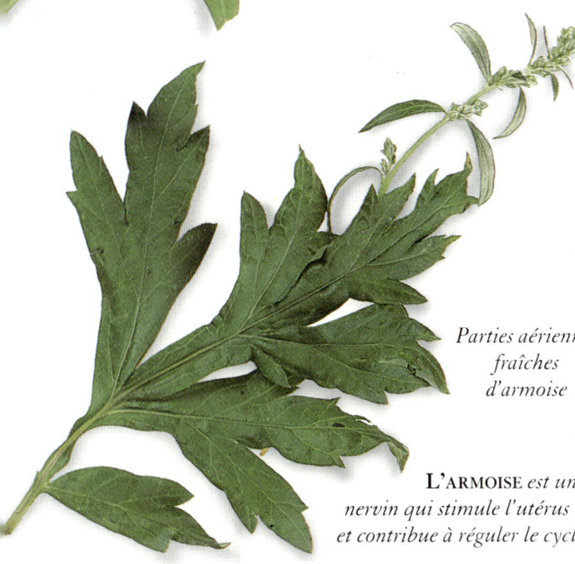

Parties aériennes fraîches d'armoise

L'ARMOISE *est un nervin qui stimule l'utérus et contribue à réguler le cycle.*

LA TISANE D'ALCHÉMILLE & DE BOURSE-À-PASTEUR convient parfaitement aux règles abondantes mais sans complications ; elle régule le cycle et l'écoulement menstruel.

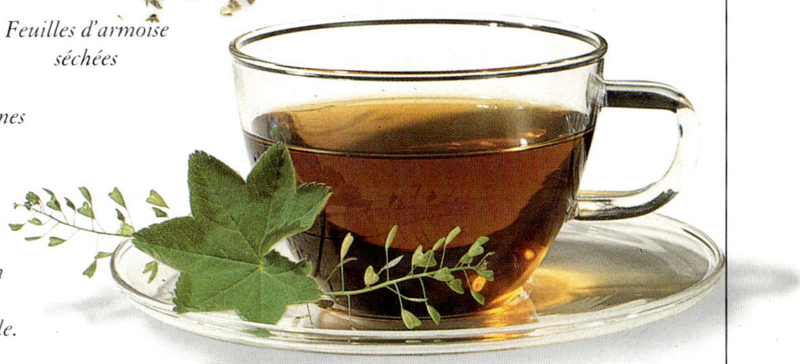

Tisane d'alchémille & de bourse-à-pasteur

Syndrome prémenstruel

Si la médecine occidentale y voit un déséquilibre hormonal, les théories orientales le définissent plutôt en termes de déséquilibre énergétique. Les troubles se caractérisent par une grande émotivité, une irritabilité, un gonflement des seins, une boulimie ou une digestion irrégulière. Ils disparaissent avec l'arrivée des règles.

– Décoction de Dang Gui & de Bai Shao –

Cette préparation est basée sur une recette chinoise, fréquemment administrée pour débloquer certains nœuds énergétiques. La plupart des plantes utilisées agissent sur le foie, un organe associé à l'appareil reproducteur féminin.

~ Ingrédients ~

20 g de *Dang Gui* (angélique chinoise — *Angelica sinensis*)
20 g de *Bai Shao* (racine de pivoine blanche — *Paeonia lactiflora*)
5 g de *Chen Pi* (écorce séchée de tangerine — *Citrus reticulata*)
5 g de racine de réglisse (*Glycyrrhiza glabra*) séchée
2 g de racine fraîche de gingembre (*Zingiber officinalis*)
10 g de verveine (*Verbena officinalis*) séchée
2 g de menthe poivrée (*Mentha piperita*) séchée
1 litre d'eau

~ Confection ~

1 Mettez tous les ingrédients excepté la menthe et la verveine dans une casserole, et laissez cuire de 15 à 20 mn après ébullition.

2 Mettez la menthe et la verveine dans une théière, versez dessus la décoction filtrée. Laissez infuser 10 mn, filtrez et conservez au frais.

Posologie *Jusqu'à 5 verres à vin par jour. Cette décoction peut se prendre plusieurs mois d'affilée comme remède préventif.*

Traitements supplétifs

- Prenez de 10 à 20 gouttes de teinture (page 68) de baies d'agnus castus, chaque matin à jeun.
- Prenez chaque jour 1 g d'huile d'onagre ou de bourrache.

Règles douloureuses

Elles sont de différentes sortes : crampes dans le ventre au début des règles, douleurs dans le bas-ventre, élancements juste avant le flux menstruel. Dans la plupart des cas, l'exercice physique les soulage. Préférez toujours une petite balade à une bouillotte. Détendez-vous, ayez une vie sexuelle saine, évitez les excitants comme la caféine.

Teinture de viburnum

L'écorce de viburnum décontracte l'utérus et est, de ce fait, l'un des remèdes les plus appropriés en cas de règles douloureuses. Elle est associée ici au millepertuis (tonique et reconstituant nerveux) et à l'anémone (antispasmodique).

~ Ingrédients ~

15 ml de teinture de viburnum (*Viburnum prunifolium*)
2,5 ml de teinture de millepertuis (*Hypericum perforatum*)
2,5 ml de teinture d'anémone (*Anemone vulgaris*)

~ Confection ~

Pour préparer les teintures, voyez page 68. Mélangez-les dans un flacon stérilisé, en verre teinté. Conservez-les au frais.

Posologie *Dès que des élancements ou crampes se déclenchent, buvez la teinture diluée dans 1 bol d'eau chaude, jusqu'à 3 fois par jour.*

Traitements supplétifs

- Buvez une infusion (page 64) relaxante de millepertuis, de feuilles de framboisier et de scutellaire (à quantités égales).
- Massez doucement l'abdomen avec un mélange d'huiles essentielles de cyprès, de marjolaine, de romarin (10 gouttes de chaque) et d'huile d'amande douce (20 ml).

Ingrédients entrant dans la décoction de Dang Gui *& de* Bai Shao

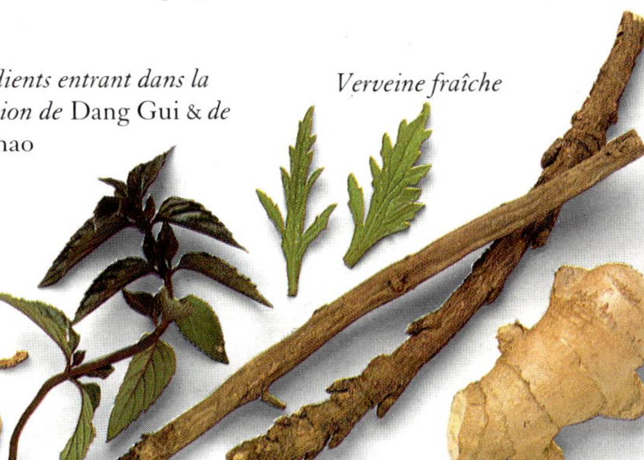

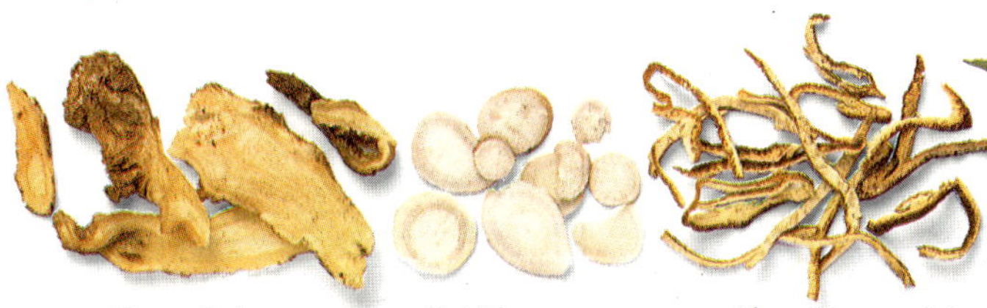

Dang Gui

Bai Shao

Chen Pi

Menthe poivrée fraîche

Verveine fraîche

Racine séchée de réglisse

Racine fraîche de gingembre

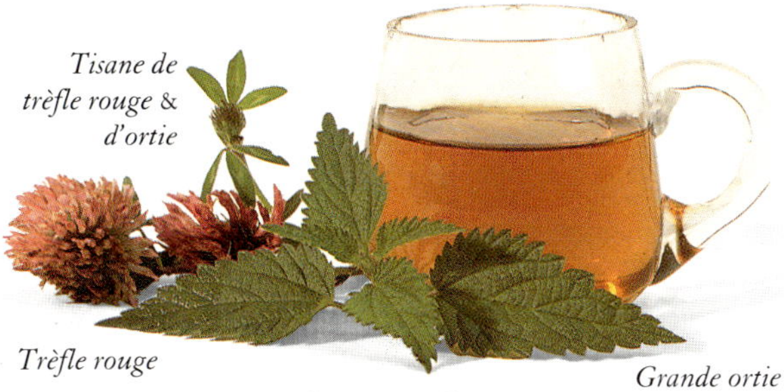

Stérilité

Certains couples qui ont des difficultés à concevoir placent tous leurs espoirs dans les techniques modernes de procréation artificielle qui ont fait de très gros progrès. Sans, bien sûr, pouvoir s'y substituer et apporter des résultats tangibles, les plantes améliorent cependant l'état de santé physique et mental.

— Tisane de trèfle rouge & d'ortie —

Le trèfle rouge, dépuratif efficace, contient des œstrogènes-like. L'ortie apporte des nutriments à tout l'organisme. La menthe est un bon stimulant sexuel, tandis que le souci renforce les organes reproducteurs.

~ Ingrédients ~

45 g de fleurs de trèfle rouge (*Trifolium pratense*) séchées
25 g de grande ortie (*Urtica dioica*) séchée
10 g de menthe poivrée (*Mentha piperita*) séchée
20 g de pétales de souci (*Calendula officinalis*) séchés
eau

~ Confection ~

1. Mélangez les plantes, conservez-les dans un récipient hermétique.

2. Mettez 2 cuillerées à café dans une tisanière individuelle, versez dessus de l'eau frémissante. Laissez infuser 10 mn et filtrez.

Posologie *Jusqu'à 2 ou 3 tasses par jour.*

Traitements supplétifs

- Prenez chaque jour 5 gouttes de teinture (page 68) d'hélonias dans un peu d'eau chaude.
- Procurez-vous des remèdes à base de *Dang Gui*, qui stimule l'appareil génital.
- Les infections bénignes chroniques (muguet, cystite…) peuvent affecter la fertilité. Prenez les remèdes indiqués pages 124 et 127, et renforcez vos défenses immunitaires avec 1 gélule de 200 mg d'échinacea, 3 fois par jour.

Ménopause

Avec l'âge, la fonction ovarienne diminue jusqu'à ce que l'ovulation et les hémorragies menstruelles disparaissent. La production d'hormones peut toutefois continuer chez certaines femmes, ce qui leur provoque des malaises semblables à ceux du syndrome prémenstruel. La ménopause peut s'accompagner de bouffées de chaleur, de sueurs nocturnes, de palpitations, d'une sécheresse vaginale, de réactions émotionnelles très vives.

– Potion au He Shou Wu & à la verveine –

La médecine traditionnelle chinoise associe les troubles de la ménopause à une baisse de l'énergie des reins, un organe sur lequel agit le He Shou Wu. *La verveine tonifie le foie et atténue l'émotivité, la sauge et l'igname sauvage estompent les symptômes les plus désagréables.*

~ Ingrédients ~

30 ml de teinture de *He Shou Wu* (racine de muguet multiflore — *Polygonum multiflorum*)
20 ml de teinture de verveine (*Verbena officinalis*)
20 ml de teinture de sauge (*Salvia officinalis*)
15 ml de teinture de racine d'igname sauvage (*Dioscorea villosa*)
10 ml de teinture de lavande (*Lavandula angustifolia*)
5 ml de teinture de réglisse (*Glycyrrhiza glabra*)

~ Confection ~

Pour préparer les teintures, voyez page 68. Transvasez-les dans une bouteille (100 ml) stérilisée, en verre teinté.

Posologie *5 gouttes de potion dans 1 bol d'eau chaude, 3 fois par jour avant le repas.*

Traitements supplétifs

- Si vous avez des palpitations, préparez une infusion (page 64) de millepertuis, de sommités d'aubépine et d'armoise (10 g de chaque) avec 500 ml d'eau bouillante. Buvez 1 verre à vin d'infusion, jusqu'à 3 fois par jour.
- En cas de sécheresse vaginale, appliquez directement de l'huile de vitamine E sur la muqueuse vaginale. Une vie sexuelle régulière aide à prévenir ce type de problèmes.
- En cas de bouffées de chaleur ou de sueurs nocturnes, préparez une infusion (page 64) de sauge et d'armoise séchées (15 g de chaque) avec 500 ml d'eau. Prenez 1 verre à vin d'infusion, jusqu'à 3 fois par jour. Vous pouvez aussi prendre 1 gélule (page 70) de 200 mg d'hydrastis, 2 ou 3 fois par jour.

Inappétence sexuelle

Comme les hommes, les femmes peuvent connaître une baisse de désir sexuel liée à différents facteurs : grande fatigue, stress, excès d'excitants (caféine, etc.). Le cycle mensuel n'y est pas non plus indifférent : souvent la libido s'affirme au moment de l'ovulation pour chuter, puis remonter juste avant les règles. Les toniques stimulants réduisent l'inappétence sexuelle mais la relaxation est également très importante.

— *Tisane de framboisier & de romarin* —

L'énergie sexuelle est accrue par certaines plantes aphrodisiaques ou nutritives et stimulantes. L'ortie est riche en vitamines et minéraux, le romarin est stimulant, les feuilles de framboisier aident à décontracter l'appareil génital.

~ Ingrédients ~

40 g de feuilles de framboisier (*Rubus idaeus*) séchées
20 g de grande ortie (*Urtica dioica*) séchée
15 g de romarin (*Rosmarinus officinalis*) séché
15 g de baies d'agnus castus (*Vitex agnus-castus*) séchées
10 g de menthe poivrée (*Mentha piperita*) séchée
eau

~ Confection ~

1 Mélangez les plantes, conservez-les à l'abri de l'air et de la lumière.

2 Mettez 2 cuillerées à café du mélange dans une tisanière individuelle, versez dessus de l'eau frémissante. Laissez infuser 10 mn et filtrez.

Posologie *1 tasse à thé, 2 ou 3 fois par jour.*

Traitements supplétifs

- L'agnus castus favorise l'activité hormonale de la femme et sa sexualité. En plus de la tisane, prenez de 10 à 20 gouttes de teinture (page 68) dans de l'eau chaude, à jeun.
- Avant tout rapport sexuel, faites un massage avec un mélange d'huiles essentielles (de 5 à 10 gouttes) d'ilang-ilang, de jasmin, de santal, de rose, de sauge sclarée ou de néroli, diluées dans 10 ml d'huile d'amande douce.
- Buvez chaque jour 1 verre à porto de vin tonique (page 69) au *Wu Wei Zi* (baies de schizandra).
- Si vous êtes tendue, faites une infusion relaxante (page 64) de bétoine, de scutellaire et de verveine (à quantités égales).
- Les plantes stimulantes augmentent la vitalité. Prenez chaque jour de 5 à 10 gouttes de teinture de gingembre ou de cannelle diluées dans de l'eau chaude.

Infections vaginales

Les sécrétions vaginales et les bactéries non pathogènes empêchent normalement les infections de se déclarer. Mais la qualité des sécrétions peut varier selon plusieurs facteurs : pilules contraceptives, stress, infections généralisées, traitements antibiotiques, intolérance alimentaire. Le muguet est l'une des affections les plus répandues : il est due à une levure et se caractérise par des pertes blanches et des démangeaisons.

— *Ovule au souci & au leptospermum* —

Le souci est un antifongique efficace et le leptospermum l'un des meilleurs antiseptiques.

~ Ingrédients ~

20 g de beurre de cacao
10 gouttes d'huile essentielle de souci (*Calendula officinalis*)
10 gouttes d'huile essentielle de leptospermum (*Melaleuca alternifolia*)
5 gouttes d'huile essentielle de thym (*Thymus vulgaris*)

~ Confection ~

1 Faites fondre le beurre de cacao au bain-marie.

2 Lubrifiez un moule à ovules ou de petits moules ovoïdes en papier d'aluminium (page 70).

3 Hors du feu, ajoutez les huiles essentielles au beurre de cacao. Remuez bien, versez dans les moules. Laissez prendre (environ 4 heures), démoulez. Conservez au frais dans un récipient hermétique ou dans un pot recouvert de papier sulfurisé.

Application *1 ovule au coucher, 1 autre au réveil, tant que l'infection persiste.*

Remèdes prêts à l'emploi

- Procurez-vous des préparations à base de *Bai Shao* (pivoine blanche) ou de *Dang Gui* (angélique chinoise), qui soulagent de nombreux malaises menstruels.
- Pour les troubles menstruels, achetez de l'huile d'onagre ou d'autres huiles riches en acides gras essentiels : bourrache, cassis, graine de lin, noix…
- En période de ménopause, prenez des remèdes à base de cimicaire, de *Dang Gui*, d'hélonias (racine), d'hydrastis, de *He Shou Wu*, de *Nu Zhen Zi* ou de sauge.
- Les baies d'agnus castus (en comprimés) sont également adaptées.

Grossesse & accouchement

Depuis des générations, nombre de plantes et d'herbes médicinales constituent, lors de la grossesse et de l'accouchement, une bonne alternative aux médicaments plus orthodoxes, mais doivent s'utiliser avec précaution (page 126). Certains produits, disponibles dans le commerce, conviennent particulièrement aux femmes enceintes : citons le ginseng d'Amérique, bon tonique énergétique, l'infusion de noix cendrée utile en cas de constipation et d'ortie pour pallier l'anémie (pages 104 et 109).

Nausées matinales

Les nausées matinales et les vomissements sont courants en début de grossesse, de la 3e ou 4e semaine jusqu'à la fin du 3e mois, et peuvent persister parfois tout au long de la grossesse. N'hésitez pas à consulter un médecin, surtout si les malaises sont aigus.

Teintures simples

Quelques gouttes de teinture déposées sur la langue sont le meilleur moyen de faire disparaître les nausées.

~ Teintures ~

10 ml de teinture de gingembre (*Zingiber officinalis*)
10 ml de teinture de camomille (*Matricaria recutita*)
10 ml de teinture de *Chen Pi* (*Citrus reticulata*)
10 ml de teinture de marrube noir (*Ballota nigra*)
10 ml de teinture de menthe poivrée (*Mentha piperita*)
10 ml de teinture de mélisse (*Melissa officinalis*)

~ Confection ~

Pour préparer les teintures, voyez page 68. Versez chaque préparation dans un flacon (10 ml) stérilisé, en verre teinté.

Posologie *Dès les premiers signes de nausée, déposez sur la langue 2 ou 3 gouttes de la teinture choisie. Aucune teinture parmi celles mentionnées ici n'est préférable à une autre, mais avec l'expérience vous prendrez celle qui vous convient le mieux.*

Traitements supplétifs

- Les nausées peuvent être liées à des problèmes digestifs. Prenez 1 ou 2 gélules de 200 mg d'orme rouge par jour.
- Pour vous inciter à la détente, buvez 1 tasse d'infusion (page 64) de mélisse (35 g), de scutellaire (15 g), de lavande (10 g) et de menthe (10 g) séchées.
- Le gingembre est très efficace : prenez-en 1 g par jour en gélules ou mâchez du gingembre confit.

Rétension d'eau (œdème)

Des chevilles enflées, des mains ou le visage boursouflés sont des phénomènes courants lors de la grossesse. Le développement du fœtus bouleverse, en effet, l'équilibre protéique sanguin de la mère, dont les tissus peuvent retenir jusqu'à 5 ou 6 litres d'eau. L'œdème bénin peut se traiter par le repos, des aliments appropriés (raisin, asperges, pommes, et le moins possible de sel) et des tisanes diurétiques.

Tisane de maïs & de pissenlit

Ce remède tout simple peut aider à résorber l'excès d'eau dans les tissus. Les feuilles de pissenlit sont riches en potassium, et le maïs est un lénitif des voies urinaires.

~ Ingrédients ~

50 g de feuilles de pissenlit (*Taraxacum officinale*) séchées
30 g de styles de maïs (*Zea mays*) séchés
20 g de racines de chiendent (*Agropyron repens*) séchées
eau

~ Confection ~

1. Mélangez les plantes, gardez-les à l'abri de l'air et de la lumière.

2. Mettez 2 cuillerées à café du mélange dans une tisanière individuelle, versez dessus de l'eau frémissante. Laissez infuser 10 mn et filtrez.

Posologie *2 ou 3 tasses par jour, tant que les symptômes persistent.*

Mise en garde

- *La présence d'albumine dans les urines peut indiquer une toxémie endogène, qui se manifeste aussi par des maux de tête et de l'hypertension. Si l'œdème des chevilles ne se résorbe pas par le repos ou qu'une pression des doigts laisse une marque nette sur la peau, consultez un spécialiste de toute urgence.*

Préparer l'accouchement

On recourt depuis des siècles aux plantes médicinales pour faciliter la délivrance, soulager les douleurs du travail et favoriser l'expulsion du placenta. Si la médecine actuelle offre une gamme de techniques bien plus sophistiquées, les plantes ont toujours un rôle important à jouer. Six semaines avant l'accouchement, prenez une infusion (page 64) quotidienne de feuilles de framboisier. Quand les contractions se produisent et que le travail commence, buvez la tisane proposée ici.

— Tisane de bétoine & de pétales de rose —

La bétoine est un sédatif du système nerveux qui dissipe les tensions tout en stimulant les contractions utérines. Les pétales de rose sont un bon reconstituant.

~ Ingrédients ~

50 g de bétoine (*Stachys betonica*) séchée
20 g de pétales de rose (*Rosa gallica* ou *R. Centifolia*) séchés
20 g de feuilles de framboisier (*Rubus idaeus*) séchées
10 g de bâton de cannelle (*Cinnamomum zeylanicum*)
500 ml d'eau

~ Confection ~

1 Mélangez les plantes, conservez-les à l'abri de l'air et de la lumière.

2 Mettez-en le tiers dans une théière, versez dessus l'eau frémissante. Laissez infuser 10 mn et filtrez.

Posologie *Au cours du travail, buvez-en autant que nécessaire.*
Note : Au stade final du travail, ajoutez 10 g de feuilles de basilic séchées à la composition de la tisane.

Traitements supplétifs

- Quand le travail commence, massez régulièrement l'abdomen avec un mélange d'huiles essentielles de clou de girofle et de sauge (10 gouttes de chaque), de rose (3 gouttes) et d'huile d'amande douce (10 ml).
- Appliquez juste au-dessus du pubis une compresse (page 71) chaude trempée dans une infusion de souci enrichie de 2 ou 3 gouttes d'huile essentielle de sauge. Remplacez la compresse quand elle est froide.
- Après l'accouchement, reprenez des forces avec 3 granules d'arnica 5 CH, toutes les 15 ou 20 mn, durant 2 ou 4 heures.

Autres problèmes liés à la grossesse

Voyez : anémie, page 109 ; constipation, page 104 ; crampes, page 116 ; cystite, page 127 ; hémorroïdes, page 106 ; infections vaginales, page 124 ; insomnies, page 113 ; mal de dos, page 114 ; indigestion & aigreurs, page 107 ; hypertension, page 108 ; varices, page 109.

Problèmes d'allaitement

Les experts s'accordent à dire qu'allaiter au sein est le meilleur moyen de nourrir le nouveau-né ; mais les jeunes mères sont nombreuses à avoir des difficultés à donner le sein sans être tendues.

1. Améliorer la lactation

La fréquence et la qualité de l'allaitement sont très importantes. Mélangez 20 g de graines de fenouil, 30 g de galéga, 30 g de verveine séchée, 20 g d'ortie séchée et 1 cuillerée à café de cannelle en poudre. Conservez le mélange à l'abri de l'air dans un récipient en verre teinté ou en faïence. Buvez 1 tasse d'infusion (page 64), 4 fois par jour. Prenez, par ailleurs, 5 gouttes de teinture de baies d'agnus castus dans un peu d'eau chaude avant le petit déjeuner. Évitez les aliments épicés qui peuvent modifier le goût du lait maternel.

2. Crevasses aux seins

Les crevasses et plaies au niveau des mamelons rendent l'allaitement douloureux et favorisent les engorgements. Appliquez fréquemment sur les seins de la pommade au calendula du commerce ou un peu de miel liquide mélangé à de l'huile d'amande douce.

3. Engorgements & mastites

Si du lait reste dans les seins après la tétée, il peut en résulter un engorgement douloureux ; les canaux se bloquent, une inflammation et une infection (mastite) peuvent s'ensuivre. Pour éviter ces inconvénients, placez tout simplement dans le bonnet du soutien-gorge une feuille de chou soigneusement lavée et attendrie au rouleau à pâtisserie.

Mises en garde

- *Ne prenez ni teintures alcooliques ni vins toniques durant la grossesse.*
- *Les 3 premiers mois, évitez tous médicaments, et pendant toute la grossesse, proscrivez les plantes suivantes : absinthe, alchémille, armoise, aurone mâle, basilic (huile), bourse-à-pasteur, busserole, camomille (huile), chélidoine, cimicaire,* Dang Gui, *ellébore blanc, genièvre, gui, hydrastis, léonure, myrrhe, pouliot, rue, tanaisie, thuya. Ne prenez pas de doses thérapeutiques des plantes suivantes : achillée, angélique, bétoine, cannelle, cayenne, céleri (graines), fenouil, fenugrec, ginseng, igname sauvage, lavande, marjolaine, noix de muscade, orange amère, persil, primevère, rhubarbe (racine), sauge, séné, sureau noir (écorce), thé, thym, verveine.*

Voies urinaires

Les problèmes urinaires récurrents peuvent indiquer une grande faiblesse ou une déficience immunitaire. Ainsi, une cystite peut être liée à un muguet, qui se déclare généralement lorsque le système immunitaire est trop sollicité. Dans la médecine chinoise, l'énergie des reins, qui est associée à la reproduction, peut être affaiblie par une grossesse ou un surmenage. Certaines plantes, antiseptiques efficaces, traitent l'infection ; d'autres, réchauffantes et énergétiques, aident l'organisme à se rétablir.

Cystite

C'est une inflammation de la vessie très courante chez les femmes. Elle se manifeste par des urines troublées et malodorantes, des mictions fréquentes qui provoquent une sensation de brûlure, des douleurs de l'aine. Elle peut être déclenchée par des bactéries passées dans les voies urinaires, depuis les fèces ou lors d'un rapport sexuel.

Potion à la guimauve & au maïs

La guimauve est riche en mucilages qui soulagent l'inflammation ; l'achillée, elle, est astringente.

~ Ingrédients ~

30 ml de teinture de guimauve (*Althaea officinalis*)
30 ml de teinture de busserole (*Arctostaphylos uva-ursi*)
20 ml de teinture de styles de maïs (*Zea mays*)
10 ml de teinture de chiendent (*Agropyron repens*)
10 ml de teinture d'achillée (*Achillea millefolium*)

~ Confection ~

Pour préparer les teintures, voyez page 68. Versez les ingrédients dans une bouteille (100 ml) stérilisée, en verre teinté.

Posologie *5 ml dans 1/2 verre d'eau bouillante, 4 fois par jour. Laissez refroidir et buvez lentement.*

Mise en garde

- *Consultez votre thérapeute si les symptômes persistent ou si les reins semblent affectés (fièvre, douleurs rénales).*

Traitements supplétifs

- Prenez la tisane recommandée pour l'urétrite, page 118.
- Pour l'infection, prenez 2 gélules de 200 mg d'échinacea, 3 fois par jour. Buvez beaucoup d'eau, évitez l'alcool.

Mise en garde

- *Les infections exigent l'avis d'un spécialiste. N'hésitez pas à consulter un médecin si l'infection de la vessie ou des voies urinaires s'accompagne de fièvre ou de douleurs rénales. Les calculs rénaux doivent toujours être soignés par un professionnel.*

Calculs rénaux

Ce sont des concrétions solides d'urates (sels d'acide urique) ou de sels de calcium qui, n'arrivant plus à se dissoudre dans l'urine, s'accumulent dans les voies urinaires. Ils produisent des urines troubles et une miction désagréable.

Tisane de pariétaire & d'herbe-à-la-gravelle

Ces deux plantes aident à dissoudre les dépôts et à favoriser leur évacuation par les voies naturelles. La pariétaire est une parente méditerranéenne de l'ortie, l'herbe-à-la-gravelle est originaire des États-Unis.

~ Ingrédients ~

15 g d'herbe-à-la-gravelle (*Eupatorium purpureum*) séchée
10 g de racine de guimauve (*Althaea officinalis*) séchée
10 g de pariétaire (*Parietaria diffusa*) séchée
10 g de graines de céleri (*Apium graveolens*)
5 g de styles de maïs (*Zea mays*) séchés
750 ml d'eau

~ Confection ~

1. Mettez l'eau, la guimauve, l'herbe-à-la-gravelle dans une casserole. Portez à ébullition et laissez de 15 à 20 mn sur feu doux pour obtenir une décoction.

2. Mettez les autres plantes dans une théière. Versez dessus la décoction bouillante. Laissez infuser 10 mn, filtrez. Couvrez et conservez au frais.

Posologie *1 grand bol, 4 fois par jour.*

Maladies infantiles

La plupart du temps, les enfants ne souffrent que d'affections bénignes, même si la fièvre se manifeste de façon parfois impressionnante. Consultez d'urgence un médecin si les symptômes sont sérieux ou s'amplifient. Hormis les cas extrêmes, il est possible de soigner soi-même les enfants, notamment par les plantes.

Mise en garde

Le goût amer de certains remèdes devra être adouci par du miel ou du jus de fruit. Avant 12 mois, utilisez uniquement du miel pasteurisé ou du miel qui a bouilli 5 mn.

– Posologies adaptées aux bébés & aux enfants –

Les quantités mentionnées dans ce chapitre conviennent aux bébés et aux enfants. Si vous leur administrez d'autres remèdes, réduisez les doses. Pour un enfant de moins de 2 ans, donnez le cinquième d'une dose pour adulte ; le quart à 3 ou 4 ans (selon la taille de l'enfant), le tiers à 6 ou 7 ans, la moitié à 8 ou 9 ans ; à partir de la puberté, vous pouvez donner une dose complète.

Bébés : insomnies

Un bébé qui ne dort pas est source de tension nerveuse et d'irritabilité pour toute la famille. Assurez-vous alors qu'il ne fait pas trop chaud dans la chambre, que le tout-petit est installé confortablement, qu'il se sent en sécurité et n'a ni faim ni soif.

Bain à la camomille

La camomille est l'une des plantes les mieux adaptées aux tout-petits. Sédatif de l'appareil digestif, elle est parfaite pour calmer un état de surexcitation propice à l'insomnie.

~ Ingrédients ~

2 gouttes d'huile essentielle de camomille (*Matricaria recutita*)
1 goutte d'huile essentielle de lavande (*Lavandula angustifolia*)

~ Application ~

Ajoutez les huiles essentielles à l'eau d'un bain et remuez bien l'eau.

Traitements supplétifs

- Un massage très doux peut calmer un nourrisson. Pour cela, mélangez 1 goutte d'huile essentielle de camomille à 20 ml d'huile d'amande douce. Ne massez que les bras.
- Évitez le café si vous allaitez. Lorsque l'enfant accepte déjà des aliments solides, vérifiez qu'il ne souffre pas d'une carence en vitamines ou en minéraux et qu'il n'absorbe ni colorants artificiels ni additifs chimiques.
- Préparez une infusion (page 64) de bétoine, de camomille, de cataire et de mélisse (10 g de plantes pour 500 ml d'eau) et donnez de 25 à 50 ml à boire le soir.

Bébés : érythème fessier

L'érythème, très courant, est douloureux et irritant. Il peut être causé par des couches changées insuffisamment ou pas assez absorbantes ou être lié à des troubles digestifs ou une infection fongique. Surveillez l'alimentation du bébé — et de la mère si elle allaite —, éliminez-en tout ce qui risque de provoquer une irritation.

– Huile de consoude & de leptospermum –

Le leptospermum atténue l'inflammation. La consoude stimule la régénération des tissus. Préférez des onguents ou des huiles qui offrent une protection imperméables aux liquides, plutôt que des crèmes qui ramollissent encore la peau.

~ Ingrédients ~

250 g de feuilles de consoude (*Symphytum officinale*) séchées
500 ml d'huile de tournesol
10 ml d'huile essentielle de leptospermum (*Melaleuca alternifolia*)

~ Confection ~

1. Préparez une huile macérée à chaud (page 72) avec la consoude et l'huile de tournesol.

2. Ajoutez le leptospermum, remuez bien. Conservez dans des flacons stérilisés, en verre teinté.

Application *Chaque fois que vous changez le tout-petit, nettoyez-le et séchez-le bien (au sèche-cheveux si nécessaire). Appliquez délicatement un peu du mélange sur l'érythème et laissez le bébé fesses nues le plus longtemps possible.*

Bébés : coliques

La colique est souvent due à des repas pris trop vite ou dans une ambiance tendue. Veillez à l'alimentation du bébé — et de la mère si elle allaite —, éliminez-en tout ce qui risque de provoquer une irritation : épices corsées, lait de vache, etc. Faites du repas un moment de calme et de détente.

— TISANE DE CATAIRE —

La cataire est un remède idéal pour les enfants, car elle est douce et apaisante. Elle calme les spasmes digestifs de l'enfant, favorisant ainsi son sommeil.

~ INGRÉDIENTS ~

10 g de cataire (*Nepeta cataria*) séchée
175 ml d'eau

~ CONFECTION ~

Mettez la cataire dans une théière, ajoutez l'eau bouillante. Laissez infuser 10 mn et filtrez. La tisane se conserve jusqu'à 24 heures au frais, dans un récipient hermétique.

POSOLOGIE *De 25 à 50 ml de tisane avant les repas ; réchauffez la dose à chaque fois.*

Traitements supplétifs

- Si vous donnez le sein et si vous traversez une période de tension, buvez une infusion (page 64) de scutellaire, de verveine, de bétoine ou de camomille avant d'allaiter.
- Trempez une compresse (page 71) dans une infusion (page 64) composée de 15 g de fleurs de camomille et de 500 ml d'eau. Appliquez-la sur le ventre du bébé pour soulager les douleurs.

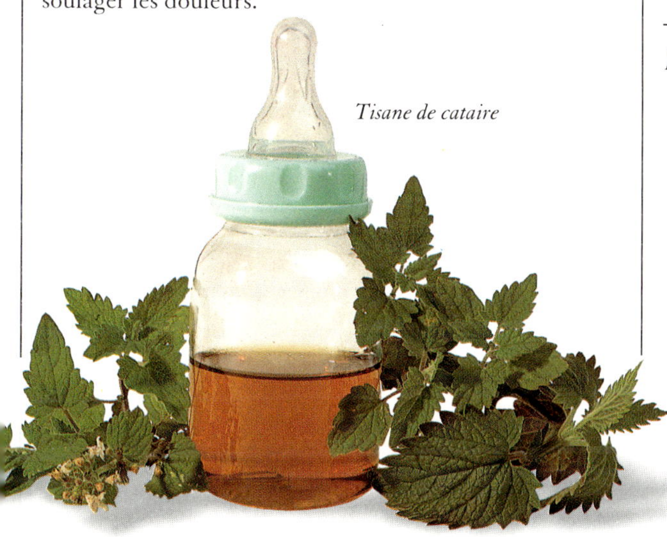

Tisane de cataire

Bébés : poussées dentaires

Elles tourmentent les bébés dès l'âge de 4 mois et parfois même plus tôt.

— MÉLANGE À LA CAMOMILLE & À LA SAUGE —

L'huile essentielle de camomille est sédative, celle de la sauge est astringente, antiseptique et cicatrisante.

~ INGRÉDIENTS ~

4 gouttes d'huile essentielle de camomille (*Matricaria recutita*)
2 gouttes d'huile essentielle de sauge (*Salvia officinalis*)
2 gouttes d'huile essentielle de romarin (*Rosmarinus officinalis*)
20 ml d'huile de tournesol ou d'amande douce

~ CONFECTION ~

Versez toutes les huiles dans un flacon (50 ml) stérilisé, en verre teinté. Remuez bien.

APPLICATION *Déposez un peu de ce mélange sur le bout de votre doigt, massez-en les gencives du bébé. Répétez 3 ou 4 fois par jour.*

Traitements supplétifs

- Préparez une infusion (page 64) de plantes sédatives (tilleul ou camomille) avec 10 g de plantes et 500 ml d'eau. Donnez de 25 à 50 ml à boire avant chaque repas.

Bébés : croûtes de lait

Cette dermatite squameuse, ni contagieuse ni grave, se porte sur le cuir chevelu des nourrissons et tient à une hypersécrétion des glandes sudoripares.

— HUILE DE PENSÉE SAUVAGE & DE SOUCI —

La pensée sauvage, anti-inflammatoire et apaisante, permet de traiter de nombreux problèmes cutanés. Le souci, antifongique et astringent, favorise la cicatrisation.

~ INGRÉDIENTS ~

100 g de pétales de souci (*Calendula officinalis*)
150 g de pensée sauvage (*Viola tricolor*)
750 ml d'huile de tournesol

~ CONFECTION ~

Préparez une huile macérée à chaud (page 73).

APPLICATION *Passez plusieurs fois par jour un peu d'huile sur la zone concernée et massez très délicatement, surtout s'il s'agit d'un nourrisson, car sa fontanelle n'est pas totalement refermée.*

Enfants : hyperactivité

L'hyperactivité se caractérise par des insomnies, la difficulté pour l'enfant à rester attentif, des crises de larmes et un comportement agressif. Les origines sont diverses : intolérance alimentaire, pollution, mais aussi problèmes d'ordre émotionnel. L'alimentation doit favoriser un apport en vitamines B, en zinc et en fer (ce que fournissent les céréales, les viandes et de nombreux légumes). Évitez les colorants, conservateurs et autres additifs chimiques.

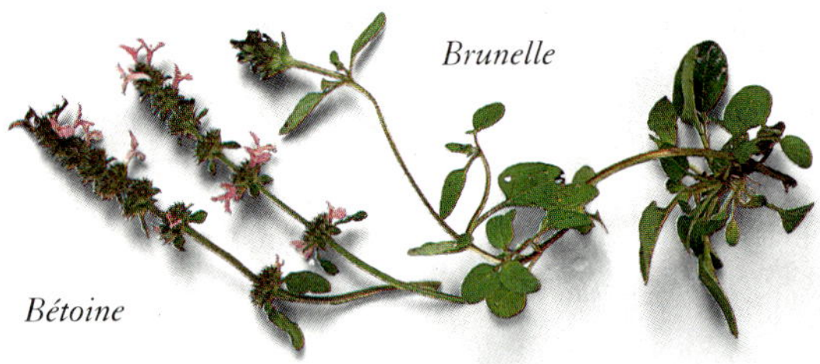

—*Infusion de brunelle & de bétoine*—

La bétoine est sédative. En Occident, la brunelle est utilisée comme cicatrisant, en Chine comme rafraîchissant et dépuratif du foie, l'organe où s'accumulent les additifs alimentaires et les substances polluantes.

~ Ingrédients ~

10 g d'épis de brunelle (*Xia Ku Cao — Prunella vulgaris*) séchés
5 g de bétoine (*Stachys betonica*) séchée
5 g de bourrache (*Borago officinalis*) séchée
2 ou 3 gouttes d'extrait liquide de réglisse (*Glycyrrhiza glabra*) ou d'émulsion de menthe (*Mentha piperita*) par dose
500 ml d'eau

~ Confection ~

Mettez les plantes séchées dans une théière, versez dessus l'eau bouillante. Laissez infuser 10 mn et filtrez. L'infusion se garde jusqu'à 48 heures au frais, dans un récipient hermétique.

Posologie *Donnez 3 fois par jour, à un enfant de 3 à 6 ans, de 100 à 150 ml d'infusion parfumée à la réglisse ou à la menthe.*

Traitements supplétifs

- L'huile d'onagre (de 250 à 500 mg par jour) est efficace, de même qu'une cure de zinc (de 10 à 20 mg par jour).
- Si vous habitez une région particulièrement polluée, soumettez l'enfant à une cure de varech vésiculeux (de 10 à 20 mg par jour) pour purifier son organisme des métaux lourds.

Enfants : énurésie

Le «pipi au lit» peut résulter d'une infection locale, d'une carence alimentaire, de problèmes légers des voies urinaires ou d'un trouble d'ordre émotionnel. Un médecin pourra en déterminer l'origine.

—*Infusion de maïs & de millepertuis*—

Le maïs agit sur les voies urinaires, le millepertuis apaise l'anxiété et la tension nerveuse.

~ Ingrédients ~

5 g de styles de maïs (*Zea mays*) séchés
10 g de millepertuis (*Hypericum perforatum*) séché
500 ml d'eau

~ Confection ~

Mettez les plantes dans une théière, versez dessus l'eau bouillante. Laissez infuser 10 mn et filtrez. L'infusion se conserve jusqu'à 48 heures au frais, dans un récipient hermétique.

Posologie *Donnez, à un enfant de 4 ans, 100 ml, 3 fois par jour. Augmentez la dose avec l'âge : 150 ml à 8 ans.*

Traitements supplétifs

- La teinture (page 68) de sumac doux est un remède traditionnel. Administrez, à un enfant âgé de 4 à 8 ans, de 5 à 10 gouttes dans un peu d'eau chaude, 3 fois par jour.

Enfants : lentes

Les lentes sont les œufs des poux. Elles se propagent très rapidement. Soyez vigilant, si votre enfant se gratte fréquemment le cuir chevelu.

—*Eau de rinçage au leptospermum*—

L'huile essentielle de leptospermum est l'une des rares à ne pas irriter la peau ; c'est un antiseptique et un antibactérien naturel très actif.

~ Ingrédients ~

5 ml d'huile essentielle de leptospermum (*Melaleuca alternifolia*)
1 ml d'huile essentielle de citronnier (*Citrus limon*)
500 ml d'eau chaude

~ Confection ~

Versez les huiles dans une bouteille, ajoutez l'eau, agitez.

Application *Chaque jour en rinçage après le shampooing, jusqu'à ce que les lentes aient disparu.*

Enfants : oxyures

Ces petits vers parasitent souvent l'intestin des enfants. Ils sont très contagieux et exigent de la part de toute la famille une parfaite hygiène. Comme ils pondent leurs œufs la nuit, examinez avant le coucher l'anus de l'enfant et ôtez les vers que vous trouvez. Le traitement dépassera les 15 jours, durée de vie des oxyures, afin que le problème soit absolument enrayé.

— Potion à la carotte & à l'absinthe —

La carotte est toxique pour les oxyures. Jadis, dans certaines régions, l'enfant contaminé mangeait, deux jours durant, des carottes râpées. L'absinthe renforce l'action de la carotte. Son amertume est atténuée par le fenouil.

~ Ingrédients ~

60 ml de jus de carotte
10 gouttes de teinture d'absinthe (*Artemisia absinthium*)
20 gouttes de teinture de fenouil (*Foeniculum officinalis*)

~ Confection ~

Le jus de carotte s'achète tout fait ou s'obtient à l'aide d'une centrifugeuse. Pour préparer les teintures, voyez page 68. Versez-les dans le jus de carotte, remuez. Les quantités indiquées correspondent à 1 dose.

Posologie *1 dose à jeun, chaque matin, pendant 4 jours. Renouvelez le traitement 15 jours plus tard.*

Traitements supplétifs

- L'ail a une action rapide sur les parasites. Donnez chaque matin 2 gélules d'ail de 200 mg ou hachez menu 1 gousse avant de la mélanger à 1 tasse de lait chaud sucré au miel.
- Le chou est également très efficace. Faites un jus de ses feuilles à l'aide de la centrifugeuse ; il pourra remplacer, dans les mêmes proportions, le jus de carotte de la potion mentionnée.

Enfants : croup

Le croup affecte en priorité les enfants âgés de 6 mois à 2 ans. Il correspond à une inflammation et une obstruction du larynx dues à une infection virale des voies respiratoires. Il provoque une toux très forte.

Frictions & bains de vapeur à la lavande & à l'eucalyptus

Une atmosphère humide permet d'éliminer rapidement le croup. Les huiles essentielles de lavande et d'eucalyptus sont de bons antiseptiques.

~ Ingrédients ~

20 gouttes d'huile essentielle de lavande (*Lavandula angustifolia*)
10 gouttes d'huile essentielle d'eucalyptus (*Eucalyptus globulus*)
10 gouttes d'huile essentielle de pin (*Pinus sylvestris*)
25 ml d'huile d'amande douce ou de germe de blé

~ Application ~

1. Mélangez l'huile essentielle de lavande (10 gouttes) avec celles d'eucalyptus et de pin (5 gouttes de chaque). Versez dans un bain d'eau bouillante et installez l'enfant à proximité afin qu'il puisse en respirer les vapeurs. Poursuivez jusqu'à disparition des symptômes. (Ne plongez surtout pas l'enfant dans l'eau !)

2. Mélangez les huiles essentielles (mêmes quantités) avec de l'huile d'amande douce ou de germe de blé et massez la poitrine de l'enfant après le bain de vapeur.

Mise en garde

- *Le croup peut annoncer des problèmes respiratoires plus sérieux. Consultez un médecin si les symptômes persistent plus de 2 ou 3 jours ou s'aggravent.*

Traitements supplétifs

- Administrez une teinture (page 68) de merise et de marrube blanc (jusqu'à 5 gouttes de chaque) dans un peu d'eau chaude, 3 fois par jour.
- Placez un humidificateur dans la chambre de l'enfant.

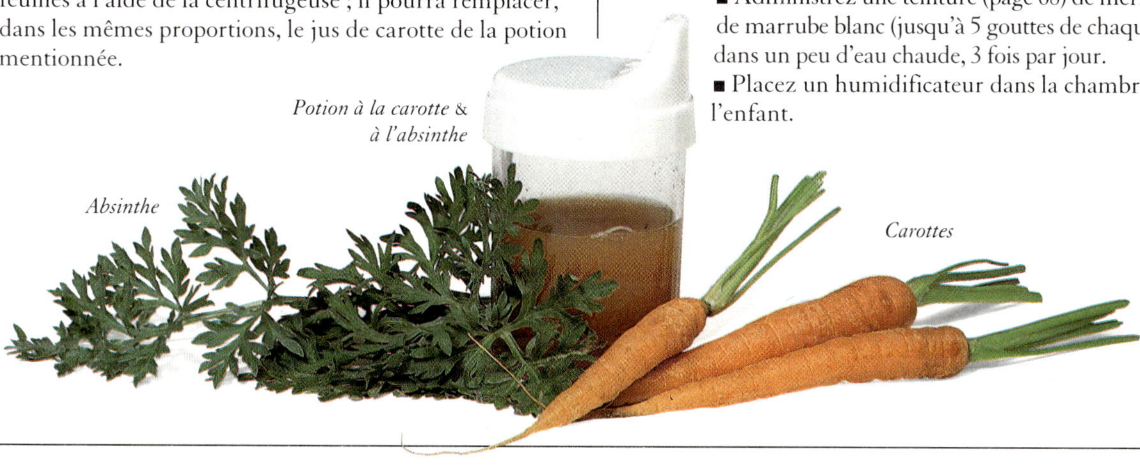

Potion à la carotte & à l'absinthe

Absinthe

Carottes

Enfants : oreillons

C'est une maladie virale qui peut toucher plusieurs glandes. Chez l'enfant, elle affecte généralement les glandes salivaires situées dans la gorge, et l'affection reste bénigne. Chez l'adolescent et l'homme adulte, en revanche, elle est plus inquiétante car elle peut se porter sur les testicules.

— Gargarisme de thym & de sauge —

Les gargarismes et bains de bouche antiseptiques peuvent aider à lutter contre les symptômes des oreillons. Thym et sauge s'utiliseront associés ou séparément.

~ Ingrédients ~

15 g de thym (*Thymus vulgaris*) séché
15 g de sauge (*Salvia officinalis*) séchée
500 ml d'eau

~ Confection ~

1 Mettez les plantes dans une théière, versez dessus l'eau frémissante.

2 Laissez infuser 15 mn et filtrez. Le mélange se conserve jusqu'à 48 heures dans un récipient hermétique, au frais ou au froid.

Posologie *Pour un gargarisme, 50 ml d'infusion diluée dans 50 ml d'eau chaude. Faites un gargarisme toutes les heures ou toutes les 2 heures, en phase aiguë.*

Traitements supplétifs

- Voyez la mise en garde, en cas de fièvre, page 87.
- Mélangez des teintures (page 68) d'échinacea, de souci (25 ml de chaque) et de gaillet (50 ml) ; donnez 5 ml dans de l'eau chaude, 3 fois par jour, afin de combattre les infections et de purifier le système lymphatique.

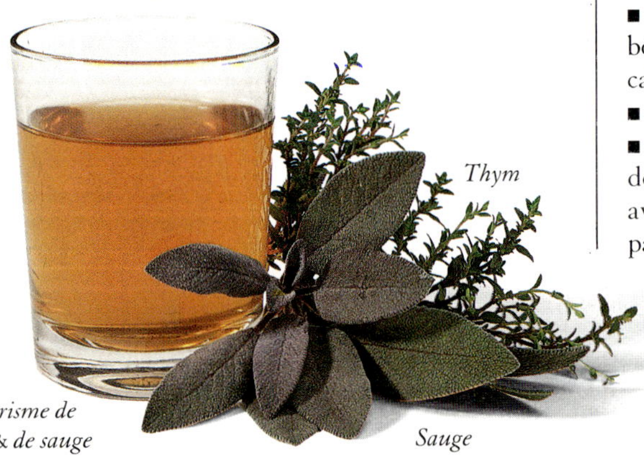

Gargarisme de thym & de sauge

Enfants : varicelle

La varicelle est une maladie infantile fréquente, d'origine virale ; elle est souvent bénigne mais très contagieuse. Chez l'adulte, elle peut engendrer un zona. Elle se caractérise par une éruption en plusieurs poussées de papules et vésicules qui finissent par éclater et former des petites croûtes. L'éruption s'accompagne d'une légère fièvre. Les cloques, très irritantes, apparaissent sur tout le corps.

—Lotion à la bourrache & au mouron—

Le mouron blanc est efficace en cas d'éruption. Souvent appliqué en pommade, il est ici associé à du jus de bourrache pour composer une lotion rafraîchissante. La bourrache contribue à apaiser les démangeaisons.

~ Ingrédients ~

10 g de mouron blanc (*Stellaria media*) séché ou 30 g de frais
30 ml de jus de bourrache (*Borago officinalis*)
25 ml d'hamamélis (*Hamamelis virginiana*) distillé
100 ml d'eau

~ Confection ~

1 Mettez le mouron dans une théière, versez dessus l'eau frémissante. Laissez infuser 15 mn et filtrez.

2 Mélangez 45 ml de cette infusion avec le jus de bourrache (produit du commerce) et l'hamamélis. Transvasez dans un flacon stérilisé, en verre teinté ; remuez.

Application *Tamponnez les boutons avec un coton bien imbibé du mélange en veillant à ne pas arracher les croûtes. Renouvelez l'opération aussi souvent que nécessaire pour apaiser les démangeaisons.*

Traitements supplétifs

- Donnez une infusion (page 64) de scutellaire et de bétoine ou de camomille, 2 ou 3 fois par jour. Elle calmera l'enfant.
- En cas de fièvre, voyez la mise en garde, page 87.
- Donnez 3 gélules de 200 mg d'échinacea ou 5 ml de teinture dans un peu d'eau chaude, 3 fois par jour avant le repas. Pour faire les gélules et les teintures, voyez pages 70 et 68.

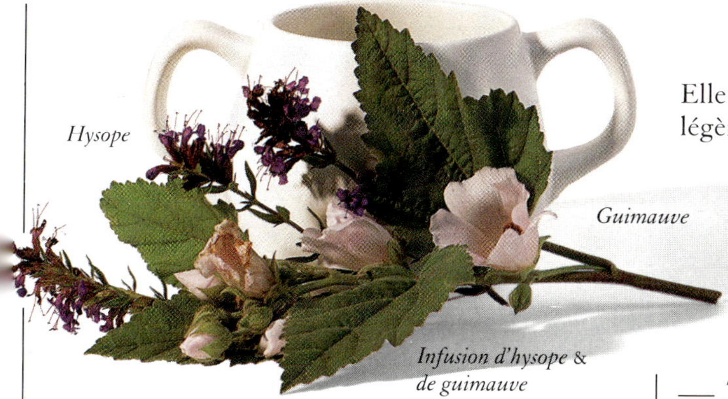

Enfants : coqueluche

Elle démarre souvent par un rhume et une toux légère que suivent des symptômes plus précis : sécrétions grasses, toux violente et convulsive empêchant l'enfant de respirer, tendance aux vomissements.

MISE EN GARDE

- *Chez l'enfant de moins de 3 ans, la coqueluche peut être dangereuse. Consultez un médecin d'urgence.*

— TISANE DE LAITUE VIREUSE & DE THYM —

La toux peut être douloureuse et fatigante. La laitue vireuse, sédative, calme l'enfant. Le thym, antiseptique, est associé ici à d'autres expectorants pour favoriser l'expulsion du mucus. Cette tisane est un bon complément d'autres traitements.

~ INGRÉDIENTS ~

5 g de racine d'aunée (*Inula helenium*) séchée
5 g de racine de réglisse (*Glycyrrhiza glabra*)
10 g de laitue vireuse (*Lactuca virosa*) séchée
5 g de thym (*Thymus vulgaris*) séché
10 g de fleurs de molène (*Verbascum thapsus*) séchées
750 ml d'eau

~ CONFECTION ~

1 Mettez dans une casserole l'aunée, la réglisse et l'eau. Portez à ébullition et laissez 20 mn sur feu doux.

2 Mélangez les autres plantes dans une théière, versez dessus la décoction. Laissez infuser 10 mn et filtrez.

POSOLOGIE *1 grand bol, jusqu'à 6 fois par jour.*

Traitements supplétifs

- La chambre de l'enfant doit être sèche et bien ventilée.
- Mélangez des huiles essentielles d'hysope, de cyprès, de basilic (2 ml de chaque) et d'amande douce (50 ml), massez-en la poitrine 2 ou 3 fois par jour. Elles peuvent être mises pures dans un vaporisateur ou un diffuseur.
- Donnez 3 gélules de 200 mg d'échinacea — si l'enfant peut les avaler — ou 5 ml de teinture dans de l'eau chaude, 2 fois par jour. Pour faire les gélules et la teinture, voyez pages 70 et 68.

Autres affections infantiles

Voyez également : constipation, page 104 ; diarrhée, page 105 ; mal d'oreille, page 91 ; gastrite, page 106 ; nausées & vomissements, page 107.
Note : Pour calculer la dose à appliquer selon l'âge de l'enfant, reportez-vous à la page 128.

Enfants : rougeole

Cette maladie infectieuse fébrile de l'enfance, due à un virus, est très contagieuse et épidémique. Elle se caractérise par un fort rhume, une toux sèche, une éruption cutanée qui apparaît d'abord derrière les oreilles, des yeux rouges et sensibles à la lumière. Elle peut se compliquer d'une pneumonie.

— INFUSION D'HYSOPE & DE GUIMAUVE —

La toux liée à la rougeole peut être apaisée par des expectorants calmants, comme l'hysope, parfaite pour les enfants. La guimauve est un émollient qui aide à la lubrification des muqueuses.

~ INGRÉDIENTS ~

30 g d'hysope (*Hyssopus officinalis*) séchée
30 g de feuilles de guimauve (*Althaea officinalis*) séchées
30 g de grand plantain (*Plantago major*) séché
2 ml d'extrait fluide de réglisse (*Glycyrrhiza glabra*) par dose
eau

~ CONFECTION ~

Mélangez les plantes, conservez-les à l'abri de l'air et de la lumière. Mettez 1 cuillerée à café dans une tisanière individuelle, versez dessus de l'eau frémissante. Laissez infuser 10 mn et filtrez.

POSOLOGIE *1 tasse à thé, 4 fois par jour, avant les repas et le coucher ; parfumez avec l'extrait fluide de réglisse.*

Traitements supplétifs

- Voyez la mise en garde, page 87, en cas de fièvre.
- Administrez 3 gélules de 200 mg d'échinacea ou 5 ml en teinture, 3 fois par jour.
- Baignez les yeux gonflés avec un mélange (page 79) composé d'infusions d'euphraise et de brunelle bien filtrées.

GUÉRISSEURS EN HERBE

AU XVIe SIÈCLE, le médecin et alchimiste suisse Paracelse considérait que la nature n'était qu'une vaste boutique d'apothicaire recouverte seulement du toit céleste. Si vous avez un jour une urgence en pleine campagne, les plantes sauvages vous seront utiles jusqu'à ce que vous trouviez des remèdes plus conventionnels. Mais Paracelse disait aussi qu'en tout il y a un poison et le contraire du poison, selon la dose. Certaines plantes dangereuses exigent des précautions, surtout en présence d'enfants.

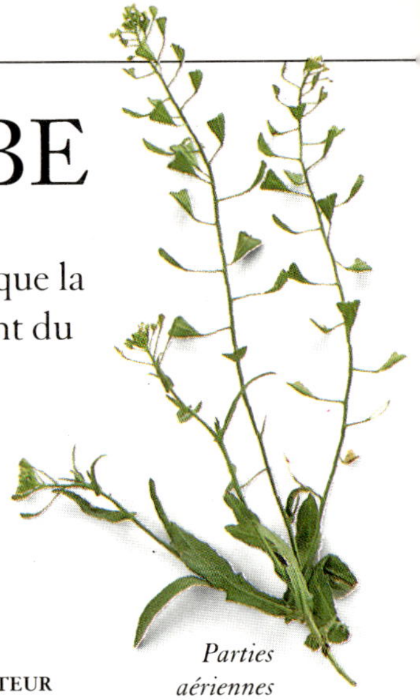

Parties aériennes de bourse-à-pasteur

Herbes sauvages

Voici quelques plantes à utiliser dans vos préparations maison ; la plupart d'entre elles seront utiles pour les premiers soins d'urgence lorsqu'une trousse de secours vous fait défaut.

MISES EN GARDE

- *Identifiez soigneusement les plantes à l'aide d'un guide botanique.*
- *Les remèdes ci-dessous sont destinés aux urgences et aux affections mineures. En cas de coupure, brûlure ou foulure graves, consultez sans attendre un médecin ; une piqûre antitétanique peut être nécessaire.*

ACANTHE COMMUNE *(Acanthus mollis)* Appliquez des feuilles froissées sur des brûlures légères.
ALLIAIRE *(Alliaria petiolata)* Les feuilles fraîches écrasées calment les piqûres d'insectes.
BENOÎTE *(Geum urbanum)* Pour purifier l'haleine, mâchez-en la racine au goût de clou de girofle. La décoction calme les frissons et les diarrhées.
BLEUET *(Centaurea cyanus)* Baignez les yeux irrités avec une infusion soigneusement filtrée.
GRANDE ORTIE *(Urtica dioica)* L'infusion est utilisée en compresses (eczéma), gargarismes (maux de gorge et aphtes) et sur du coton roulé (saignements de nez).
LINAIRE COMMUN *(Linaria vulgaris)* Pour les écorchures et les hémorroïdes, appliquez un cataplasme de feuilles fraîches. Baignez les yeux rouges et larmoyants avec une infusion soigneusement filtrée.
LYSIMAQUE *(Lysimachia nummularia)* Pour les blessures et les plaies, appliquez un cataplasme de feuilles fraîches ou une compresse imbibée d'une infusion concentrée.
MAUVE *(Malva sylvestris)* Les fleurs et feuilles s'appliquent en cataplasme sur une blessure.
ORTIE BLANCHE *(Lamium album)* L'infusion soulage la cystite, en usage interne, et est employée en compresse sur les hémorroïdes.
REINE-DES-PRÉS *(Filipendula calendula)* Plante courante dans les fossés. La tisane calme l'estomac.
SALICAIRE *(Lythrum salicaria)* L'infusion apaise la diarrhée et sert, en compresse, à calmer les éruptions cutanées.

BOURSE-À-PASTEUR *(Capsella bursa pastoris)* Hémostatique ; appliquez-la fraîche en compresse sur les coupures et les écorchures.

ÉPIAIRE DES MARAIS *(Stachys palustris)* Soignait autrefois des blessures très graves ; utilisez les feuilles pilées sur des coupures légères. Le jus peut être pris en usage interne en cas de diarrhée.

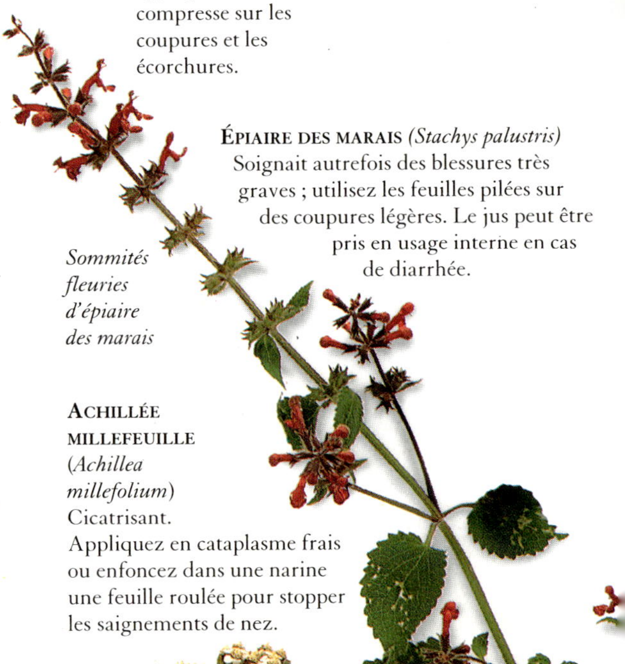

Sommités fleuries d'épiaire des marais

ACHILLÉE MILLEFEUILLE *(Achillea millefolium)* Cicatrisant. Appliquez en cataplasme frais ou enfoncez dans une narine une feuille roulée pour stopper les saignements de nez.

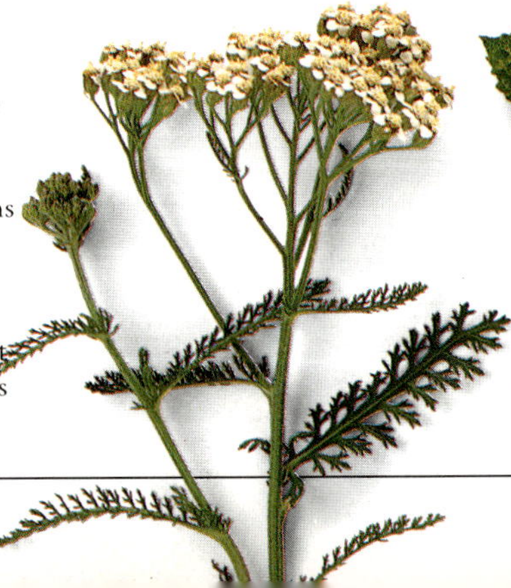

Parties aériennes d'achillée millefeuille

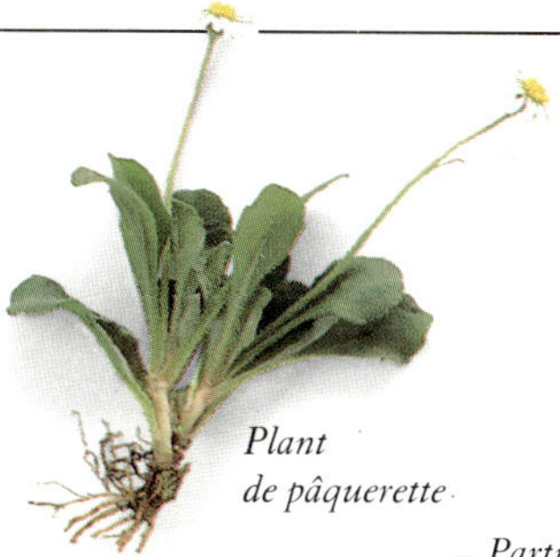

Plant de pâquerette

PÂQUERETTE *(Bellis perennis)* Pour les ecchymoses et les foulures, appliquez un cataplasme de plantes fraîches ou une compresse imbibée d'infusion.

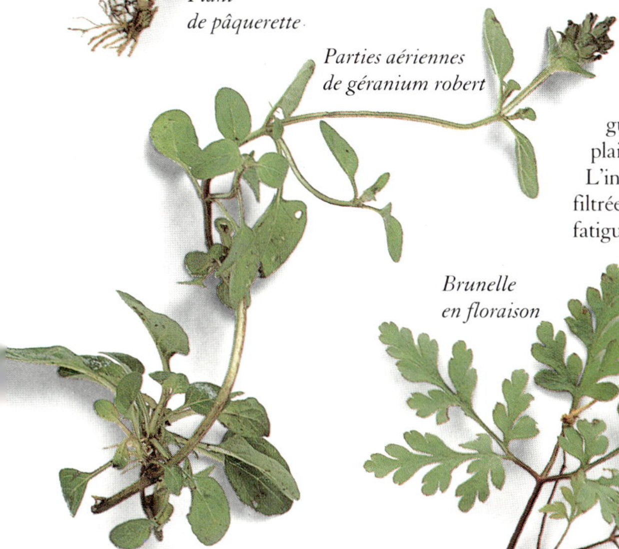

Parties aériennes de géranium robert

BRUNELLE *(Prunella vulgaris)* Astringente, elle guérit les aphtes, les plaies et les hémorroïdes. L'infusion soigneusement filtrée calme les yeux fatigués ou irrités.

Brunelle en floraison

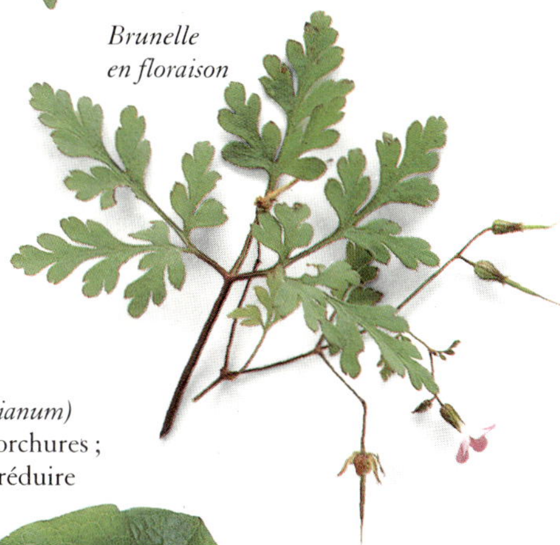

GÉRANIUM ROBERT *(Geranium robertianum)* Astringent en cas de coupures et d'écorchures ; autrefois, on lui accordait la vertu de réduire les fractures. L'infusion apaise les maux de gorge, les aphtes et les yeux irrités. Les feuilles froissées éloigneraient les moustiques.

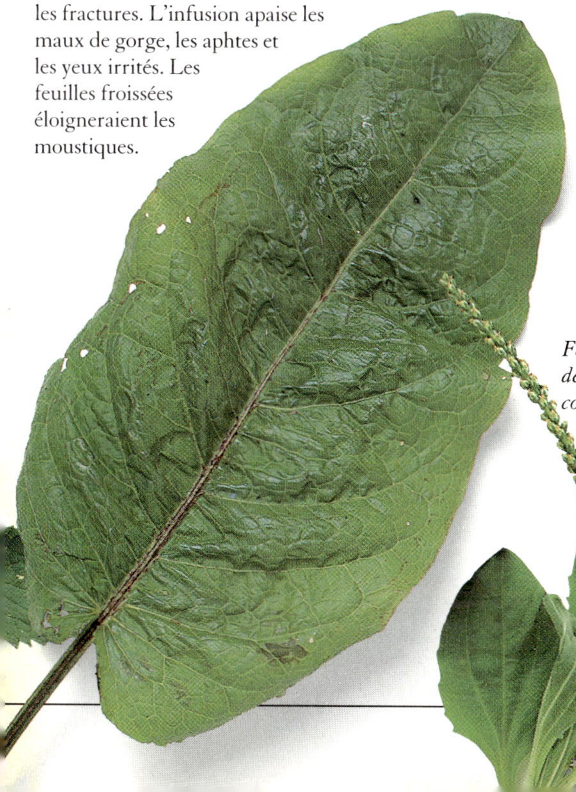

PATIENCE COMMUNE *(Rumex obtusifolius)* Antidote bien connu des piqûres d'ortie. Frottez-en les zones touchées avec des feuilles fraîches froissées.

Feuille de patience commune

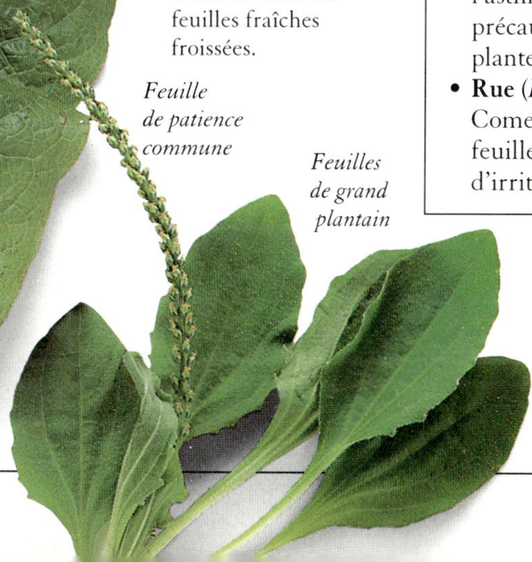

Feuilles de grand plantain

GRAND PLANTAIN *(Plantago major)* Un remède tout prêt en cas de piqûres d'insectes. Frottez la zone atteinte avec des feuilles fraîches.

Attention, danger

Certains végétaux sont très toxiques. Achillée, bourrache, camomille, haricot à rames, houblon, primevère provoquent des éruptions cutanées. Bryone, cytise, fusain, gui, houx, pois de senteur, troène donnent des fruits particulièrement toxiques. Si un enfant manifeste des signes d'empoisonnement après avoir mangé l'une de ces plantes, emmenez-le d'urgence à l'hôpital.

- **Aconit** (*Aconitum nappellus*) Toxique ; un simple effleurement peut causer un engourdissement.
- **Belladone** (*Atropa belladonna*) Utilisé par les herboristes comme antispasmodique et sédatif ; ses baies noires sont mortelles.
- **Chélidoine** (*Chelidonium majus*) Son latex jaune détruit les verrues, mais attaque les peaux saines. À manier avec précaution.
- **Ciguë** (*Conium maculatum*) Souvent confondue avec le cerfeuil (sauvage ou musqué) ; la texture des feuilles, l'odeur, la forme des graines, les taches de la tige doivent être soumise à examen. L'ingestion peut être mortelle. À manier avec précaution.
- **Jusquiame** (*Hyoscyamus niger*) Utilisé en phytothérapie pour l'asthme et la colique ; pas de précaution particulière ; mais la plante fraîche n'est pas comestible.
- **Rue** (*Ruta graveolens*) Comestible, mais le latex et les feuilles humides sont causes d'irritation en été.

PREMIERS SOINS

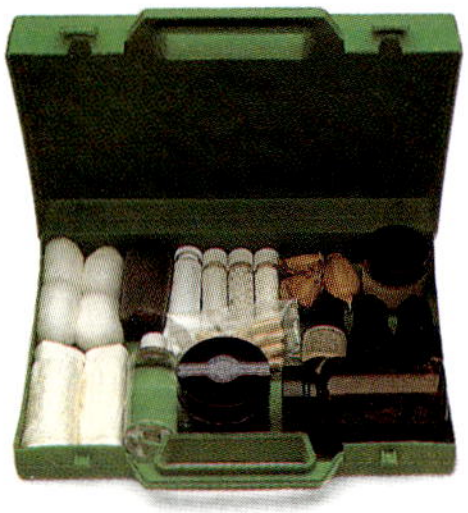

TROUSSE DE SECOURS
La mallette doit être accessible, mais hors de portée des enfants.

PAR RAPPORT AUX nombreux médicaments qui peuvent figurer dans une armoire à pharmacie familiale, les plantes médicinales représentent, en cas de premiers secours, une alternative tout aussi efficace, qui de surcroît ne fait intervenir qu'une quantité réduite d'ingrédients. Cette pharmacie phytothérapique sera complétée par plusieurs produits utilisés couramment dans la cuisine : ail, gingembre, thé ou miel par exemple.

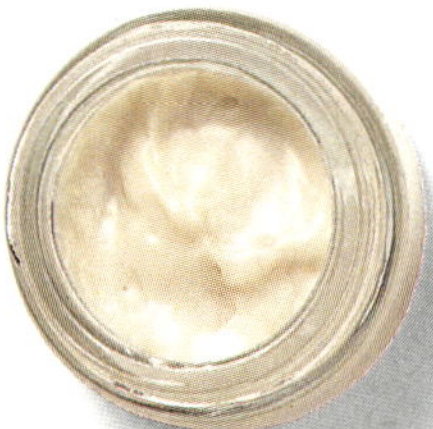

POMMADE À L'ARNICA
Pour les foulures et les bleus. Ne l'appliquez pas sur une plaie.

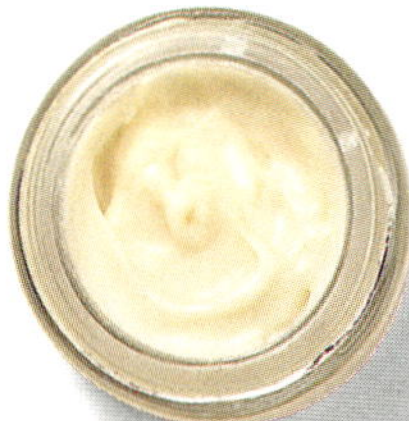

POMMADE AU MOURON BLANC
Efficace pour les échardes, les furoncles, les piqûres d'insectes. Soulage l'eczéma et les brûlures.

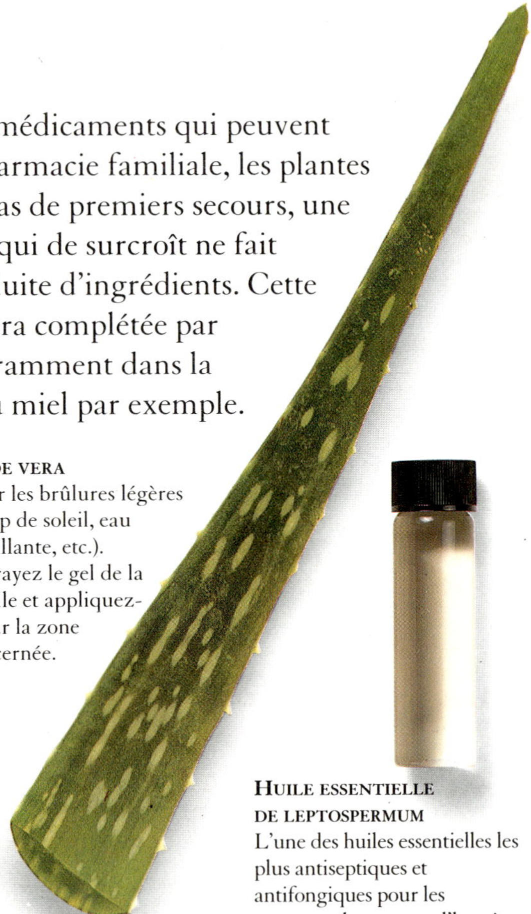

ALOE VERA
Pour les brûlures légères (coup de soleil, eau bouillante, etc.). Extrayez le gel de la feuille et appliquez-le sur la zone concernée.

HUILE ESSENTIELLE DE LEPTOSPERMUM
L'une des huiles essentielles les plus antiseptiques et antifongiques pour les coupures, les verrues, l'herpès…

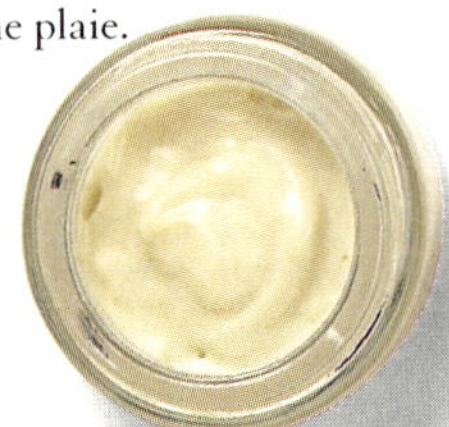

POMMADE AU SOUCI
Antifongique, antiseptique, pour les peaux sèches et les coupures. Appelée aussi pommade au calendula.

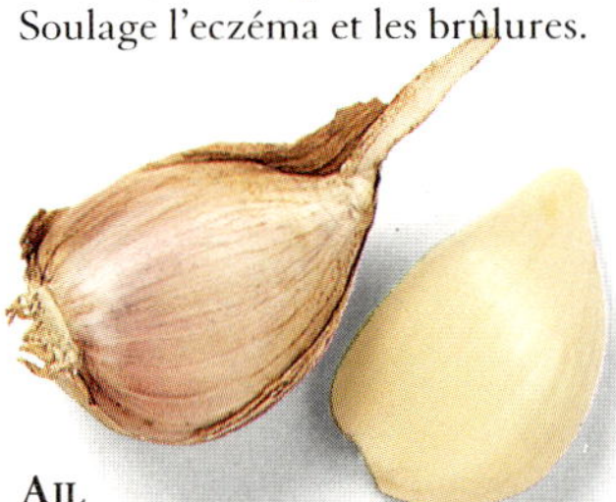

AIL
Appliquez frais en cas d'acné ou de boutons enflammés et pilé pour supprimer les cors. En usage interne, soulage les infections pulmonaires, le muguet.

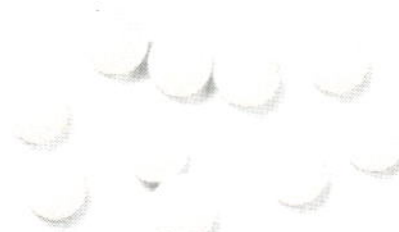

ARNICA 5 CH HOMÉOPATHIQUE
Indispensable en cas d'accident ou de choc : 3 granules toutes les 30 mn jusqu'à ce que le patient aille mieux.

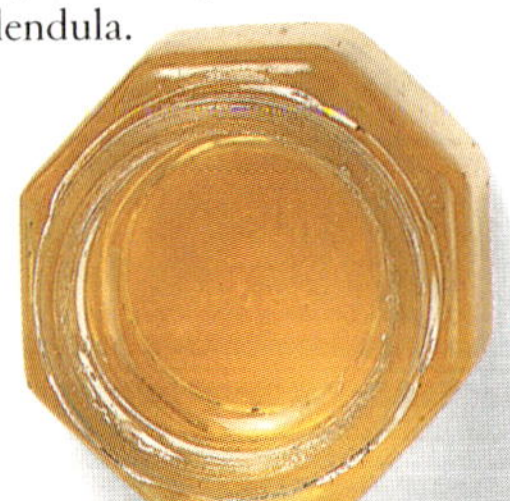

MIEL
Extrait le pus et le venin des plaies. Efficace en cas de rhume dans de l'eau chaude et avec un jus de citron.

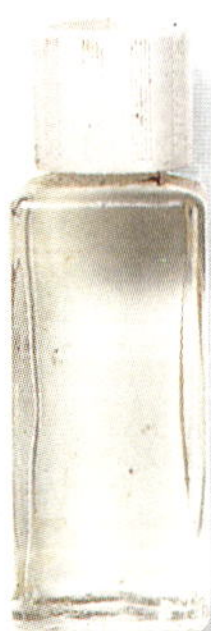

HAMAMÉLIS DISTILLÉ
Pour les brûlures légères et les coups de soleil. En compresse pour étancher le sang d'une blessure. Glacé, pour soulager les piqûres d'insectes, les varices, les ecchymoses. Réservez dans le congélateur un bac à glaçons d'hamamélis bien signalisé.

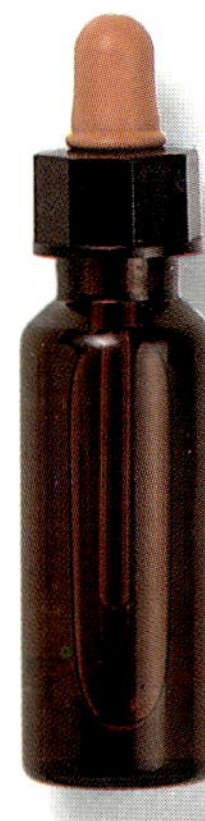

REMÈDE D'URGENCE
Les élixirs floraux de Bach agissent puissamment sur l'émotivité. Ce Remède d'urgence est très efficace en cas de chocs ou de crises nerveuses. Déposez-en 2 ou 3 gouttes pures sur la langue.

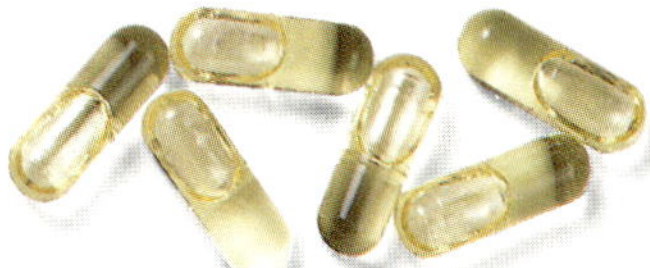

HUILE D'ONAGRE
Pour la «gueule de bois», restaure la fonction hépatique : 2 ou 3 g le lendemain matin.

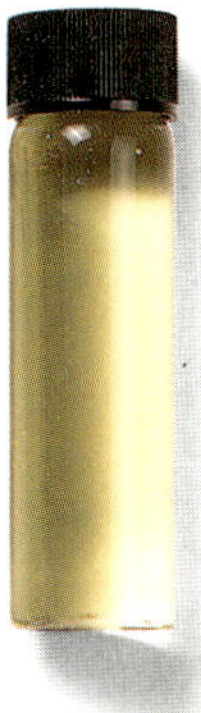

HUILE ESSENTIELLE DE LAVANDE
Ajoutez 2 ou 3 gouttes dans 1 cuillerée à café d'huile d'amande douce, massez les tempes et le cou en cas de mal de tête ou migraine. Convient aussi aux brûlures.

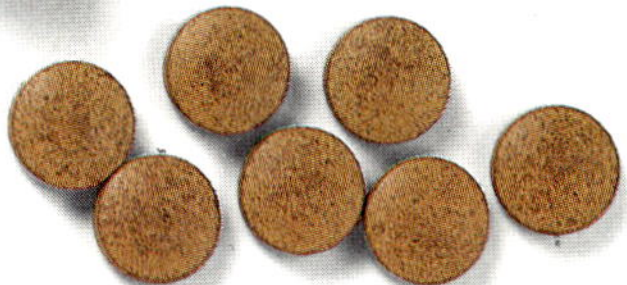

COMPRIMÉS D'ORME ROUGE
1 ou 2 comprimés de 200 mg en cas d'indigestion, de gastrites et troubles digestifs, afin de réduire l'inflammation.

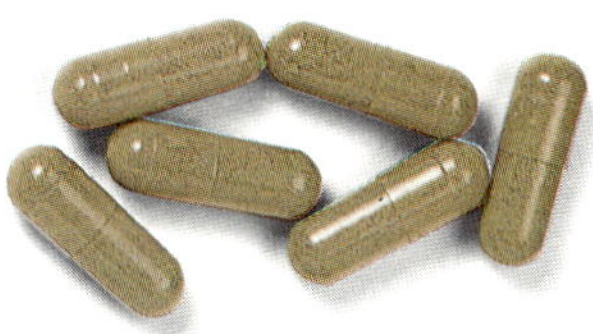

GÉLULES D'ÉCHINACEA
Efficaces pour le rhume et la grippe : 2 gélules de 200 mg, 3 fois par jour, dès l'apparition des symptômes.

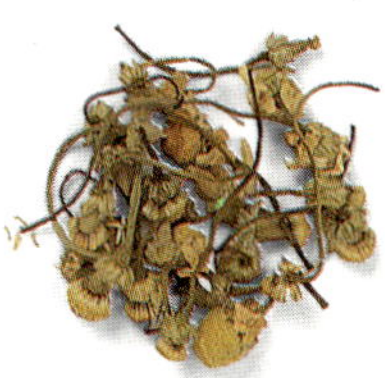

Camomille

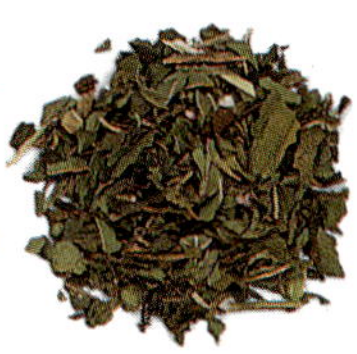

Menthe poivrée

PLANTES SÉCHÉES
Ayez sous la main un assortiment de plantes séchées en sachets : fleurs de camomille (crise de nerfs, insomnie, indigestion), fenouil ou menthe (indigestion), lavande (mal de tête, migraine), sureau (catarrhe), verveine (stress, troubles digestifs).

En voyage

Des affections, sans gravité aucune, peuvent cependant gâcher des vacances. Quelques précautions d'usage permettent souvent de les éviter. Dans les pays chauds notamment, épluchez toujours les fruits, ne consommez pas d'aliments crus, ne buvez pas d'eau du robinet, même sous forme de glaçons. En cas de troubles digestifs ou de diarrhées, mangez de la papaye ou buvez du thé noir très fort et nature.

AIDE-MÉMOIRE DES PREMIERS SOINS

- Coupures et écorchures : un peu d'huile essentielle de leptospermum ou de pommade au souci sur la zone concernée.
- Diarrhée : une teinture de bistorte, de chèvrefeuille et de guimauve (à quantités égales) : 5 ml dans de l'eau chaude, toutes les 2 ou 3 heures.
- Coup de chaleur : sel et sucre : 1/2 cuillerée de chaque dans de l'eau.
- Piqûres d'insectes, écorchures : 2 ou 3 gouttes d'huile essentielle de mélisse dans 1 cuillerée à café d'huile d'amande douce ou teinture de millepertuis et de souci sur la zone concernée.
- Décalage horaire : ginseng de Sibérie ou sachets de camomille.
- Choc : 3 granules d'arnica 5 CH homéopathique, toutes les 30 mn.
- Foulures, entorses : pommade à l'arnica ou à la consoude (ne pas appliquer sur une plaie).
- Digestion difficile : 5 ml de teinture de reine-des-prés dans de l'eau chaude, 3 ou 4 fois par jour ; sachets de menthe et de camomille.
- Coup de soleil : 5 ml d'huile essentielle de lavande dans 20 ml d'huile de millepertuis.
- Mal des transports, vomissements : gingembre (confit ou en gélules).

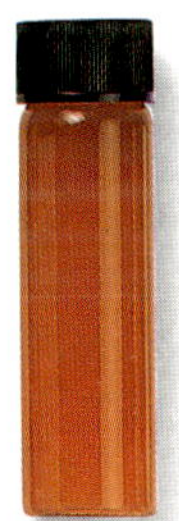

Huile de millepertuis & de lavande

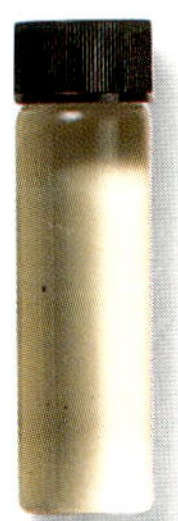

Huile essentielle de leptospermum

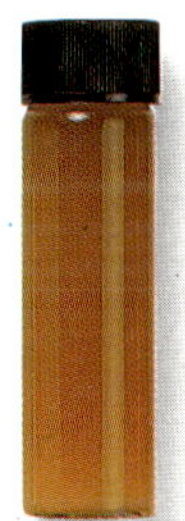

Teinture de millepertuis & de souci

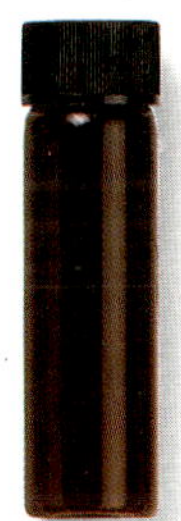

Teinture de reine-des-prés

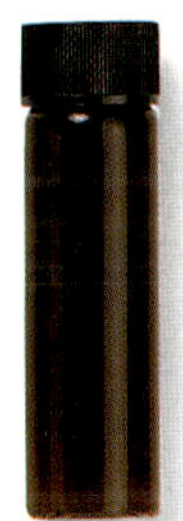

Teinture de bistorte, de chèvrefeuille & de guimauve

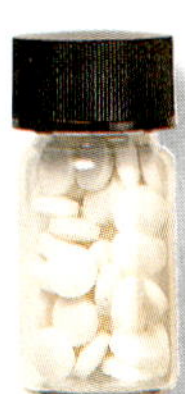

Comprimés d'arnica (chez les Anglo-Saxons)

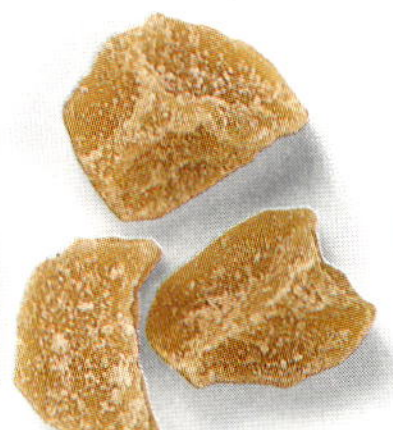

Gingembre confit

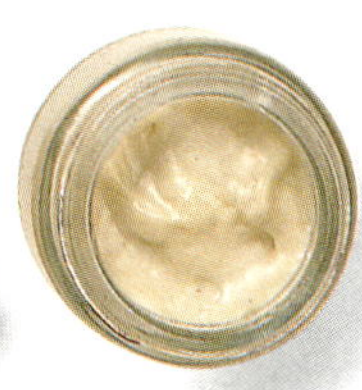

Pommade à l'arnica

Sachets d'infusion

AUTRES PLANTES MÉDICINALES

Chaque entrée comprend le nom commun de la plante, son nom botanique en latin, les parties utilisées et leurs effets.
Mise en garde : ne prenez des huiles essentielles en usage interne que sous le strict contrôle d'un professionnel.

ABSINTHE : *Artemisia absinthum*
Parties aériennes : tonique digestif amer, stimulant de l'utérus, antibiotique, carminatif, antiseptique, cholagogue.
Précautions : déconseillé pendant la grossesse ou l'allaitement.

AGNUS CASTUS, GATTILIER : *Vitex agnus-castus*
Baies : stimulant hormonal.
Précautions : de fortes doses peuvent provoquer des fourmillements.

AGRIPAUME CARDIAQUE : *Leonurus cardiaca*
Parties aériennes : stimulant de l'utérus, relaxant, cardiotonique, carminatif. **Précautions** : déconseillé pendant la grossesse. Les parties aériennes peuvent être utilisées pendant l'accouchement.

AIL DES OURS : *Allium ursinum*
Parties aériennes, bulbe : abaisse les taux de sucre et de cholestérol dans le sang, antimicrobien.

ALCHÉMILLE : *Alchemilla vulgaris*
Parties aériennes : astringent, régulateur des règles, tonique digestif, anti-inflammatoire.
Précautions : déconseillé pendant la grossesse.

ANETH, FENOUIL BÂTARD : *Anethum graveolens*
Graines : carminatif.

ANGÉLIQUE : *Angelica archangelica*
Feuilles : carminatif, antispasmodique, diaphorétique, expectorant, diurétique, tonique digestif, antirhumatismal, stimulant des voies urinaires. **Précautions :** fortes doses contre-indiquées aux femmes enceintes et aux diabétiques.

ANIS : *Pimpinella anisum*
Huile essentielle, graines : expectorant, carminatif, antiseptique, antispasmodique.

ARMOISE : *Artemisia vulgaris*
Parties aériennes : stimulant, régulateur des règles, tonique digestif amer, antirhumatismal, tonique des nerfs. **Précautions** : déconseillé pendant la grossesse et l'allaitement.

ASCLÉPIADE : *Asclepias tuberosa*
Racine : expectorant, carminatif, laxatif, relaxe les vaisseaux sanguins périphériques.

ASHWAGANDHA : *Withania somnifera*
Racine : tonique, aphrodisiaque, sédatif, astringent, nervin.

AUBÉPINE : *Crataegus oxyacantha*
Sommités fleuries, baies : relaxe les vaisseaux sanguins, cardiotonique, astringent.

AUNÉE, INULE : *Inula helenium*
Racine, fleurs : tonique, expectorant, diaphorétique, antibactérien, antifongique, parasiticide, stimulant digestif.

AVOINE : *Avena sativa*
Graines : antidépresseur, tonique et reconstituant du système nerveux, nutritif. **Son** : antithrombosique, abaisse le taux de cholestérol sanguin. **Précautions** : les personnes présentant une sensibilité au gluten doivent préalablement laisser reposer la décoction et la teinture, puis n'utiliser que le liquide clair décanté.

BAI SHAO, PIVOINE BLANCHE : *Paeonia lactiflora*
Racine : antibactérien, abaisse la tension artérielle, antispasmodique, anti-inflammatoire, analgésique, sédatif.

BAI ZHI : *Atractylodes macrocephala*
Rhizome : tonique, carminatif, diurétique.

BASILIC : *Ocimum basilicum*
Feuilles, huile essentielle : antidépresseur, antiseptique, stimulant, apaisant, antiémétique, carminatif, fébrifuge, tonique.
Précautions : l'huile essentielle est déconseillée pendant la grossesse.

BENJOIN : *Styrax benzoin*
Huile essentielle, résine : expectorant, astringent, antispasmodique.

BISTORTE : *Polygonum bistorta*
Racine : astringent, anticatarrhal, hémostatique.

BOLDO : *Pneumus boldo*
Feuilles : stimulant hépatique, diurétique.

BOUILLON-BLANC *voir* MOLÈNE

BOURRACHE : *Borrago officinalis*
Feuilles, fleurs : stimulant des surrénales, galactogène, fébrifuge, antirhumatismal, diaphorétique, expectorant. **Huile de graine :** source d'acide gamma-linoléique.

BRUNELLE : *Prunella vulgaris*
Parties aériennes : antibactérien, abaisse la tension artérielle, diurétique, astringent, vulnéraire.
Hampe florale : stimulant hépatique, abaisse la tension artérielle.

BU GU ZHI : *Psoralea corylifolia*
Fruit : diurétique, astringent, antibactérien, tonique rénal.
Précautions : peut provoquer une photosensibilité de la peau.

BUSSEROLE, UVA-URSI : *Arctostaphylos uva-ursi*
Feuilles : astringent, antiseptique urinaire. **Précautions :** de fortes doses peuvent provoquer des nausées.

CAJEPUT : *Melaleuca leucadendra*
Huile essentielle : diaphorétique, expectorant, aromatique.

CAMPHRE : *Cinnamomum camphora*
Huile de gomme : carminatif, analgésique, antiseptique, sédatif, stimulant. **Précautions** : jamais par voie interne.

CARVI : *Carum carvi*
Graines : tonique digestif, antiseptique.

CASCARA SAGRADA : *Rhamnus purshiana*
Écorce : tonique digestif, laxatif.
Précautions : déconseillé pendant la grossesse.

CATAIRE : *Nepeta cataria*
Parties aériennes : antispasmodique, carminatif, stimulant digestif, diaphorétique.

CHARDON-MARIE : *Carduus marianus*
Graines : stimulant et tonique hépatique, galactogène, émollient, antidépresseur.

CHIENDENT : *Agropyron repens*
Rhizome : diurétique dépuratif, émollient.

CHOU : *Brassica oleracea*
Feuilles : anti-inflammatoire, antibactérien, décongestionnant hépatique.

CHRYSANTHÈME DE CHINE *voir* JU HUA

CLOU DE GIROFLE : *Syzygium aromaticum*
Huile essentielle, fleurs en boutons : carminatif, antispasmodique, anti-émétique. **Précautions :** ne pas dépasser la dose prescrite.

CONSOUDE : *Symphytum officinale*
Parties aériennes, racine : favorise la prolifération cellulaire, astringent, vulnéraire, émollient, expectorant.
Précautions : un usage interne excessif est déconseillé. À n'utiliser que sur des plaies nettoyées.

CYPRÈS : *Cupressus sempervirens*
Huile essentielle : antiseptique, sédatif.

DAMIANA : *Turnera diffusa*
Parties aériennes : aphrodisiaque, diurétique, antiseptique urinaire, laxatif, nervin.

DANG SHEN : *Codonopsis pilosula*
Racine : émollient, expectorant, tonique.

DROSÉRA : *Drosera rotundifolia*
Plante fleurie : expectorant relaxant, antispasmodique, émollient.

ÉPHÉDRA *voir* MA HUANG

EUPATOIRE : *Eupatorium perfoliatum*
Parties aériennes : diaphorétique, laxatif, antispasmodique, expectorant. **Précautions :** de fortes dosems peuvent provoquer des vomissements.

FENUGREC : *Trigonella foenum-graecum*

Graines : tonique digestif, anti-inflammatoire, galactogène, émollient local, stimulant de l'utérus, abaisse le taux de sucre dans le sang, aphrodisiaque. **Parties aériennes :** antispasmodique. **Précautions :** déconseillé pendant la grossesse. Les parties aériennes peuvent être utilisées pendant l'accouchement. Déconseillé aux personnes souffrant d'un diabète insulino-dépendant sauf sous contrôle d'un professionnel.

FICAIRE : *Ranunculus ficaria*
Racine, feuilles : astringent.

FORSYTHIA *voir* LIN QIAO

FRAMBOISIER : *Rubus idaeus*
Feuilles : astringent, prépare à l'accouchement, stimulant, tonique digestif. **Baies :** diurétique, laxatif, diaphorétique, dépuratif. **Précautions :** évitez de fortes doses de feuilles au début de la grossesse.

FUMETERRE : *Fumaria officinalis*
Parties aériennes : antispasmodique, stimulant du foie et de la vésicule biliaire.

GALÉGA : *Galega officinalis*
Parties aériennes : antispasmodique, stimulant. **Précautions :** contre-indiqué aux diabétiques sauf sous contrôle d'un professionnel.

GAN CAO : *Glycyrrhiza uralensis*
Racine : diaphorétique, antirhumatismal, analgésique, antispasmodique.

GATTILIER *voir* AGNUS CASTUS

GENTIANE : *Gentiana lutea*
Racine : stimulant digestif, sédatif, anti-inflammatoire, fébrifuge.

GÉRANIUM MACULATUM : *Geranium maculatum*
Feuilles, racine : astringent.

GINKGO : *Ginkgo biloba*
Feuilles : relaxe les vaisseaux sanguins, stimule la circulation.

GOTU KOLA : *Centella asiatica*
Parties aériennes : diurétique, nervin sédatif, rafraîchissant, tonique. **Précautions :** de fortes doses peuvent provoquer des maux de tête ou une aggravation des démangeaisons.

GOU QI ZI : *Lycium chinense*
Baies : tonique énergétique, abaisse la tension artérielle, réduit le taux de cholestérol.

GRIFFE-DU-DIABLE : *Harpagophytum procumbens*
Tubercule : diurétique, anti-inflammatoire, antirhumatismal, analgésique, sédatif, stimulant hépatique.

GUARANA : *Paullinia cupana*
Graines : stimulant, contient de la guaranine (effet caféine-like).

HAMAMÉLIS : *Hamamelis virginiana*
Feuilles, écorce : astringent, hémostatique. **Précautions :** en usage externe uniquement.

HÉLONIAS : *Chamaelirium luteum*
Rhizome : diurétique, émétique, tonique de l'utérus.

HERBE-À-LA-GRAVELLE : *Eupatorium purpureum*
Racine : diurétique, antirhumatismal, emménagogue.

HOUBLON : *Humulus lupulus*
Strobiles : sédatif, anaphrodisiaque masculin, tonique des nerfs, stimulant digestif amer, diurétique. **Précautions :** ne pas dépasser les doses prescrites. Déconseillé pendant une dépression. La plante sur pied peut provoquer des éruptions cutanées.

ILANG-ILANG : *Cananga odorata*
HUILE ESSENTIELLE : antidépresseur, antiseptique, aphrodisiaque, sédatif. **Précautions :** à utiliser avec modération, l'excès peut provoquer des maux de tête et nausées.

INULE *voir* AUNÉE

IRIS COMMUN : *Iris versicolor*
Rhizome : anti-inflammatoire, stimulant, diurétique.

JU HUA, CHRYSANTHÈME DE CHINE : *Chrysanthemum morifolium*
Fleurs : anti-inflammatoire, antimicrobien, abaisse la tension artérielle.

LAURIER : *Myrica cerifera*
Baies : stimulant, astringent, diaphorétique.

LIAN QIAO, FORSYTHIA : *Forsythia suspensa*
Fruit : antibactérien, anti-inflammatoire, antirhumatismal, stimulant de la circulation. **Précautions :** déconseillé en cas de diarrhée.

LIERRE TERRESTRE : *Glechoma hederacea*
Feuilles : astringent, anticatarrhal.

LIN : *Linum usitaltissimum*
Graines : émollient, apaisant, béchique, antiseptique, anti-inflammatoire, laxatif. **Précautions :** ne pas ingérer l'huile de lin utilisée par les artistes peintres. Ne pas dépasser la dose prescrite.

LING ZHI : *Ganoderma lucidem*
Corps fructifère : stimulant du système immunitaire, nervin, tonique, béchique, anti-allergique, antibactérien.

MARRUBE BLANC : *Marrubium vulgare*
Parties aériennes : antispasmodique, amer, expectorant stimulant, tonique apaisant.

MA HUANG, ÉPHÉDRA : *Ephedra sinica*
Brindilles : fébrifuge, antispasmodique, diaphorétique, diurétique, antibactérien. **Précautions :** utilisation réglementée dans certains pays. À éviter en cas de prise d'antidépresseurs. Déconseillé en cas de glaucome, d'hypertension, de thrombose coronarienne.

MAGNOLIA *voir* XIN YIN HUA

MARJOLAINE : *Origanum marjorana*
Feuilles, huile essentielle : antidépresseur, aphrodisiaque, sédatif, tonique, antiseptique.

MARRUBE NOIR : *Ballota nigra*
Parties aériennes : prévient les vomissements, stimulant, tonique.

MÉNYANTHE, TRÈFLE D'EAU : *Menyanthes trifoliata*
Feuilles : antirhumatismal, amer, tonique.

MERISIER : *Prunus serotina*
Écorce : béchique, stimulant digestif, sédatif. **Précautions :** à éviter en période d'infection aiguë. Risques de somnolence.

MOLÈNE, BOUILLON-BLANC : *Verbascum thapsus*
Fleurs, feuilles : expectorant, diurétique doux, émollient, sédatif, vulnéraire, astringent, anti-inflammatoire.

MOURON BLANC : *Stellaria media*
Parties aériennes : astringent, antirhumatismal, vulnéraire, émollient.

MUSCADE : *Myristica fragrans*
Noix, huile essentielle : carminatif, stimulant de la digestion, antispasmodique, prévient les vomissements, stimulant de l'appétit, anti-inflammatoire. **Précautions** : dangereux à fortes doses (plus de 7,5 g à la fois), peut provoquer des convulsions et des palpitations. Déconseillé pendant la grossesse.

MYRRHE : *Commiphara molmol*
Résine, huile essentielle : fongicide, antiseptique, astringent, expectorant, stimulant circulatoire, anticatarrhal. **Précautions :** déconseillé pendant la grossesse.

NU ZHEN ZI : *Ligustrum lucidum*
Baies : tonique, stimulant immunitaire, diurétique.

OLIBAN : *Boswellia thurifera*
Gomme : antiseptique, tonique, astringent, carminatif.

ORME ROUGE : *Ulmus fulva*
Écorce : émollient, nutritif, astringent.

ORTIE BLANCHE : *Lamium album*
Sommités fleuries : astringent, tonique de l'appareil reproducteur, antispasmodique.

PALMIER-SCIE : *Serenoa repens*
Baies : aphrodisiaque, diurétique, sédatif.

PAPAYE : *Carica papaya*
Fruit : riche en vitamines, digestif, anti-allergique, vulnéraire.

PARIÉTAIRE : *Parietaria diffusa*
Parties aériennes : émollient, diurétique.

PASSIFLORE : *Passiflora incarnata*
Feuilles : sédatif, antalgique, hypnotique doux, antispasmodique. **Précautions** : de fortes doses sont déconseillées pendant la grossesse.

PATCHOULI : *Pogostemon cablin*
Huile essentielle : antidépresseur, aphrodisiaque, sédatif, tonique, antiseptique.

Pin sylvestre : *Pinus sylvestris*
Huile essentielle : expectorant, antiseptique, décongestionnant, rubéfiant.

Pivoine blanche *voir* **Bai Shao**

Prêle des champs : *Equisetum arvense*
Parties aériennes : astringent, hémostatique, diurétique, anti-inflammatoire, restaure les tissus.

Primevère : *Primula veris*
Fleurs : nervin sédatif, calmant, astringent, diaphorétique. **Racine :** stimulant, expectorant, astringent, diaphorétique. **Précautions :** à éviter en cas d'allergie à l'aspirine ou de prise d'anticoagulants. De fortes doses sont déconseillées pendant la grossesse.

Psyllium : *Plantago ovata*
Graines : émollient, laxatif.

Pulmonaire : *Pulmonaria officinalis*
Plante fleurie : expectorant apaisant, astringent, hémostatique.

Raisin de mer *voir* **Varech vésiculeux**

Rhubarbe : *Rheum palmatum*
Racine : laxatif, tonique digestif, astringent, antibactérien.
Précautions : déconseillé pendant la grossesse ou en cas de goutte ou d'arthrose. Les feuilles sont toxiques.

Rose : *Rosa* spp.
Huile essentielle : antidépresseur, antispasmodique, sédatif, aphrodisiaque, dépuratif, expectorant, antibactérien, antiviral, antiseptique, tonique rénal, cardiotonique, régulateur des règles, anti-inflammatoire.
Précautions : n'utiliser que la meilleure huile, par voie interne, uniquement sous contrôle d'un professionnel.

Santal : *Santalum album*
Huile essentielle : antidépresseur, antiseptique, antispasmodique, carminatif, expectorant.

Saponaire : *Quillaja saponaria*
Écorce interne : détergent, expectorant, anti-inflammatoire.
Précautions : en usage externe uniquement.

Sarrasin : *Fagopyrum esculentum*
Feuilles : abaisse la tension artérielle, restaure les vaisseaux sanguins.

Sauge sclarée : *Salvia sclarea*
Huile essentielle : carminatif, tonique nerveux, stimulant de l'utérus. **Précautions :** toxique à fortes doses, peut provoquer des maux de tête. Déconseillé pendant la grossesse.

Saule blanc : *Salix alba*
Écorce, feuilles : antirhumatismal, antiseptique, anti-inflammatoire, analgésique, astringent, tonique digestif amer.

Scrofulaire : *Scrophularia nodosa*
Parties aériennes : diurétique, laxatif, cardiotonique, stimulant de la circulation, anti-inflammatoire. **Précautions :** à éviter en cas de tachycardie.

Séné : *Cassia senna*
Feuilles, fruit : stimulant, laxatif.
Précautions : déconseillé pendant la grossesse sauf prescription d'un professionnel.

Shu Di Huang : *Rehmannia glutinosa*
Racine préparée : émollient, laxatif, hémostatique, tonique du sang.

Solidago, Verge d'or : *Solidago virga-aurea*
Parties aériennes : anticatarrhal, diaphorétique, anti-inflammatoire, antiseptique urinaire, sédatif, abaisse la tension artérielle.

Sumac : *Rhus aromatica*
Racine, écorce : astringent, diurétique, antidiabétique.

Théier : *Camellia sinensis*
Feuilles : stimulant, astringent, antibactérien, diurétique.

Thuya : *Thuja occidentalis*
Pointes des feuilles : astringent, antimicrobien, anti-inflammatoire, stimulant musculaire. **Précautions** : déconseillé pendant la grossesse.

Tormentille : *Potentilla erecta*
Racine : astringent.

Trèfle rouge : *Trifolium pratense*
Fleurs : dépuratif, antispasmodique, diurétique, anti-inflammatoire, action œstrogène-like possible.

Uva-ursi *voir* **Busserole**

Valériane : *Valeriana officinalis*
Racine : tranquillisant, antispasmodique, expectorant, diurétique, abaisse la tension artérielle, carminatif, analgésique léger. **Précautions :** ne pas prendre plus de 2 ou 3 semaines d'affilée. À éviter en cas de prise de somnifères.

Varech vésiculeux, Raisin de mer : *Fucus vesiculosus*
Thalles : stimulant du métabolisme, tonique de la thyroïde, nutritif, antirhumatismal, anti-inflammatoire.

Verge d'or *voir* **Soligago**

Viburnum : *Viburnum prunifolium*
Racine, écorce : antispasmodique, sédatif, astringent, relaxant de l'utérus, anti-inflammatoire.

Viorne obier : *Viburnum opulus*
Écorce : antispasmodique, sédatif, astringent, relaxant musculaire, cardiotonique, relaxant de l'utérus, anti-inflammatoire.

Xin Yin Hua, Magnolia : *Magnolia liliflora*
Fleurs, boutons : anticatarrhal, antifongique, analgésique, anti-inflammatoire. **Précautions :** de fortes doses peuvent provoquer des vertiges.

Zanthoxylus : *Zanthoxylum americanum*
Écorce : carminatif, stimulant de la circulation, diaphorétique, tonique.

Glossaire

Amer : stimule la sécrétion des sucs digestifs et l'appétit.
Analgésique : soulage la douleur.
Antalgique : soulage la douleur.
Antispasmodique : abaisse les spasmes et la tension musculaire.
Béchique : empêche la toux.
Carminatif : favorise l'expulsion des gaz.
Diaphorétique, sudorifique : favorise la transpiration.
Diurétique : favorise la production d'urine.
Émétique : provoque des vomissements.
Emménagogue : favorise ou régule le cycle menstruel.
Émollient : apaise les régions endommagées ou enflammées.
Fébrifuge : combat la fièvre.
Hémostatique : arrête l'écoulement de sang.
Mucilage : substance végétale visqueuse servant à protéger les muqueuses.
Nervin : stimulant du système nerveux.
Rubéfiant : stimule la circulation sanguine cutanée.
Saponine : substance végétale analogue au savon, expectorante.
Systémique : concerne tout le corps.
Tonique : renforce et restaure.
Topique : usage externe d'un remède, par exemple sur la peau.
Vulnéraire : cicatrisant.
Yang : associé à l'énergie masculine (sec, chaud).
Yin : associé à l'énergie féminine (humide, froid).

Consulter

Les phytothérapeutes n'ont pas tous la même approche. Ainsi par exemple, certains combinent plusieurs thérapies, comme la naturopathie et le massage en même temps que des prescriptions phytothérapiques. Adressez-vous autant que possible à un phytothérapeute qui vous aura été recommandé ; sinon, faites-vous préciser son approche personnelle avant de prendre rendez-vous.
La première consultation dure environ une heure. Le praticien se renseignera sur l'historique de votre état de santé, pratiquera des tests cliniques (tension artérielle, etc.) et autres examens. À l'issue de cette consultation, il vous prescrira et remettra les remèdes (teintures, plantes séchées, gélules, pommades…) et vous donnera des conseils d'hygiène vitale.

INDEX

NOTE : Les numéros de pages indiqués **en gras** renvoient aux principales plantes dont la description figure dans *De A à Z, Le répertoire des herbes* et dans *Autres plantes médicinales*.

A

B

C

D

N & O

P

Q & R

S

T

U, V & W

X, Y & Z

Remerciements de l'auteur
Mes remerciements vont à tous mes collègues qui, depuis des années, me font généreusement bénéficier de leur savoir. Citer toutes ces personnes est impossible ; malgré tout, qu'il me soit permis d'exprimer mon affection et ma gratitude toutes particulières à Andrew Chevallier, Stephen et Carol Church, Carole Guyett, Christopher Hedley, Rowan Stainton, Dragana Carter et Anne Warren-Davis.

Remerciements de l'éditeur
Dorling Kindersley tient à remercier : Peter Allen (agence *Ugly*), Jane, Stephen, Charlotte et William Bull, Thomas Greene, Mary Ody, Hossein Razazan, Nicky Sarluis, Kate Scott, Susan Swaris et Tina Vaughan, qui ont accepté de poser ; Ellen Cramer (agence *Artistic Licence*) pour le maquillage ; Stephen Bull, pour sa collection de plantes ; Rosemary Titterington (Iden Croft Herbs and Chelsea Physic Garden) ; Helen Barnett, Antonia Cunningham, Charlotte Evans, Nell Graville, Valerie Horn, Colin Nicholls et Nick Turpin pour leur travail éditorial ; et Sarah Ereira, pour l'index.

Crédits photographiques
Légendes : h = haut b = bas d = droit g = gauche c = centre

Les photographies ont été prises par Steve Gorton, à l'exception des pages suivantes : Peter Anderson : 40 hd ; 44 bc, bd. Martin Cameron : 55 ; 56 (hg, hd, bd) ; 57 ; 63 bg, bd ; 68, sauf hd ; 70 h, g ; 71 hg, hd, bg, bd ; 72, sauf hd ; 73, sauf hg ; 75 bg ; 76 bg, bd. Andy Crawford : 53 b, d ; 63 hc, hd ; 66-67 ; 68 hd ; 69 bd ; 70 b ; 71 bc ; 72 hd ; 74 ; 75, sauf bg ; 76 hg, hc, hd ; 77 ; 78-79. Nigel Fletcher et Matthew Ward : 20 h ; 31 hd ; 33 bg ; 34 c ; 35 hd ; 36 bc ; 39 bd ; 46 bg ; 95 bg. Dave King : 2-3 ; 5 hg, bd ; 8-9 ; 10 bg-bd ; 12 b, sauf bd ; 14 bg-bd ; 16 bg-bd ; 17 ; 18 b, sauf l'huile ; 20 b, sauf bd ; 22 b, sauf bd ; 24 bg-bd ; 26 bg-bd ; 28-29 ; 37 hc ; 39 hg ; 40 bd, bc ; 41 bd ; 42 c ; 43 d ; 48-49 ; 52, sauf le plantoir ; 56 bg ; 58-59 ; 62 ; 64-65 ; 80-81 ; 82-83 ; 84-85 ; 102-103 hc ; 145. David Murray 38 g. National Trust Photographic Library/Mike Williams : 50. Martin Norris : 136 hg, hc. Tim Ridley : 12 bd ; 18 bc (huile) ; 20 bd ; 22 bd. Steve Shott : 11. Clive Streeter : 31 bg ; 33 hg ; 43 hg ; 60-61 ; 86 ; 88 ; 92-93 ; 103 (racine de bistorte séchée) ; 104-105 ; 106-107 ; 111 ; 134 ; 135 h, cd, bd. Matthew Ward : 115 cg.